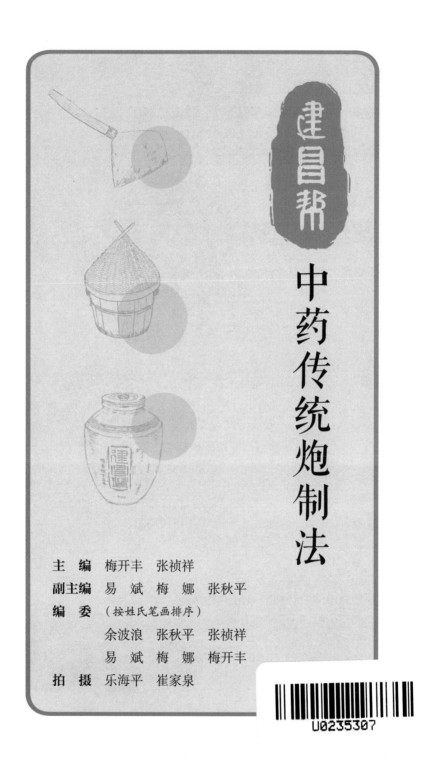

# 建昌帮

# 中药传统炮制法

主　编　梅开丰　张祯祥

副主编　易　斌　梅　娜　张秋平

编　委　（按姓氏笔画排序）

　　　　余波浪　张秋平　张祯祥

　　　　易　斌　梅　娜　梅开丰

拍　摄　乐海平　崔家泉

人民卫生出版社

·北京·

**图书在版编目（CIP）数据**

建昌帮中药传统炮制法 / 梅开丰，张祯祥主编 . —
北京：人民卫生出版社，2022.9（2023.2 重印）
　ISBN 978-7-117-33544-7

Ⅰ.①建…　Ⅱ.①梅…②张…　Ⅲ.①中药炮制学
Ⅳ.①R283

中国版本图书馆 CIP 数据核字（2022）第 170238 号

| 人卫智网 | www.ipmph.com | 医学教育、学术、考试、健康， |
| | | 购书智慧智能综合服务平台 |
| 人卫官网 | www.pmph.com | 人卫官方资讯发布平台 |

**建昌帮中药传统炮制法**
Jianchangbang Zhongyao Chuantong Paozhifa

主　　编：梅开丰　张祯祥
出版发行：人民卫生出版社（中继线 010-59780011）
地　　址：北京市朝阳区潘家园南里 19 号
邮　　编：100021
E - mail：pmph @ pmph.com
购书热线：010-59787592　010-59787584　010-65264830
印　　刷：三河市潮河印业有限公司
经　　销：新华书店
开　　本：787×1092　1/16　　印张：18
字　　数：438 千字
版　　次：2022 年 9 月第 1 版
印　　次：2023 年 2 月第 2 次印刷
标准书号：ISBN 978-7-117-33544-7
定　　价：120.00 元

打击盗版举报电话：010-59787491　　E-mail：WQ @ pmph.com
质量问题联系电话：010-59787234　　E-mail：zhiliang @ pmph.com
数字融合服务电话：4001118166　　E-mail：zengzhi @ pmph.com

# 序

　　梅开丰、张祯祥主编的《建昌帮中药传统炮制法》一书修订本完成,求序于予。此书,我最早见到它的油印本,是在张祯祥老师傅家中。2016年5月,我曾组织调研组赴江西抚州调研中医药产业发展的情况。座谈会上,我深深为当地建昌帮传统炮制法久远的历史与精湛的炮制技艺所吸引。

　　会后,我去南城县拜访了建昌帮中药传统炮制法传承人张祯祥老人,在他家里与张老促膝长谈。张老兴奋地搬出了他珍藏的梨木制作的百年老雷公刨,还拿出了他与同事编写的《建昌帮中药传统炮制法》(1986年油印),介绍建昌帮传统炮制的特点与优势。张老在1931年他才13岁时就入药行当学徒。经过前辈师傅的言传身教,他自己的勤学苦练,终于熟练掌握了建昌帮药业涉及鉴别、炮制、购销、保管等一系列的知识与技艺,成为建昌帮最负盛名的传承人。他切制的饮片真正显示了建昌帮"斜、薄、大、光"特点,令人叫绝。1982年,张祯祥老师傅作为药工代表进入了建昌帮传统中药炮制科研小组,成为该组的技术把关人。许多药物炮制的具体操作都由张老亲自示范。在张老及其他数十位建昌帮老药工毫无保留的传授下,经梅开丰等记录整理,形成了《建昌帮中药传统炮制法》一书。因此,该书的主体是建昌帮传统炮制法丰富的经验积累,这也是该书最有价值的内容。

　　建昌帮与樟树帮是江西两大药业流派,闻名全国。"樟树个路道,建昌个制炒"一语,突出了这两个药业流派的特点。建昌帮的"制炒"表明它在炮制方面有许多独特的技艺。建昌帮的切药刀与众不同,手柄甚长,刀面宽大,吃硬省力,因而有利于切出"斜、薄、大、光"的饮片。建昌帮的雷公刨也别具一格,刨出来的饮片均匀美观,且省力省时,效率较高。在火制法方面,建昌帮建树尤多。其中,用"蜜糠"炒制的药材色香味均佳,是其特色。建昌帮的"炆法"早在明代南城籍医家王文谟《济世碎金方》中就已多见运用。炆熟地、煨附片等著名炮制品种是建昌帮炮制的品牌与拳头产品。这些非常有发掘价值的炮制法都已被详细地记录在《建昌帮中药传统炮制法》一书中。

　　《建昌帮中药传统炮制法》一书初成于1986年。后又经过30多年的磨砺与修订,在某些方面补充了一些新的内容。例如,该书依据现存的10余种产生于建昌府的古医籍,更深入系统地研究了建昌帮药业及炮制发展史,较好地归纳了建昌帮药业的类型与炮制特色。各具体药物炮制法之后,还附有"文献摘粹",其中大量摘取了建昌府古医籍中的史料。该书在建昌帮药业有限公司的大力支持下,又拍摄了250余幅炮制工具、药物饮片的彩色照片,故新修订的《建昌帮中药传统炮制法》焕然一新,图文并茂。

　　该书立足于深入发掘当地的制药经验,原汁原味地系统展示具有地方风味与特色的炮制法,这是一个很好的调查研究方法。前辈学者王孝涛研究员、叶定江教授、范崔生教授等都曾参与《建昌帮中药传统炮制法》一书的鉴定,给予该书较高的评价,认为该书保留了建昌帮清代至近代的宝贵传统炮制经验,地方色彩浓郁,用料土特,制法考究,记述翔实,能为中药炮制生产、科研提供技术资料,有一定指导和实用价值。深入基层,抢救发掘蕴藏在古医籍中以及老药工掌握的中药炮制经验,这样的工作方法是值得提倡的,故我乐于为该书作序。

中国工程院院士

中国中医科学院院长

二○二一年四月

# 编 写 说 明

一、《建昌帮中药传统炮制法》系作者于1982—1986年在广泛采访记录建昌帮老药工与相关人员的口述,观察该帮传统特色品种炮制的实际操作,参考古今医药炮制典籍的基础上,去粗取精,整理编辑而成。此后30余年间,又经作者采访补充、磨砺修订,深入系统探讨了建昌帮药业及炮制发展史,归纳了建昌帮药业的类型与炮制特色,并配以炮制工具与饮片的彩图与墨线图,最终定稿梓行。

二、本书共分总论、各论两部分。总论收载建昌帮药业及炮制简史,传统炮制工具、辅料、方法及其应用,以及传统中药养护保管方法。各论以介绍炮制方法为主,收载各炮制法具有代表性的中药109种(不含附药),按药用部位分为根与根茎类、种子果实类、全草类、皮类、花类、叶类、藤木树脂类、菌类、曲类、动物类、矿物类。由于本书重在介绍"传统炮制法",故采用同一炮制法的其他药物则不赘述,未刻意于增加药物的数量。各炮制法忠实记录建昌帮老药工实际操作法,保留其口述的行话术语,必要时附以解释。

三、各论中的中药正名以最新版《中华人民共和国药典》为准,若有地区习惯用药,则加注说明。关于各药下的解说项目,本书最初的油印本(1986年)分作12项,今酌情浓缩为9项(用名·应付、来源、制法实录、成品性状、炮制机理、性能剂量、贮藏、注意事项、文献摘粹)。需要说明的是:

1. 原"处方用名""处方应付"两项合并为"用名·应付"。所列处方用名只有多个药名的处方应付相同时,才予以括注说明,其余均按名付药。

2. "来源"项补药物基原的拉丁学名。所收药物主要依据《中华人民共和国药典》。属于地区特殊用药者,均予以注明。

3. 原"炮制方法"改名为"制法实录"。此项源于老药工实际传统炮制经验记录,是全书最具原创性的内容。

4. "成品性状"增配相应的建昌帮炮制药物成品的彩色图片,以资鉴别。

5. 原"文献溯源"改为"文献摘粹"。该项所摘古代炮制法条文均经核查原书,且尽量从古代建昌府医家的书籍中取材,以显示建昌帮炮制法的渊源,可使本书更具地方特色。其中《黎居士简易方论》《济世碎金方》《李氏婴儿得效方》《军门秘传》《士林余业医学全书》等书,均为近年从海外复制回归的国内失传建昌乡贤所著医书。

四、近几十年,中药炮制发展很快,新设备、新工艺层出不穷。本书初成于1986年,以保留建昌帮传统炮制法为主旨,故其中某些内容与当代最新发展可能会有差距(如本书记载的硫黄熏法较多,近年来学界或认为此法应予淘汰)。对这类问题,本书为保存传统原貌,仍予以记载,请读者见谅。由于国家严格管制犀牛和虎及其制品经营利用活动,故此类药物均不在本书出现。

五、本书原油印本炮制工具乃墨线图。今本在建昌帮药业有限公司的大力支持下,以及各方友人(所提供的图后有署名)的帮助下,全书共插入 300 余幅彩色图片及墨线图,更真实展现了炮制工具与炮制后的饮片形态。

# 目　录

## 总　论

# 各　论

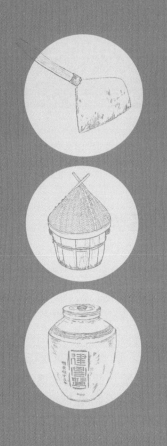

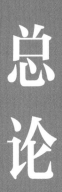

总论

# 第一章 建昌帮药业及炮制简史

## 第一节 建昌的地位及古代人文医学背景

### 一、建昌的地理位置

"建昌"作为一级行政区划名,古代其名屡变,所辖地域也不断变化。据现存最早的明正德《建昌府志》卷一"沿革"所载,其"建昌"的含义是:"建,树也;昌,善也、盛也。"其建置从汉代开始,经历了县、军、路、府的不同里程。①

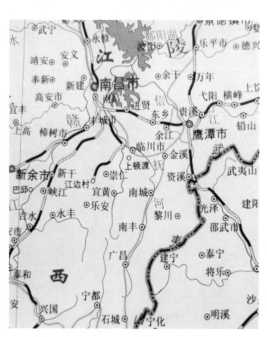

图 1-1 建昌府治南城的位置(截取史为乐《中国历史地名大辞典》"中国行政区划"图)

汉高祖六年(前201)的豫章郡之下领治南城县,其时南城县的辖境较现在南城为大。此后经历三国、两晋、南北朝、隋唐,这上千年间其名称辖地或分或合,无繁尽述。至五代十国南唐李煜(961—975年在位)始"以南城县置建武军"("军"是五代、宋的一种行政区划名,与府、州同级),其时相当于北宋开宝二年(969)。开宝八年(975)南唐归宋。北宋太平兴国三年(978)改建武军为建昌军,治所在南城县,其下辖地相当于今南城、南丰、广昌、黎川、资溪等县地。元代改建昌军为建昌路。朱元璋平定江南,于辛丑(1361)年改为建昌府,下领南城、南丰、新城、广昌4县,恢复了宋代的建制(以上均见正德《建昌府志》)。清代"建昌府"承袭明制,直到民国元年(1912)才被废府②,南城县直接归江西省所辖。(图1-1)

明代对"建昌"一名有另一种说法:"郡连建州,会于南昌,故名建昌。"③"建州"即今

---

① 明·韩辙、何恩《建昌府志》卷1,明正德丁丑(1517)罗江序刊本。

② 史为乐. 中国历史地名大辞典(下). 北京:中国社会科学出版社,2005:1714.

③ 同上《建昌府志》。

福建省,南昌古称豫章郡,故建昌府之地西北为抚州、南昌,西南接赣州府,东南接福建光泽、建宁,可由福建闽江直下福州而临东南沿海。其境内有旴江[①],"以旴水为望,故曰旴江郡"。古代称籍贯为"旴江"者,即建昌军或建昌府人。旴水之源出广昌县驿前镇血木岭,"流三百里而至郡城。外与黎水合为大江,清明可鉴,名曰旴江"。"旴"(xū),正德《建昌府志》卷二载:"《说文》云:日始出曰旴,且气清明之意也。"经查,《说文解字》中并无此文,但《故训汇纂》引《诗经》"旭日始旦",谓古人或云"旭""旴"声义并相近,或直接引作"旴日始旦"[②]。可见"旴江"是一条以江水"清明可鉴"得名的古水,又名建昌江。"黎水"即黎川县黎滩河。此外,沿途还纳入了南丰县纳密港水,南城县竺由水、麻源水,再往北流入临川境内。临川为抚州府的府治,故此处及下游则称抚河。抚河分两支,一支流经南昌,一支直接进入鄱阳湖。旴江是建昌府向北进入鄱阳湖、长江的重要水道。

## 二、古代建昌的人文医药背景

1. 人文繁盛　建昌自969年设置以来的一千多年间,是其蓬勃发展的时期。在此以前的千余年中,经过西晋永嘉之乱、衣冠渡江,以及此后东晋、南朝、隋唐五代的不断经营,至北宋一统以后,江右的经济、文化有了长足的发展。正德《建昌府志》卷三提到:"永嘉东迁,衣冠多所萃止,其后文物颇盛。""江右文风盛矣,有盛如建昌郡者乎!"当地"名宦间出,其声独彰,天下皆知有南城也。"其中建昌军的名人中,最早的要数陈彭年(961—1017),南城人。他不仅是宋初著名的政治家,官至兵部侍郎,而且参与奉诏修订《切韵》、编纂《册府元龟》等重要著作。但要论文坛名气,则首推北宋的曾巩(1019—1083),南丰人,人称"南丰先生"。其文学成就使之位列唐宋八大家之一,可与欧阳修齐名。曾氏家族多人在北宋的政坛、文坛享有盛名,是建昌最显耀的乡贤。综观正德《建昌府志》,就可以发现建昌在自宋至明的数百年间,尽管其经济、特产等都谈不上突出,但其文教方面却硕果累累。该志中记载了大量的书院名称,如宋代的旴江书院、三谷书院、圭峰书院、斗湖书院、南丰学舍、广昌儒学等。这是宋明建昌涌现了很多名士与进士的基础。与此同时,在旴江下游的抚州更是人文荟萃,宋明之间出现了晏殊、王安石、陆九渊、汤显祖等一大批文坛巨擘。建昌与临川也因此在历史上名声颇大。

2. 医学与药局　人文的发达,也会促使医学发展。医学在古代曾被视为"小道"。唐代韩愈《师说》云:"巫、医、乐师、百工之人,君子不齿。"唐代孙思邈也提到当时有"朝野士庶咸耻医术之名"的现象。但宋代名臣范仲淹却说:"夫能行救人利物之心者,莫如良医。"[③]后人将此言演化为"不为良相,则为良医",这就成为习儒者学儒不成,转而习医的最好理由。加之北宋的帝王大多对医药有浓厚的兴趣,所以北宋的官办学校中"医学"(医学校)与"儒学"并列,大大促进了医学的发展。官办医学校对当地医学发展肯定会发挥促进作用。建昌军(府)则从宋到明,都保留了"医学"。据载当今还存有明代"建昌府医学记"的官印1枚,

---

① 旴江:本节据古代地方志所载"旴"字的含义,认为旴江当用"旴"字。现代《辞海》亦采用"旴江"为正名。《中国历史地名大辞典》同时收录"旴江""盱江"二名,含义相同。所引词证《汉书·地理志》作"旴水",《水经·赣水注》作"旴水"。"盱"字作地名多见于"盱眙"(今属江苏),单字有多种含义,但都无"清明可鉴"的含义。本书以《建昌府志》及《辞海》为据,用"旴江"为正名。

② 宗福邦,陈世铙,萧海波.故训汇纂.北京:商务印书馆,2003:1008.

③ 南宋·吴曾《能改斋漫录》卷13"文正公愿为良医",见《丛书集成初编》(上海:商务印书馆,1939:332)。

印台镌刻"天顺七年""尚宝司造"。① 天顺七年即1463年。此为建昌府有医学校的实物旁证。《建昌府志》记载新城县(今黎川县)有"恩荣坊","为太医院使张复立"。张复在医药史上没有名气,但其能作为太医院使,可见有相当深厚的医学实力。

明正德《建昌府志》卷六"公署"记载了南城、南丰、新城、广昌4县的"医学",其中有3个兼"附药局"。另外,在卷十"恤典"中又记载了各县的"惠民药局""养济院"等医药机构。其中,新城"惠民药局"之下有说明:"宋咸淳三年邑令朱汝贤建,元至正兵毁,洪武元年知县侯瑞重建。"可见上述"惠民药局"是从宋至明,一脉相承。"药局"是北宋熙宁九年(1076)创立的一种面向军民的官办药业机构。除当时的首都汴梁之外,各地均可设置。其职责是收购民间药材,并制作出卖熟药。"药局"又分"和剂局"(又称"修合药所",即制药工场)、"惠民药局"(又称"出卖药所",即药店)。"药局"在宋代各地都有分布。宋亡之后,元代某些地区仍保留"药局"。南丰名医危亦林就曾担任建昌路南丰医学的教授。但像建昌这样从宋至明初,一直保留"药局",还非常少见。在明正德《建昌府志》中还没有发现私家药铺的名称,却多处记载"药局",这是建昌药业发展史上重要的一环(图1-2)。

3. 医家与著述　建昌的古代医家、医著在数量上并不是很多,但其中也有非常有名者。今择要简述有医学著作存世的医家如下:

南宋医家黎民寿,著有《黎居士简易方论》《决脉精要》《玉函经》《断病提纲》,合称《医家四书》。② 其中《黎居士简易方论》20卷(1260)保留了大量的南宋医方(图1-3)。③ 书中包

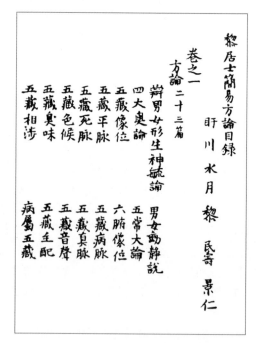

图1-2　《建昌府志》载"惠民药局"　　　　图1-3　《黎居士简易方论》书影

① 周春林. 建昌帮药业史话. 南昌:江西科学技术出版社,2018:83.
② 明·熊宗立《名方类证医书大全》后附《医学源流》,上海科学技术出版社1988年出版,17页。
③ 南宋·黎民寿《黎居士简易方论》,日本江户时期抄本。

恢序介绍黎氏曰："今有旴江黎民寿,字景仁,资沉敏而思精密,学有师传,意兼自得,悟法之精,蓄方之富,试之辄效。信者弥众,争造其门,或就或请,日夜不得休。其全活迳续之滋多,而影响神应之可验,几有姚僧垣之遗风矣。"黎氏初习儒,未能得志,遂以士为医,志在济人。其外舅为蔡医博,亦传其秘方。

元代萨谦斋《瑞竹堂经验方》15卷(1326)是诞生于南城的一部重要的医方著作。作者萨谦斋为蒙古人,其名译音有萨理弥实、萨德弥实、沙图穆苏等。正德《建昌府志》卷十二"秩官·纪代题名表"记载元代建昌路总管"大定/萨德弥"。卷十三"名宦·寓宦"记载:"萨德弥(泰定间建昌守。历任风宪,廉能声实,著于远迩。今为民父母,有治有教,其善可书也。吴文正公《学记》)。"[①]据此,萨谦斋就是萨德弥(图1-4)。据《瑞竹堂经验方》序,萨谦斋于元泰定间(1324—1328)以御史出为建昌郡守。在任期间注意收集王公贵人、隐逸高人所授异方,且遇疾必试。后与当地医家共同编成《瑞竹堂经验方》(图1-5)。所以萨谦斋虽是蒙古人,但其书中的内容完全产生于建昌路,与蒙古族或回族医学毫无关系。元代著名学者吴澄为此书作序,称赞有加。

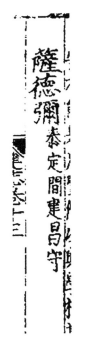

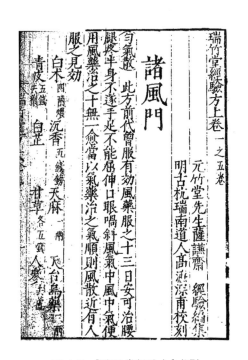

图1-4　《建昌府志》载"萨德弥"　　　　图1-5　《瑞竹堂经验方》书影

元代建昌路南丰籍名医危亦林,也是古代著名医家之一。危氏五世为医,积累了极为丰富的各科诊疗经验。据危氏自叙,五世之中,先后得到了各地(如临江、新城、杭州、黎川、汀州、南城、临川等)名家的脉学、妇人科、正骨金镞科、小方科、眼科、瘰疾、疮肿科、咽喉齿科的传授。危亦林也因博览医书,世称良医而在天历元年(1328)担任南丰州医学学录,又任官医副提领、南丰州医学教授。这里的"医学"是指医学校。可见元代在南丰依然沿袭了宋代的

---

① 明·韩辙、何恩《建昌府志》卷12"纪代题名表",明正德丁丑(1517)罗江序刊本。

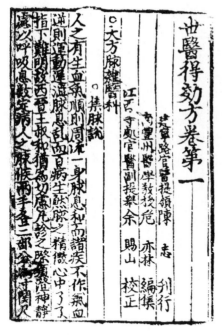

图 1-6 《世医得效方》书影

地方办医学校的规矩。危亦林的《世医得效方》(图1-6)内容十分丰富,其中收集了五世所得各科的经验效方,按当时太医院颁布的医学十三科予以分类。此书经层层申报,上达朝廷,很受太医院的重视,谓该书"编次有法,科目无遗"。至元五年(1339)太医院批示下诸路刻版。今存建宁路官医提领陈志刊本①,可知此书虽是地方医官所撰,但其影响非常大。清代《四库全书总目提要》称其"所载古方至多,皆可以资考据。"在建昌府医学发展史上,该书占据了非常重要的地位。

与危亦林差不多同时的一位盱江名医叫严寿逸,著《医说》一书,今佚。据书名及吴澄序简介,严氏是当地医学校的教授,《医说》大概是医论性质的书。元代著名理学家吴澄为此书写了一篇简短的序,其中提到"观所述原脉、原证、原病、原治四篇,亦可见其伎之大概矣……寿逸字仁安,予试其所治,知其于医也,非但既其文而已"。②从此序言,可知吴澄对严氏非常熟悉,知其是一位理验俱富的好医师。

吴澄还为盱江另一位医家姚宜仲的《诊脉指要》写过序,序云:"俗间误以《脉诀机要》为《脉经》,而王氏《脉经》观者或鲜。盱江姚宜仲,三世医。周秋阳、周嘉会,儒流之最也,亟称其善脉。其进于工巧可知。增补《断病提纲》,殆与钱闻礼《伤寒百问歌》同功。《诊脉》一编,父经子诀者也。为医而于医之书、医之理,博考精究如此,岂族医可同日语哉。余不治医而好既其文。"③由此可知,姚氏为世医出身,精于脉诊,曾经增补了黎民寿的《断病提纲》。其父子合作,撰成《诊脉指要》。

吴澄(1249—1333)是抚州崇仁人,与盱江比邻,且经常往来于盱江。他曾为好几本医书作序,其中盱江医家的书就有《瑞竹堂经验方》《医说》《诊脉指要》。在《医说》序中,吴澄表达了对盱江医家的敬意:"盱江名医黎民寿,尝著论辑方,至今盛行于世。医学教授严寿逸亦盱江人。用药去疾。随试辄效。何盱江独多工巧之医?""盱江之医有严氏、黎氏,恶得专美于前乎?"④以上文字,可见吴澄对盱江"独多工巧之医"简直感到不解与妒忌。由此也可推断,在南宋、元代,无论是人文还是医学,建昌军(路)都显现出人才辈出的兴旺景象。

入明以后,盱江医学仍然保持了兴旺的势头。明初盱江(今南城)人李景芳,撰《李氏婴儿得效方》⑤。其书成之后秘而不传,刊行之时不晚于正统九年(1444)。该书为儿科专书,其中引录的都是宋元医家之论。所用方剂诸药之后,或载有炮制法。(图1-7)

① 元·危亦林《世医得效方》,朝鲜洪熙元年(1425)春川府覆元刊本。
② 元·吴澄《吴文正集》卷23"《医说》序",《四库全书》本。
③ 元·吴澄《吴文正集》卷16"《诊脉指要》序",《四库全书》本。
④ 元·吴澄《吴文正集》卷23"《医说》序",《四库全书》本。
⑤ 明·李景芳《李氏婴儿得效方》,日本江户时期抄本。

明代著名医家李梴(chān),字健斋,南丰人。李氏行医数十年,用力精专。他所著《医学入门》8 卷(1575)是万历间影响最大的综合性医学门径书[①]。该书列医学略论、医家传略、经络脏腑、针灸、本草及各科证治,且间或编为歌诀,夹以注释,简明实用。其中,卷二为“本草”,除药物性味功治外,也有药物炮制机理及“各药制法”。该书在国内翻刻数十次,同时远传日本、朝鲜、越南,在国外也多次翻刻,对彼邦医学普及发挥了巨大作用。(图 1-8)

李氏嬰兒得效方目録
盱江李　景芳撰
餘姚陳　曦汝昇刊行
三関指掌圖脉訣
指紋脉歌訣
紋脉形証歌訣
面形脉紋總訣
變蒸歌訣
汗下温脉歌訣
八片錦圖歌訣
十五種死候外証驚風總訣
面形察色知病源十二詩訣
聽聲察病候歌訣
柳氏家傳脉訣
五臟驚積冷熱盛衰標本

图 1-7 《李氏婴儿得效方》书影

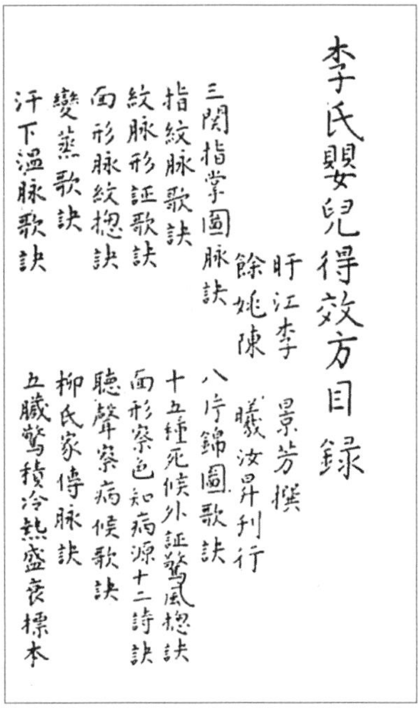

明万历二十二年(1594)由福建书林刊行的《济世碎金方》[②],是一部比较早的走方医经验录,号称“奇术”(图 1-9)。该书的整理传布者为世医出身的江右建之盱(今南城)人王文谟。王氏字继周,其祖杏林翁、父云泉翁皆传给他许多秘传经验之方药。王氏又结识了当地的走方郎中王武烈(号江湖散人)、江朝仰(号黎川散人)。黎川属建昌府所辖,与王文谟属于同郡之医。王氏认为当时方书“多

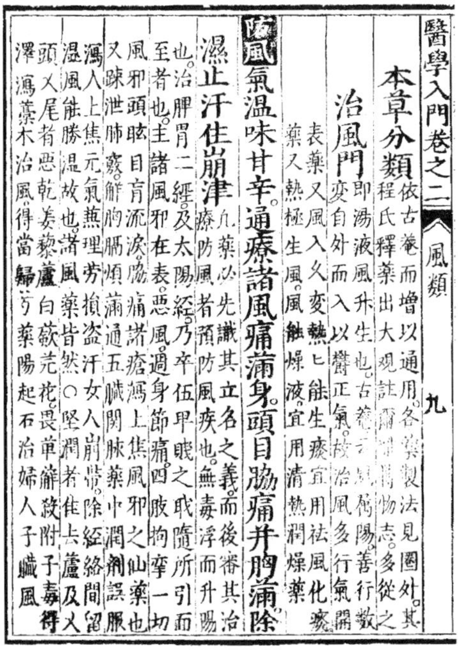

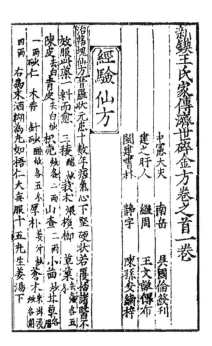

醫學入門卷之二　風類　九
本草分類
治風門
防風　氣温味甘辛。通療諸風痛滿身,頭目脇痛并胸痛,除濕止汗住崩漏。

图 1-8 《医学入门》书影

新鍥王氏家傳濟世碎金方卷之首一卷
中憲大夫　南岳　吳國倫　校刊
建之盱人　繼周　王文謨　傳布
閩建書林　靜宇　陳孫安　繡梓
經驗仙方

图 1-9 《济世碎金方》书影

① 明·李梴．医学入门．田代华,金丽,何永,点校．天津:天津科学技术出版社,1999.
② 明·王文谟《新锲王氏家传济世碎金方》,明万历二十二年(1594)陈氏积善堂刻本。

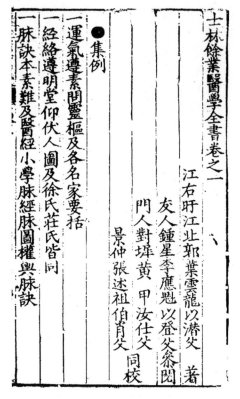

图1-10　《士林余业医学全书》书影

是药品不全,等分不一,炮制弗精",故撰此书以传播当地的用药、制药经验。该书以简便医方为主,其编纂并不很得法,诸方不分类,排列无序,但却多为经验之方,其中多有走方医所用的截疟、劫痰、取牙、下胎、止血、解毒、疗疮、止痢简易方。此书地方特色明显,还保留有许多江西方言。其所载方剂中包含着非常丰富的炮制法,其中"炆"法有30多处记载,这是考察建昌帮传统炮制法最具特色的"炆法"源流的重要参考文献。

明代医家叶云龙,字以潜,盱江(或作建武,均为今南城)人。叶氏本习儒,但在治文的余暇,好读医书,善治人病,且疗效甚佳,故人皆"目以为良医"。叶氏撰《士林余业医学全书》[①]6卷(1599),即把医学作为儒者的"余业"。该书为临证综合性医书的通俗读物,其卷一之末有"本草"专节,述药简要实用。(图1-10)

明代医家程式,字道承,一字若水,号建武居士,盱郡(今南城)人。自幼习儒,为庠生。后患弱疾,乃遍览医经,穷究药性,自疗而愈,遂以医济人。其医著《程氏医彀》分元亨利贞4集,计16卷,成书于万历四十六年(1618)。[②]该书内容丰富,涉及医案、本草、诸病证治、脏腑经络等。其中"元集"首卷为程式40余年的经验医案,从中可以窥知其所治病人除建昌府之外,还有来自福建建宁、光泽等地者。这从一个侧面反映了建昌府与福建之间关系甚密。此外,从医案中还可了解当时建昌的医家、药铺,以及药物炮制法等相关资料。程式在论病之时,也会谈及炮制,如谓"干姜火炒黑,以去辛辣,方能守中止泄"等。该集后三卷为"药性",如果将其单行,实为临床用药专书,共论药308味。诸药虽重在药性功治,但也会兼论炮制法及炮制机理。因此,该书对考察建昌帮炮制法源流具有重要意义。《古今图书集成医部全录》所引《建昌府志》也记载了明代南城医家程式,著有《程氏医彀》(图1-11)。但云其"字心源"[③],此与今存《程氏医彀》所载"建武居士道承父若水程式"不同。又或云程式任"益府良医正"[④],然《程氏医彀》众多官员亲友序言中,无一提及程式任良医正。清康熙时开编的《医部全录》及《光绪建昌府志》中记载"字心源"的程式,也不见其任"益府良医正"的记载。

明代万历、天启年间,盱江(今南城)人吴文炳参与改编、纂辑多种医书传世。吴氏字绍轩,

① 明·叶云龙《士林余业医学全书》,明万历二十七年(1599)闽建书林刘双松刊本。
② 明·程式《程氏医彀》,明万历四十六年(1618)序建武集古堂刊本。
③ 清·陈梦雷,等. 古今图书集成医部全录(第十二册). 北京:人民卫生出版社,1962:387.
④ 曹萍,梅开丰,褚小兰,范崔生. 江西建昌药帮的历史考证. 江西中医学院学报,2002,14(2):7-10.(周春林《建昌帮药业史话》78页也沿袭此说,并渲染程式在良医所的医疗工作)

一字沛泉、文甫,履历不详。他与福建的书商合作,由他负责文字,福建书商负责出版,刊行了多种医书。如《新刻东垣李先生精著珍珠囊药性赋》,题为"元李杲撰,明吴文炳考证";《王叔和脉诀合编》《难经合编》,题为吴文炳编;《新刊太医院校正小儿痘疹医镜》,题为明龚居中辑著、吴文炳参补;《新刊军门秘传·太医院纂急救仙方》,题为吴文炳辑……其中,《军门秘传》(图 1-12)堪称我国首部军阵医药专著,所治疾病以金疮出血、跌打损伤等创伤外伤为多。吴文炳不是医药家,倒像是当今颇有点眼力的攒书匠。他与福建书商的合作,使许多医药书得以流传至今。由此也反映了一个事实:明末建昌府与比邻福建的联系日益密切。联想到前述程式医案里多有福建人,可见后来的建昌帮炮制技术通过福建向沿海传播,这条途径早已形成。

此外,在清《古今图书集成医部全录·医术名流列传》①中,记载了明后期建昌府多位医家,其中有"《建昌府志》:赵瑄,字文英,南城人。官至太医院御医……""《建昌府志》:樊胡,字鹤龄,官益府良医正②。""《建昌府志》:张荣,号继川,新城人。四世祖福兴,成化中,以幼科荐,医孝宗,获殊宠,官太医院使。"新城即今黎川县。"《新城县志》:于濂,字文河,诸生。留意《素》《难》之书,若有夙悟,不待循习,卒成名医。年七十九卒。""《新城县志》:刘文开,

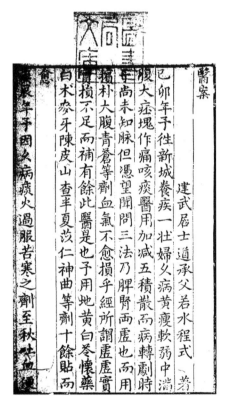

图 1-11 《程氏医彀》书影

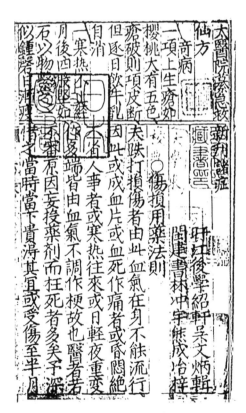

图 1-12 《军门秘传》书影

① 清·陈梦雷,等. 古今图书集成医部全录(第十二册). 北京:人民卫生出版社,1962.(具体页码括注于正文各医家介绍之后)

② 周春林《建昌帮药业史话》中所引《道光南城县志》所载"樊胡",其内容即抄自《医部全录》。此人无医著,但能急人所急。

字际明,专门外科,治罔弗效……城东北文昌阁其创建也。"(以上 315 页)"《新城县志》:曲伸,字仁宇,性温和孝友,生平以济人利物为事,工岐黄术,活人甚多,子彦贞世其业。"(316页)"《新城县志》:上官榜,字念川,灌湖人,亦幼科之巨擘也……与百岁里之张继川齐名。年七十余。子上官顺,亦能世其业。"(379 页)"《新城县志》:罗宪顺,字文溪,宜黄棠阴里人,以医来新城,治病无不立效,新人士德之,不听去,因留家焉。居东坊菜园巷,与涂冢宰国鼎家邻,顺与为布衣交,既登第,为投太医院吏目……晚尝制药施人。"(392 页)"《新城县志》:毕茛臣,字致吾……学岐黄,从游名医刘南川之门。久之,名噪远近,授太医院吏目冠带……崇祯壬午,城陷殉难,年四十八。"(399 页)"《新城县志》:方模,字廷瑞……祖传医术,攻治尤精……乡人名其堂曰存仁,又著其名于旌善亭……"(402 页)"《新城县志》:余绍宁,字义周,祖籍南城,移居新城南机坳。幼读书……著医书二十卷,名《元宗司命》。其伤寒男妇内外针灸及小儿诸方,皆精备无遗。又著《道书全集》《金丹秘旨》《天时运气》诸书。及门二十余人。男景汤、景立俱能世其业。"(420 页)以上均为转引地方志所载的明代医家。此后清代中晚期的地方志所载,多沿袭前代所撰诸地方志。

清代建昌府的、见于记载的医家数量虽比前代稍多,但大多影响不大,留下著作的就更少了。其中,南城医家曾鼎(1735—约 1819),字亦峦,号香田,乾隆、嘉庆间在当地小有名气,撰《曾氏医书四种》,即《医宗备要》《妇科指归》《幼科指归》《痘疹会通》,由南城曾氏忠恕堂刊刻传世。其中的《医宗备要》近年始有校点本[①]。南城人邹岳,字五峰,习儒无成,继父医业,又师承当地外科名医胡俊心、胡锦堂,后集其经验,撰《外科真诠》2 卷(1838)。现代已有两种整理本[②]。

清代中后期,南城医药界有著名的谢氏家族,绵延七世。其始祖为谢士骏[③],居南城庙前村谢家门。士骏弃儒习医,兼通数学(术数占卜之学),后悬壶于金溪县浒湾镇。浒湾素有"赣东商埠,江南书乡"之称,商贾云集。故士骏兼开药铺"赞育堂",前店后坊,一边行医一边卖药。关于谢氏医学,谢甘霖曾有追述:"霖家自先曾大夫士骏公弃儒就医,兼通数学,著有《医学数学说》。先大父职夫公继其业,亦善卜,著有《医卜同源论》。迨先君映庐府君,医阅三世,著述益富,《得心集》其初稿也。先君尝谓霖曰:异日者是集可附祖父,称《医学三世录》,意深远矣。亡何,兵燹叠至,时事顿非。向所谓《三世录》者,先曾大父之《医学数学说》失矣,先大父之《医卜同源》又失矣,存者惟府君是集耳!"[④]据此,谢士骏之学,再传而至谢星

---

① 清·曾鼎. 医宗备要. 陈勇毅,李军伟,校注. 北京:中国中医药出版社,2015.

② 清·邹五峰. 外科真诠. 上海:上海中医书局,1955;张毅,吴亚梅,蒲小兰,等校注. 北京:中国中医药出版社,2016.

③ 周春林. 建昌帮药业史话. 南昌:江西科学技术出版社,2018:9. 按:此书称士骏为康熙间人,然其孙谢星焕生于 1791 年,故士骏为康熙间(1662—1722)人之说似难成立。

④ 清·谢甘霖《得心集医案》跋,见谢映庐《得心集医案》,清咸丰十一年(1861)浒湾延寿堂刻本后。据此跋,则谢星焕为职夫之子、士骏之孙,谢甘霖为星焕长子,甘澍三子。何时希《中国历代医家传录(下)》(北京:人民卫生出版社,1991:617)、《南城县志》等亦多持此说。周春林《建昌帮药业史话》(南昌:江西科学技术出版社,2018:9-20)则云谢士骏—谢职夫—谢星焕—谢甘澍—谢佩玉都是叔(伯)侄关系,唯谢佩玉—谢庄泉—谢天放才是嫡系祖孙三代。询之于谢天放副院长,回复云:谢氏家谱原存庙前祠堂,日寇轰炸时祠堂被毁,家谱无存。谢氏医学至第五代都是叔传侄,至谢佩玉才传儿子。此与周春林所说相符。然据清刻《得心集医案》,前 4 代亦系嫡传,唯谢佩玉为谢甘澍之侄、谢甘棠之子。

焕（1791—1857）。星焕字斗文，号映庐。少习儒，因家贫弃儒，承先代两世医学之传，且继承"赞育堂"祖业。星焕临证40余载，读医书300余家，著《得心集医案》6卷，别类分门，共得220案。[①]其三子谢甘澍，字杏园，承家学，有医案数十则，以《一得集》为名，附于其父书中各门医案之后。另，甘澍还有《医学辑要》一书，今犹存世[②]。其长子谢甘霖，亦承家业，且与谢甘澍合注《寓意草注释》。其侄谢甘棠，亦秉先世之业，医药兼营，为"义大成"药栈股东。谢氏医药第5代传人有甘棠之子谢佩玉（1873—1953），字清舫，随其伯父谢甘澍习医。1913年悬壶南昌，兼开药肆"康斋"。1932年南昌成立"江西国医专修院"，应校长姚国美之请，讲授"内经素问"一科。[③]其著作存世者有《方论集腋》《药性分类择要》[④]，另据载，尚著有《素问节要集注》

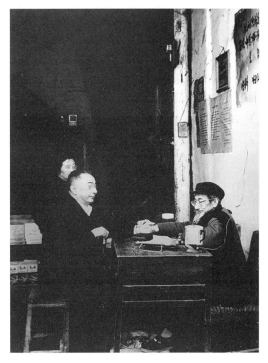

图1-13　谢庄泉（右）坐诊（郑金生提供）

《内经省览》《伤寒摘要》。晚年因战乱避居金溪县浒湾镇，于"赞育堂"药店坐堂行医，兼课子习医。其子谢傅耕（1909—1977）、谢六韬、谢庄泉，均承家学业医。谢庄泉（图1-13）排行十一，曾在南城硝石镇开业，后供职县中医院，医术颇精。庄泉之子谢天放，为谢氏第七代传人，曾任南城县人民医院副院长至退休，今犹健在。

　　以上为建昌帮医家、医著简述。古代各州府所出医家，建昌府虽没排在前列，但也不落下风，尤其在宋元之时，名医辈出。在旴江下游的抚州府各县，其所出诸多医家亦有声名显赫者，如宋代医家陈自明，明代医家龚信、龚廷贤、龚居中、黄宫绣等。明万历之时，龚廷贤父子、李梴的医书尤为风行。以上所述，显示了旴江流域医家的魅力。在这样一种环境之中，建昌的药业能逐渐发展壮大，顺理成章。

## 第二节　建昌中药贸易与炮制的源流

　　"建昌帮"是建昌府民间药业的俗称。这一"帮"所属群体，包括了药材贸易与药物炮制技术人员。客观、真实地探讨该帮形成的历史源流，必须搜寻可靠信实的史料为依据。以往相关研究中，有建昌药业的起源得益于神道丹灶的说法。

---

① 《同治南城县志》卷7"方技·谢星焕"，清同治刻本。

② 清·谢甘澍《医学辑要》，清光绪二十年（1894）浒湾旧学山房刻本。

③ 周春林 . 建昌帮药业史话 . 南昌：江西科学技术出版社，2018：16.

④ 薛清录 . 中国中医古籍总目 . 上海：上海辞书出版社，2007：225,357.

### 一、起源得益于神道丹灶说

"建昌"作为一种区划名的历史始于五代末。但现代研究者或以为建昌药业的起源得益于东晋时期医药学家葛洪和唐代一些道教人士在南城的医药活动。其依据是《道光南城县志》载:"葛洪,字淄川,丹阳句容人也。自号抱朴子。究览典籍,尤好神仙道养之法。洪见天下已乱,避地南城麻姑山。有葛仙丹并相传,洪于此炼丹故名。"历史上,南城麻姑山有若干葛洪炼丹的"遗址"。葛洪《神仙传》里有麻姑山的民间故事。古代书画家也常以此为主题进行创作。例如明代画家马徵《麻姑山图》绘有葛仙丹井。唐代抚州刺史颜真卿多次登麻姑山,撰有《麻姑山仙坛记》。葛洪撰《肘后救卒方》,其中所载药物甚多,且有多种制剂法。《正德建昌府志》和《道教大辞典》还记载了唐代东南道教主邓紫阳和邓延康等其他多位道士为南城人,并在南城炼丹制药的事迹,因此建昌药业的起源被认为至少可追溯到晋代[①]。无独有偶,类似的说法也被作为樟树药帮的起源。因为据说早在东汉建安七年(202),葛玄(164—244)就曾到樟树东南的阁皂山建"卧云庵",筑坛立灶,专心采药、洗药、制药,炼丹11年,并吸引了一些丹术家、医学家、道学家前来阁皂山学道。因此,樟树药业被认为有1 800多年的历史。[②]

周春林《建昌帮药业史话》"南城药业历史梗概"一节更详细地引用了葛玄、葛洪的相关记载,还引用了唐代临川籍道家邓思瓘(650—739)、邓延康(774—859)在麻姑山修行、传道、炼丹、制药的相关记载。据载,北宋末道家白玉蟾也曾来过麻姑山,且"解化于盱江"。但周春林在谈完有关南城的上述道家人物之后,表达了他的看法:"尽管民间喜欢谈论葛玄、葛洪、邓紫阳、白玉蟾等人的炼丹故事,但是那些'仙人'遥远的炼丹术,不可能对南城药业有过影响,也不可能有'悬壶济世'的功能,更和建昌府的中药市场无关,只能是一种民间茶余饭后的谈资。"[③]

葛洪实有其人,但他真的炼过丹吗?去过许多名山设灶吗?炼丹的原料要用丹砂(朱砂)、黄金等贵重的矿物与金属,没有财力支持,炼丹就是一句空话。葛洪倡导炼丹求仙不假,但在他的《抱朴子·内篇》"金丹"中,却透露了一个外人罕知的窘境:葛洪的炼丹秘籍得之于其老师郑隐。郑隐本人因"家贫无用买药",炼不成丹。葛洪得其传授之后,"二十余年矣,资无担石,无以为之,但有长叹耳"![④] 可见即便是笃信金丹术的葛洪,也因乏资购药而炼不成丹。后世诸名山到处都有的葛仙翁丹灶"遗址",其实是虚妄传说,当不得真。

道家炼丹是为个人长生求仙,与医家用药治病的目的迥然不同。故炼丹原料也与治病药物不尽相同。历史上炼丹的术士数量极少,但治病用药的医家群体庞大。医家用药,"一方吃全国",对产于各地的药物需求量甚大,这才是促进药物贸易行业发展的根本动力。术士炼丹不计成本、不在乎时间、不计赢利。而服务于医家与病家的炮制行业则既要考虑疗效,还要计算成本与赢利。比较一下道家的《雷公炮炙论》与医家的《指南总论·论炮炙三品药

① 曹萍,梅开丰,褚小兰,范崔生. 江西建昌药帮的历史考证. 江西中医学院学报,2002,14(2):7-10.

② 龚千峰,祝婧,周道根. 樟树药帮的历史与特色. 江西中医学院学报,2007,19(4):27-28.

③ 周春林. 建昌帮药业史话. 南昌:江西科学技术出版社,2018:274.

④ 晋·葛洪《抱朴子·内篇》卷4"金丹",见《诸子集成》(8),上海书店1986年出版,13页。

石类例》两书①，就知道两者炮炙法的差别。医家的炮制法起源于古老的烹调术，以安全、有效、便用为原则。虽然宋以后也汲取了部分《雷公炮炙论》的方法，但从根本上来说，医家的炮制法并不来源于道家的炼丹术。周春林虽不是医药人员，但其所言炼丹术"不可能对南城药业有过影响""更和建昌府的中药市场无关"，却是有识之言。事实上，在葛洪、雷公（雷敩）之前的汉·张仲景《伤寒论》《金匮要略》、马王堆出土的西汉医方书《五十二病方》等书之中，已经有较丰富的炮制法，用不着把更晚的、并未发挥实际作用的炼丹术作为各地炮制法的起源。

## 二、宋元及明前期建昌府药业

"建昌军"（初名"建武军"）设置始于五代末北宋初。在此以前，建昌军的医药史料极少。今所能见者，主要有南宋哲学家袁燮（1144—1224）一篇《建昌军药局记》、明正德《建昌府志》以及其他书籍所载零星史料。

本章前已介绍了宋代药局的起始原委。南宋之时，其境内许多州军都设立了药局。袁燮的《建昌军药局记》②，是应当时的太守丰有俊之请而撰。据正德《建昌府志》记载③，丰有俊担任建昌军太守是在嘉定④五年（1212）。丰氏四明（今浙江宁波）人，与袁燮同乡。其为官南昌时，曾遇到大疫之年。丰氏"挟医巡问，周遍于委巷穷阎之间，察其致病之源，授以当用之药。药又甚精，全活者众，郡人甚德之。及来盱江，仁心恻怛，如在南昌时"。丰氏见建昌军还没有设立药局，于是"捐钱三百万，创两区，萃良药，惟真是求，不计其直"。宋代药局属于官办，熙宁年间创立药局，也是王安石设市易法，以图政府在商业竞争中获利，贴补国用的一个"理财"举措。官办药局，自然是要赢利的。袁燮在《建昌军药局记》表扬的是，丰有俊办药局，既能保证所售成药高质量，能达到"愈疾之效立见"，同时还能"人竞趋之而不取赢焉"，也就是不追求利润。这样的官药局，能做到"药物既良，不责其息，亦不戾于古矣"，与《周礼·天官》记载的医师之职责是不相悖逆的。袁燮撰写此文，当然是表扬其同乡善举，同时也隐晦地批评有的官药局"计较纤悉，急于牟利，药不及精，与市肆所鬻无别"。

袁燮的纪文主旨是为乡人捧场，但却可以反映如下史实：直到南宋嘉定时，建昌军才有了第一所官药局，这在当时只能算比较晚的地方药局了。宋代官药局实际上是与民争利的官办理财机构，丰有俊主持下的药局却能"不责其息"，因而袁燮予以褒扬。其中提到"市肆所鬻"，是指南宋民间的药业市场店铺。可以想见，当时的建昌军肯定也存在着药材"市肆"。

宋代建昌军下属新城县（今黎川县）还有一个药局，始建于咸淳三年（1267），已是南宋末年了，至元代至正（1341—1368）间被毁，此见前述正德《建昌府志》所载。此外，南宋·陈自明《外科精要》卷上提到一味解毒草药"红内消"。陈氏特意指出："药产建昌者良⑤。"陈自明是临川宝唐（今江西崇仁）人，与建昌军南城县比邻，故能了解建昌军所产的草药。

---

① 刘宋·雷敩《雷公炮炙论》，见《证类本草》所载"雷公云"。宋·许洪《指南总论》，见《太平惠民和剂局方》后附，人民卫生出版社1985年出版，419~434页。

② 南宋·袁燮《絜斋集》卷10，《四库全书》本。

③ 明·韩辙、何恩《建昌府志》卷12"纪代题名表"，明正德丁丑（1517）罗江序刊本。

④ 定：正德《建昌府志》原误作"宁"。南宋年号，在开禧、宝庆之间的只有嘉定，而非嘉宁，因改。

⑤ 南宋·陈自明《外科精要》卷上"红内消"，朝鲜古活字本。

宋元之时，盱江医学名著有《黎居士简易方论》《瑞竹堂经验方》《世医得效方》等，其中诸多方剂药名下涉及许多药物炮制法。但这些医方所见的炮制法对说明建昌军（路）的药业发展并不具有特异性。宋元盱江医家辈出，只能推测当时盱江一定会有相应的药业与之配合。没有良好的药物配套供应，名医拿什么给病人治病？但有药业存在与形成药业帮会、炮制特色，毕竟不是一回事。目前能较真实地反映明正德间（1506—1521）及其以前建昌府药业实况的只有正德《建昌府志》。

编撰地方志的儒士，一般来说对医药行业并不热衷，不能奢望他们能关注当地的药业发展实况。但我们可以通过其他记述，去推测有关药业发展的蛛丝马迹。正德《建昌府志》是建昌府现存最早的地方志，其中没有专门的药市、药铺的记载，只明确记载了"医学（附药局）""惠民药局"。本章前述及，"药局"是官办的制药、买药的机构。与之对应，自然还有民间开办的制药、买药场所。但这些店铺之名尚未能在《建昌府志》中出现，说明当时还没有名气大到可以进入地方志的药业店铺。当然，没有药行、药铺之名，不等于没有药物贸易与炮制。《建昌府志》下列记载也可供参考。

明正德《建昌府志》卷九"坊镇"记载："南城县蓝田镇……盱江市（近临江上，交易云集。）""磁圭市（唐宋元，人烟辏聚，市延四里，屠肆七十二。他称是经燹，今始复，止延二里，有店肆。）"此外，还有麻桥市、土桥市、伏牛市、鲤湖市、云庶市、南源市、里塔市等。据此可知，建昌有的集市历史非常悠久，"交易云集""人烟辏聚，市延四里"，可见当地的贸易也堪称繁盛。《建昌府志》卷三"风俗"记载："南城民尚通而善贾，乐为远游。"有这样的民风，自然会带动与外界的商业交流。宋代都市的药业十分繁荣，俗称"香山药海"。建昌军虽然比较偏僻，但其都市"交易云集"，民风又"尚通而善贾"，肯定会有大量的商品交流，其中绝对不可能少了药材，只不过在宋元及明代前中期，药业还没有发达起来而已。

《建昌府志》卷三"物产"所载"药之属"的种类只有 20 种：香薷、石菖蒲、麦门冬、瓜蒌、皂角、紫苏、泽兰、车前子、益母草、半夏、槐实、淡竹叶、桑白皮、生地黄、香附子、土白芷、茴香、白赤芍药、五加皮、枳壳枳实。另外，在竹、木、花、草之属中，也有若干可作药者，如栀子、艾、虎耳、龙芽等。观其能作药的植物，以寻常草木类为多，并无珍稀特产之物。《建昌府志》卷四"职贡"记载，明代岁贡"药材"有"香薷等药，南城、南丰、新城三县，轮年坐派，每年该银二十七两三钱七分"。由此可知，至少在明正德之时，建昌府所产的药材，以及进贡的份额，数量均很少，此足见当时建昌府药业还没有开始兴旺。

从大环境来看，宋代大都市中的官办药局，以及民营的药业[1,2]已经有了很大发展。在此以前，唐代大都市商业区各行划分中，已经出现了"药行"。但这种"药行"不是后世有组织的药物行业的含义，而是官家在城市商业区划分的不同物品售货小区域。真正的以集散药材而形成的民间"药市"出现于唐大中十三年（859），地点在四川梓州（今四川三台），交易日定在每年 9 月 9 日。其开市的理由是纪念唐代道家王昌遇。南宋·陈元靓《岁时广记》云："《四川记》：唐王昌遇，梓州人，得道，号元子。大中十三年九月九日上升。自是以来，天下货药辈，皆于九月初集梓州城……货其所赍之药，川俗因谓之药市……药市之起，自唐王昌遇

① 范行准《两宋官药局》，见《医文》1943（1）：29-38；（2）：33-40；（3）：31-38；（4）：27-32。

② 马继兴《宋代的民营药商》《宋代的官办药铺》，见马继兴著、万芳编集《马继兴医学文集》，中医古籍出版社 2009 年出版，576~602 页。

始也。"① 梓州药市至宋天圣年间(1023—1031)仍在延续。

药市最初出现在四川梓州,名为纪念道仙王昌遇,实际上是以盛产药材之地作为集散中心。但梓州毕竟偏僻,因此进入宋代以后,先后在北宋都城汴梁(今河南开封)、南宋都城临安(今浙江杭州)形成药市。这种药市已经突破了一年一天的约束,如南宋临安就有"炭桥药市"(以药市举办地点为名)、"川广生药市"(以药材来源与形式命名)。随着朝代更替,这种以都市为药材市场的格局被打破,在明清逐渐以交通要道或以庙会为由形成多个全国性药物集散地。江西的樟树与建昌药业也就是在明末清代得到了长足发展。

### 三、明代后期及清代建昌药业的发展

明代后期,尤其是万历年间,建昌府涌现了诸多医家,其中李梴、程式等最为著名。这些医家的著作与活动虽可以为考察建昌帮炮制法提供某些参考,但却难以据此推测当时建昌府药业的发展状况。有医药名家的地区并不意味着其药业一定发达,如李时珍为湖北蕲春人,但蕲春并没有因此而成为药材集散地。建昌府的药业何时开始勃兴? 这还要从明代当时的商业发展宏观格局去考察。

明代的首都定在北京,故类似南宋以行在(首都)临安为贸易中心的格局无法在明代复制。明嘉靖间吏部尚书张瀚认为:"今天下财货聚于京师,而半产于东南,故百工技艺之人亦多出于东南,江右为夥,浙、直次之,闽、粤又次之。"②"江右"即今江西,"直"为南直隶的简称。张瀚称"百工技艺之人"以"江右为夥",居于浙江、江苏、福建、广东之上,这说明江西当时的"百工技艺"排在首位,"不远数千里乐于趋赴"京师的东南之人中,江西人最为活跃。

万历间官员王士性也谈到这个问题:"江、浙、闽三处,人稠地狭,总之不足以当中原一之省。故身不有技,则口不糊;足不出外,则技不售。惟江右为甚,而其士商工贾……徒张空拳,以笼百务,虚往实归。""而江右又莫如抚州。余备兵澜沧,视云南全省,抚人居什之五六。初犹以为商贩,止城市也。既而察之,土府土州……乡村间征输里役,无非抚人为之矣。"③ 由此可见,江西(尤其是抚州一带)人在明代挟技离乡背井谋生的现象非常普遍,甚至在云南等偏僻地区也经常能看到他们的足迹。他们依靠自己的技艺才能,"虚往实归"。可以想见,从事药材交流也应该是江西人外出谋生的内容之一。"尚通而善贾,乐为远游",且与抚州同属盱江流域的建昌人应该也是这支外出经商做工卖艺大军的重要组成部分。

除人稠地狭,迫使人们挟技外出谋生之外,江西在当时的地理位置也十分重要。张瀚曾从浙江经衢州进到江西的玉山、铅山,再辗转到"江右之会城古南昌故郡",这一路是从东到西。然后南下丰城到临江,也就是今樟树市,经过新淦(今新干)、峡江达吉水,再抵达赣州。水道结束后改陆行至南安,过梅岭,进入岭南,再从水路旋绕而下,最后抵达广东的省会广州。④这条路线在古代是从长江流域进入广东的捷径。"临江"(樟树)是这条通道的重要节点。

另一条从长江流域进入福建的捷径则是盱江。"盱为江、闽要处",从盱江上溯,进入建

---

① 南宋·陈元靓《岁时广记》卷 36 "置药市",见《丛书集成初编》,商务印书馆(上海)1936 年出版,399 页。

② 明·张瀚《松窗梦语》卷 4 "百工纪",中华书局 1985 年出版,76 页。

③ 明·王士性《广志绎》卷 3 "南方诸省",中华书局 1981 年出版,80 页。

④ 明·张瀚《松窗梦语》卷 2 "南游纪",中华书局 1985 年出版,25~26 页。

昌府境内,经南城到新城(今黎川),就可进入福建。正德《建昌府志》卷六记载,新城(今黎川)有六铺,可通福建。该志收录的"张元祯记"云:"兹地民物攸萃,介乎江闽二省之冲。东走光泽,西下建昌。"作为江闽要冲,建昌府各县的铺舍、驿馆、税务等设施甚多,由此也可反映当时人员与物资交流的繁盛。临江(樟树)、建昌是江西境内进入广东、福建的两大通衢,在"百工技艺"南北交流时,中药材行业逐渐形成了规模。

从现有研究[①]来看,樟树作为药材集散地的历史似乎要早于建昌。关于樟树药业早期发展,研究者多引用宋远一首词中的一联:"更与谁,题诗药市,沽酒新丰[②]。"宋远是宋末元初的名儒,他的《意难忘》词,是与几位友人"邂逅古洪题樟镇华光阁志别"。"题诗药市,沽酒新丰"实际上用了两个典故,来表达互相思念与重聚欢饮。"药市"与"新丰"很难说是实指某地,但宋末元初樟树(又称清江或临江)确实已经有了比较繁盛的药肆。

元·吴澄所撰《故侯府君唐卿墓表》[③]的表主侯逢丙,字唐卿,宋末元初人。侯氏"择地趋时"选择"扼江、广之会"的"清江镇"定居,"设肆制药,以惠远迩。其所分济,遍满东南,为一镇诸肆之甲"。此史料可以说明宋末元初清江镇(今樟树市)已被作为江西与广东之间的重要交汇点。此处已有众多药肆,其中侯氏所开的药肆,其影响所及"遍满东南",可见此药肆已有相当大的规模。

明代王士性《广志绎》的记载,可以作为樟树药业成为全国知名集散地的最可靠的证明:"樟树镇在丰城、清江之间,烟火数万家,江、广百货往来与南北药材所聚,足称雄镇。"[④]建昌府与樟树镇相隔并不太远,但目前还找不到元明之时建昌药业已有较大规模的史料。

元元贞元年(1295),朝廷下令各地郡县通祀三皇(伏羲、神农、黄帝)[⑤],且三皇庙两庑从祀之神皆为黄帝时的知医臣下。遵朝廷敕令,元代许多地区建立了三皇庙。此后明清的三皇庙在我国某些地区逐渐演变成为药王庙[⑥]。据《同治建昌府志》记载,元时建昌也奉诏建立了"三皇宫"。但明初被毁,清嘉庆重建,咸丰再毁,旋又重建。清光绪间当地百姓称此三皇宫为"药王庙"[⑦]。围绕着南城"药王庙",清末、民国间形成了庙会经济。每年农历四月二十八日(据传为孙思邈生日),省内外药商云集,洽谈药业,药业界搭台唱戏,喝麻姑酒、吃南城水粉,宴请四方药业老板及各路水客牙人及担夫,盛若年节,三日不散。但此是后话,并非元代初建"三皇宫"时就有此类庙会。

可以肯定的是,建昌药业在清代有了长足发展。周春林认为:"清代,尤其是康乾盛世,是建昌药业发展的鼎盛时期。"其实,北方祁州(今安国)药市兴起也在这一时期。[⑧]清康熙、雍正、乾隆盛世人口激增,至道光时全国人口已达4亿。人口的增多,治病用药的需求也随之增长。周春林撰《建昌帮药业史话》时,采访了很多药业世家,也走访了许多地方相关的

① 萧放. 明清时代樟树药业发展初探. 中国社会经济史研究,1990(1):65-70. 龚千峰,祝婧,周道根. 樟树药帮的历史与特色. 江西中医学院学报,2007,19(4):27-28.

② 清·朱彝尊《词综》卷28,《四库全书》本。

③ 元·吴澄《吴文正集》卷71"故侯府君唐卿墓表",《四库全书》本。

④ 明·王士性《广志绎》卷3"南方诸省",中华书局1981年出版,85页。

⑤ 明·宋濂《元史》卷76"祭祀志",中华书局1976年出版,1902页。

⑥ 郑金生. 药林外史. 桂林:广西师范大学出版社,2007:255-256.

⑦ 周春林. 建昌帮药业史话. 南昌:江西科学技术出版社,2018:4.

⑧ 郑金生. 药林外史. 桂林:广西师范大学出版社,2007:267-269.

遗址,其中涉及许多清代建昌药商远走他乡从事药材贸易的史实。周春林云:"据可见资料,南城人进入云贵川做药材生意者不下数百人。一部《危氏家谱》里有名有姓进入云南、四川的有116人之多,云南宁洱县广场有一幅石刻古代普洱府城图,上面清楚地刻有'盱江会馆'标识。《陶氏家谱》也记载有这个家族从乾隆间开始在福建做药材生意,后来扩展到汉口、广东,成为南城药材经销大户,这个家族从事中药业延续至今已经是第九代。"①该书"谢氏'赞育堂'医学世家"中,指出"赞育堂"是目前在抚州地区医药界所发现的建昌府南城县人开办的最早药铺商号,至今有260多年的历史。其始祖就是本节前文中提到的医家谢士骏。

建昌府药业人员的足迹几乎遍及天下,尤其是偏远的西南诸省,多有建昌药商的足迹。《建昌帮药业史话》提到,除云南普洱府有"盱江会馆"外,重庆巫溪有咸丰建昌药商周开贵开拓的药业;四川江油(著名的附子产地)有江西会馆,其中由江西药商为子弟创办的小学中,就有"建武小学"("建武"即五代末在南城设立的"建武军");四川北川羌地盛产药材,那里有建昌从事药业的危氏几代人定居;贵阳江西会馆主要是江西建昌府与临江府药业人员;清末民初云南昆明有众多外省人的帮会,其中有"建昌帮";《民国七年汉口总商会新举各帮会员名册》中也有"江西建昌帮",因为建昌府药商从云贵川进货来的药材都要从汉口转运,故汉口有南城会馆;广西桂林曾发掘出乾隆五十年(1785)的"重造建昌会馆碑记",是为建昌商人在桂林经营的轨迹。

与建昌府交界的福建,建昌药商活动频繁。南城县直接或间接以药业为生的人众多,约占2/3,故人称"南城只只大屋②都有吃药饭的人"。"走福建,吃药饭",药工学徒多系13~15岁的少年,他们往往是"扎红头绳出去,缠红丝线而归"(清代习惯,少年头发用红头绳扎,老者的裤筒则扎红丝线),也就是少小离家老大回的意思。当然也有的药工数代人滞留异地,入籍他乡。尤其是福建的上四府(建宁府、延平府、邵武府、汀州府),是建昌药商主要活动地区。但在下四府(福州府、兴化府、漳州府、泉州府),除樟树帮之外,也有建昌帮的足迹。福州上杭路就有南城会馆。福建东北角的浦城,据载当地的国药业一度"全部为南城人"。在福建,南城人开的药栈、药行十分普遍。经南城人之手的药材又经过福建流向东南亚。有许多南城县人在福建闯出了自己的一片天地。例如,福建崇安县(今武夷山市)南城徐梅生开的药店"开元堂"在当地独占鳌头。清代福建建瓯由南城人建立的著名中药商号,有嘉庆二年(1797)邵巨庭开设的"种德堂",有嘉庆十五年(1810)毛福春创办的堪称闽北第一大的中药店,有光绪三十四年(1908)李海滨、江响岩创建的"福盛厚"国药号。据福建《南平市志·医药》记载,清乾隆十八年(1753)建昌人在王台开设万隆药店,同治十三年(1874)建昌人王大友在城区开设黄椿盛药店等。福建松溪县在清同治年间有南城人彭福森开设的"天一堂"药店,光绪元年(1875)南城人万椿灿开设"存仁堂"中药店等,故松溪中药传统炮制法基本是建昌帮的特点。福建建阳在道光十七年(1837)有南城人夏连明开设了"天宝堂"药店。此店经夏氏数代经营,至现代其炮制技术仍在不断提高创新。与江西接壤的福建宁化县,仅从道光二年(1822)至1949年,建昌药商开设的中药店就有198家。与建昌府黎川县接壤的光泽县,由南城人潘洪斌于光绪十年(1884)开设"德记昌"中药店。福建光泽继承了建昌帮

---

① 郑金生. 药林外史. 桂林:广西师范大学出版社,2007:276.

② 只只大屋:南城方言,"只"(zá),量词。"大屋"即房屋,实含"家"的意思。称屋为"一只",即"一栋""一幢""一座"。"只只大屋"即"每一栋房屋""每一家"的意思。

精湛的炮制技术,至今在福建省远近闻名。2021年故宫在永和宫举办的"御药院馆"(图1-14)展览中,就有"光泽建昌帮"的展台与介绍(图1-15),其中展示了建昌帮炮制的中药饮片(图1-16),颇为美观。

旧时药材从建昌府进入福建,有3条通道,其中最主要的通道是从黎川杉关进入福建光泽。此外,还有一条通道是绕道铅山县河口镇,再经分水关到福建崇安;另一条通道是由建昌府下属的广昌经邻县石城,再进入福建宁化。受江西、福建两省间的武夷山脉阻隔,药材无法依靠水路运输,只能肩挑、车(独轮土车,俗称"鸡公车")推,由此产生了一个"入闽挑夫"的行当。进入崇安的挑夫叫"崇安担"。

以上简要摘录周春林《建昌帮药业史话》中谈及的清代建昌药业的发展与业绩。由此也可印证明代张瀚所说的百工技艺之人"江右为夥",王士性所云挟技外出谋生者"惟江右为甚""而江右又莫如抚州"(很难说这"抚州"不包括比邻的建昌),所言不虚。由于早期史料的缺乏,我们无法了解到明代是否有、有多少建昌府药家远走他乡谋生,但从实际调查所得清代建昌药家闯荡南北东西的事迹,已是可歌可泣!

与建昌药业人员远走云、贵、川、鄂、粤、桂、闽等省相比,建昌药业与北方药市的联系似乎不大引人注目。但现知清末民初建昌帮与北方药物市场也有密切关系。据载,河南禹州在清同治十年(1871)设立了十三帮会馆,其中就有"江西帮",该帮包括了建昌府与临江府的客商。[①]关于药业"十三帮",多见于北方药物集散地。河北安国(即祁州)亦有"十三帮五大会"之

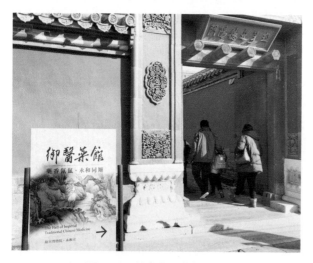

图1-14　故宫御医药馆展览

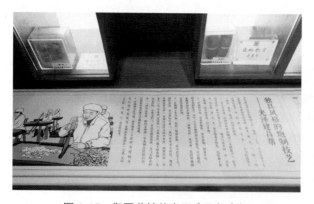

图1-15　御医药馆的光泽建昌帮介绍

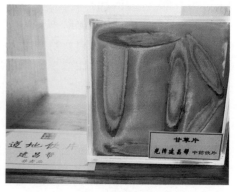

图1-16　建昌帮中药饮片

① 周春林.建昌帮药业史话.南昌:江西科学技术出版社,2018:291-293.

说。据郑合成在 20 世纪 30 年代所作调查,能详知五大会内容者甚少,大概是洋布会、皮货会、杂货会等药材交易之外的商人团体。药材行业的"十三帮",只是一个总称呼,究竟其中各帮的名称如何,言人人殊。但不管是禹州所云十三帮,还是安国的十三帮,其中都有"江西帮"。[①]不过文献中江西帮里未见再区分樟树帮与建昌帮。

据南城药业老前辈黄廷辉回忆:"在河北祁州(今河北安国)药市,义成合药栈老板张子荣见我父亲来了,就呼喊'建昌帮来了'! 我父亲问'为何这么叫'? 他说是家传下来的。"可见建昌帮一称早已口口相传。黄廷辉的父辈在清末时,曾经在祁州药市办了一批价值 3 万的鹿茸。当时在场的樟树人开出一个以为建昌帮买不起的"2.5 万"这个价,而建昌帮去祁州的代表是受十八家建昌大药店委托来的,势在必得。袖中出价以高出一个百分点的优势,端走了全盘鹿茸。据说以后祁州药市开盘都找南城人,很有面子。也因此有首民谣:"南城客俚建昌帮,人参鹿茸用船装。"可见在清末民初北方的药材集散市场,同样有建昌帮的参与。

近代著名药学家赵燏黄在谈到"祁州药商之帮数"时,调查到了一个重要情况:在祁州药市十三帮中,"十二曰江西帮,包括本省产品,并推销四川、云南、湖北及湖南产品,而川、滇、湘、鄂之药商不至也[②]。"由此可见,江西帮经营的药材,除本省所产之外,更重要的是转运了川、滇、湘、鄂(九江以西的长江流域与西南诸省)所产的药材。以至于这些地区的药商并不需要亲自到祁州去交流药材,只要通过江西帮转手即可。赵燏黄谈到的这一实际情况,说明江西药商(含樟帮、建昌帮)深入西南诸多偏远之地去收购药材,其实不是为了本省所需,而是要将西南一大片产药地区的药材转运到北方,同时又通过北方的禹州、祁州等集散地,将北方及东北所产药材转运到南方诸省,发挥着巨大的南北交流的作用。据以上所述,"建昌帮"一名,也就形成于清末民初之时。

概而言之,清代建昌帮经营范围以赣、闽丘陵山区为主,兼及湖北汉口、咸丰,湖南常德,四川成都、江油,重庆的酉阳、巫溪,云南的桂林、会泽、宁洱,贵州的铜仁、云岩、青岩,广东的广州、佛山,广西桂林。往东则至浙江的昆山、兰溪,上海,江苏的常州等地。往北则至江西的南昌、樟树,河南的禹州、安阳,河北的安国。在闽赣丘陵山区中,除建昌府属下的南城、南丰、黎川、广昌而外,其周边的资溪、宜黄、金溪浒湾镇、抚州市临川县腾桥镇、东北方向的贵溪、弋阳、铅山、横峰、上饶、玉山、广丰等地,江西南部的安福、石城、宁都、瑞金、于都、会昌、兴国、赣州等地,也都是建昌帮覆盖的地区。往东南则深入到福建各地,如光泽、邵武、崇安、浦城、松溪、建阳、建瓯、泰宁、建宁、顺昌、将乐、南平、古田、沙县、三明、永安、尤溪、长汀、连城、清流、宁化、上杭、武平、福州、厦门等地。还有的远走香港、新加坡、马来西亚的槟城等地发家立业者。谢氏一支还将药业转至台湾。从台湾百年老字号金保安药业的饮片和建昌帮饮片的对比来看,江西省老中药学者熊梦认定台湾中药饮片属于"建昌帮"风格。

### 四、近百余年建昌药业概况

1. 风雨飘摇的民国建昌药业　民国元年(1912),建昌府被废除,南城县直属豫章道(1926年改作江西省)。"建昌"作为区划名虽不再使用,但这不影响当地药业的活动。民国最初的

① 郑合成.北方最大之国药市场安国县调查(续).光华医药杂志,1934,1(12):35.
② 赵燏黄.祁州药志.樊菊芬,点校.福州:福建科学技术出版社,2004:14.

十几年,建昌药业沿袭清末运作传统,随着交通(特别是铁路)工具的改善,药材的交流较前更为方便。随后连绵不断的军阀混战,导致大量难民涌入偏安一隅的南城,由此带动当地药业尚出现短暂的畸形繁荣。十年内战(1927—1937)期间,因建昌帮药材经销地基本在红色革命根据地,国民党当局严禁药材输入苏区,封锁和卡断了流通渠道,直接导致传统市场丧失,大量库存药材霉烂变质,或倾入盱江,或付之一炬,使药商蒙受了巨大损失。一些经营了百年之久的大药栈(店)也倒闭歇业。1942年,日寇的飞机狂轰滥炸南城县飞机场,又投掷燃烧弹毁城,随后南城沦陷。南城这座两千余年的文化古城,名扬赣闽的建昌帮药业基地被摧残殆尽,当地药业一落千丈。南城境内的大量人口仓促外逃,不少药商迁居他乡。由于东南与福建、广东比邻,故很多南城药商进入福建各地,仍操持旧业,在当地谋生度日。也有些南城药商飘洋过海,到台湾以及东南亚以药谋生。抗日战争胜利之后,南城已是满目疮痍,得以修复的二三十家水药(提供汤剂所用饮片)店,总资本还不及当年的一个药栈。故民国期间的建昌药业哀鸿遍野,一片凋零。

2. 中华人民共和国成立后建昌药业的复苏与研究　1949年5月10日南城县解放。中华人民共和国成立后,南城隶属抚州专区,凋零的药业逐渐复苏。20世纪50年代初尚存的民营药店有30多家。

1956年,公私合营浪潮中,南城县成立医药公司,统一经销药材饮片及中成药。数百年形成的建昌传统集散及营销模式消失,但传统的炮制技术仍得到传承并不断发扬。

1958年,江西省医药公司在庐山召开全省中药炮制、中药制剂会议,会上展出了"建昌帮""樟树帮"等流派的传统炮制饮片实物200种。①

1966—1976年,建昌帮传统炮制技术后继乏人,濒临失传。

1977年,南城县成立县医药公司中药饮片厂,专门负责加工炮制饮片。

1982年,南城县医药卫生学会提出了"发掘整理建昌帮中药传统炮制技术"的建议,县政府、政协高度重视,成立了专题科研领导小组,卫生局和医药公司组织了专题科研小组。该课题的阶段性成果经鉴定后于1984年8月获江西省政府颁发的优秀科学技术成果奖(四等)。同年11月,南城县人民政府成立了"江西建昌帮中药研究会"。

1984年,省医药公司将南城县医药公司中药饮片厂定为全省重点技术改造的中药饮片厂之一,拨款扩建了厂房,增添了各种机械和质检设备,使该厂不仅能解决全县饮片需求,而且能为外地服务。1985年9月,在全省第二届中药饮片质量管理检查评比中,被评为1985年度参加全国中药饮片质量管理检查评比的先进企业。

1986年6月,《建昌帮中药传统炮制法》一书(署名:梅开丰、张祯祥、上官贤、余波浪)以内部资料的形式定稿打印(图1-17)。1987年经鉴定组专家(叶定江、王孝涛、范崔生、唐福圃、陈经纶、傅少岩、熊昌华、周璐、吴国钧等)评审一致通过,并给予非常中肯到位的佳评。王孝涛研究员认为:"本书是整理总结江西地方性药帮的传统炮制技术专著。对中药炮制生产、科研提供了技术资料,有一定指导和实用价值。本书搜集资料较为严谨,在调查老药工经验基础上,经对比实验,择优整理,加以采用。"叶定江教授认为:本书"保留了宝贵的传统炮制经验,尤其是清代至民国的经验。这类著作国内尚属少见。全书具地方色彩,用料土特,制法考究(如炆法),记述详实,并用具体数据作为质量要求,对提高炮制质量起到积极作用。"

---

① 周春林.建昌帮药业史话.南昌:江西科学技术出版社,2018:278.

范崔生教授评曰："建昌帮在我国南方的中药传统炮制技术上有一定的地位,迄今江西、福建、两广和台湾仍沿用其炮制方法。在漫长的历史发展中经久不衰。发掘整理建昌帮的传统炮制法是我省继承发扬祖国医药学的一项重要任务。本课题经过 3 年的工作,完成了《建昌帮中药传统炮制法》一书,对于振兴江西中药事业和进一步丰富完善我国中药传统炮制技术将起着十分重要的作用。"

1990 年,北京亚运会期间,在北京召开了中国中医药文化博览会。以"斜薄大光,形色气味"著称的建昌帮中药饮片在博览会展出,吸引了海内外众多观光者。此后,北京中医药大学中药博物馆沈连生老师赴南城县考察,订购了一套 200 味建昌帮饮片标本,在其馆内作为教学使用并展出。台湾苗栗县 1679 年创立的"金保安"林氏"百年老字号"药店老板林天树专程到南城县医药公司中药饮片厂参观并订购饮片。日本金

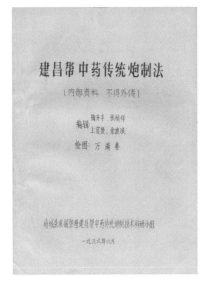

图 1-17 《建昌帮中药传统炮制法》油印本封面

泽医学院药学部以及德国慕尼黑医史研究所也展出了建昌帮部分中药饮片标本。经荷兰神州医药中心转运到欧洲部分国家的中药饮片,由建昌帮老药师张祯祥父子担任技术负责人。

1992 年,南城县医药公司被南昌黄庆仁栈总公司兼并,南城县建昌帮中药饮片生产开始民营化。2007 年,北京创盈集团兴建了江西南城"建昌帮中药饮片厂",此即今建昌帮药业有限公司(2016 年更用此名)的前身。该公司生产"建昌帮"特色中药精制饮片、纯中药抑菌消毒产品、药食同源类食品等,成为集中药材种植、大健康产品研发、生产、销售一体的现代化综合制药企业。

1996 年,中华人民共和国商务部授予江西省南城建昌帮中药饮片厂"中华老字号"证书(图 1-18,图 1-19),此乃国内唯一获此殊荣的中药饮片企业。

2008 年,江西省文化厅将建昌帮药业列入"省级非物质文化遗产"名录(图 1-20)。建昌帮药业有限公司董事长易斌是"建昌帮药业"非物质文化遗产代表性传承人。该公司坚持

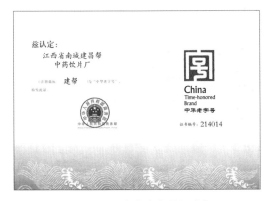

图 1-18 "中华老字号证书"

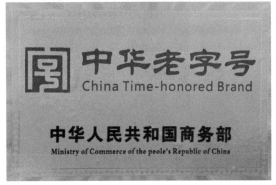

图 1-19 "中华老字号标牌"

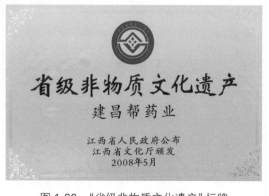

图 1-20　"省级非物质文化遗产"标牌

传承精华,守正创新。即在传承建昌帮传统炮制技术的基础上,加快创新专利中药的研发步伐,开拓新型中药大健康产品的研发、生产。产品有炆黄精、炆地黄、炆巴戟天、炆何首乌、炆远志、姜天麻等 500 余种建昌帮特色中药饮片。该公司恪守"不因材贵有寸伪,不为工繁省一刀"的工匠精神,组建"建昌帮"炮制技艺传承工作室、实训基地,联合国内外中医药学界专家,挂牌成立了"建昌帮中药研究会"和"建昌帮古法炮制研究中心",以实际行动振兴中华老字号,弘扬传统中医药文化。

2013 年,江西科学技术出版社出版上官贤主编《建昌帮中药炮制全书》。该书提到 1984 年"由南城县人民医院中医药科梅开丰中医师(执笔)与本书主编及'建昌帮'老药工张祯祥等编辑完成了《建昌帮中药传统炮制法》(内部资料)一书,并制作了 200 余种'建昌帮'中药精品饮片标片"[1],也提到该课题通过鉴定的事。《建昌帮中药炮制全书》总论中绝大部分与《建昌帮中药传统炮制法》雷同,各论收入《建昌帮中药传统炮制法》102 味药的全部内容(述药体例亦同),另增 206 味药,并增入彩色工具与药物照片约 270 幅。

2016 年 5 月,中国中医科学院黄璐琦院士率调研组赴抚州调研中医药产业发展情况,走访了建昌帮中药传统炮制法传承人张祯祥老药师,并考察了建昌帮药业的发展历史与现况(图 1-21)。

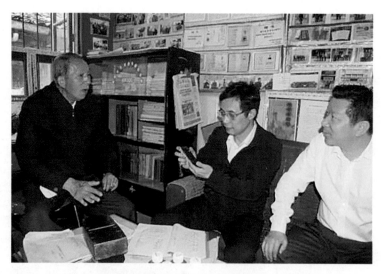

图 1-21　黄璐琦院士(中)访问张祯祥老药师(左)

---

① 上官贤 . 建昌帮中药炮制全书 . 南昌:江西科学技术出版社,2013:8.

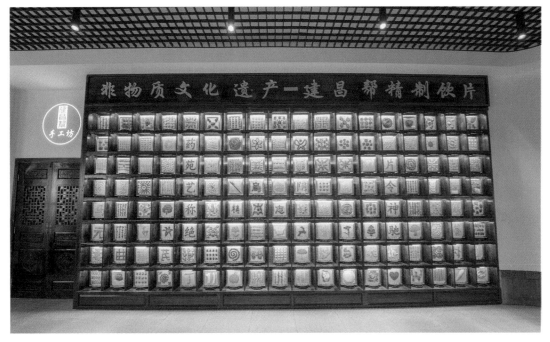

图 1-22　建昌帮药业中药炮制非遗展示馆

2018 年,建昌帮药业有限公司建成了全国唯一的以"建昌帮"中药炮制为主题的中药炮制非物质文化遗产展示馆(图 1-22),馆藏藏品有盱江名医名家的经典古籍,还有美观精湛的代表"建昌帮""斜薄大亮"特色的中药饮片标本展,藏品奇特而丰富,展现了中医药学深邃的哲学智慧和"建昌帮"优秀的中药炮制技艺。

2018 年 12 月,建昌帮药业有限公司又被江西省中医药管理局评为"江西省中医药文化宣传教育基地"(图 1-23),并将建昌帮药业有限公司非物质文化遗产展示馆列入"中医药健康教育基地"。

2019 年 2 月,建昌帮药业有限公司被江西省文化和旅游厅评为"江西省非物质文化遗产传承基地"(图 1-24)。

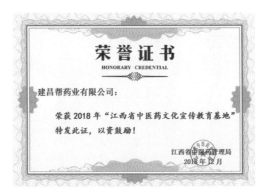

图 1-23　"江西省中医药文化宣传教育基地"证书

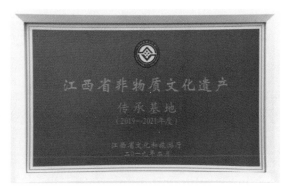

图 1-24　"江西省非物质文化遗产传承基地"标牌

2019年和2020年,建昌帮药业有限公司还与江西中医药大学、江西省中医药管理局等机构进行科研合作。科研项目成果丰硕,如"建昌帮炆巴戟天炮制工艺及有效成分含量对比差异研究""建昌帮炆巴戟天和炆玉竹炮制工艺及质量标准研究""江西建昌帮炆黄精饮片炮制过程指纹图谱与指标成分变化规律研究""建昌帮姜天麻质量标准的研究"等,先后获批江西省中医药科技计划项目。同时该公司获得9项发明专利、2项实用新型专利、18项外观设计专利、15项著作权,广泛应用于纯中药抑菌消毒产品、建昌帮特色中药饮片、平安香囊、本草饮等的生产和应用。

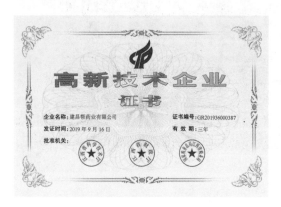

图1-25 "高新技术企业证书"

2019年9月,建昌帮药业有限公司被评定为国家级高新技术企业(图1-25)。

2020年12月,建昌帮药业有限公司获批为江西省科普教育基地、中小学生研学基地。

2020年,建昌帮药业有限公司申报的"建昌帮古法炮制器具管理标准化研究""建昌帮展示用饮片标本的养护管理标准化研究""建昌帮技艺传承项目之建刀的使用方法标准化研究""建昌帮药对斗谱标准化研究""建昌帮技艺传承项目之雷公刨使用方法标准化研究"先后批准为江西省中医药标准化项目。2018年申报的"建昌帮古法炮制综合标准化试点示范"项目,于2020年12月以108分通过江西省市场监督管理局验收。同时,建昌帮药业有限公司还建立并发布了《建昌帮炮制工具和技术术语》《建昌帮中医药文化宣传教育基地建设和服务规范》《建昌帮药对斗谱》《建昌帮中药饮片贮存和养护规程》《建昌帮中医药文化传承技能项目 第1部分:建刀使用规程》《建昌帮中医药文化传承技能项目 第2部分:雷公刨使用规程》等江西省地方标准。建昌帮药业有限公司的标准有望可代表江西中药饮片行业的标准。

建昌药帮的发展欣逢盛世,中华老字号传统中医药在全民医疗保健中,展现了新的机遇。源远流长,风格独特,历经沧桑的建昌帮药业,犹如祖国医药宝库中的一颗明珠熠熠生辉。重振建昌帮药业雄风,是建昌帮传人的使命。建昌帮传统炮制技术必将在中医药医疗保健事业中,放射出更加夺目的光彩。

## 第三节　建昌帮传统药业类型与炮制特色

在纵向梳理了建昌帮药业发展历史之后,本节将横向列述建昌帮传统药业的类型与炮制特色。所谓"药业类型",是指传统药业从事药材贸易与炮制人员的几种形式。所谓"特色",是想突出讲述建昌帮药业及炮制的与众不同之处。

"建昌帮"与"樟树帮"同属药业"江西帮",这两个帮所属的地区不同。从地理纬度来说,"樟树"(今樟树市,古属"临江府")与"建昌"相差不大。樟树属于江西腹地,其水道以赣江为经,以袁河为纬,二水下游合而为赣江而入鄱阳湖。建昌府在樟树之东南,中间隔着一个抚州府。盱江流经建昌府、抚州府,再在南昌汇入赣江。建昌府在江西东南部,邻接福建,地多丘陵群山。这两地的地理位置与民风的不同,最终也表现在药帮的特点不同。至今江西药界流传着的"樟树个路道,建昌个制炒"的谚语,就显现了两帮各自的特点。

"个",方言"的"字的发音。"路道",指的是集散药物的路子渠道。樟树帮长于药材流通贸易,熟谙其中的门道。樟树市从水路南可上溯到赣州,翻过梅岭即广东;北可经鄱阳湖而进长江,再沿江上下扩散,可谓四通八达,辐射面甚广,药材集散量大,故或有"南药都"之称。相比之下,建昌的交通没有樟树便利,其药材贸易覆盖面也不及樟树帮广泛。但建昌帮在炮炙方面占有优势。古代药物"炮炙"一词的原义就是用火加工药物的两种方法。"制炒"也就是炮炙(制)的意思。还有谚语说"药不过樟树不灵(或"不齐"),药不过建昌不行",其意思与"樟树个路道,建昌个制炒"相似,但不如后者准确传神。

"建昌帮""樟树帮"各有长处,但其经营方式则大同小异。其经营方式,总其大者,可分药行、药栈、药店三大类。据记载,清末,南城还有 40 余家中药店及 20 多家资本雄厚的大药商。每个乡镇圩场,都有不少传统的"水药店"(零售饮片的药店)。至抗战前后,南城还有 24 家大药行、药栈、药店。以下依次分而述之。

## 一、药行

"药行"的概念有广义、狭义之分。广义的药行,是称整个的药物行业,其中又分熟药行、生药行。熟药行经营经过炮制加工的药物饮片,此以药铺为主;生药行则以经营未经炮制加工、或简单加工的原药材为主。[①] 本文此处所指的"药行"属于狭义,又称"牙行",属于生药材交易场所。这类药行常挂的招牌是"南北川广,道地药材",表示药材来路的正确与多样。

药行(牙行)主要由在生药交易双方充当中介的牙商(牙人)组成。据说"牙"字本是"互"字。宋代称经纪人为"互郎","主互事也"。但宋人将"互"字写得类似"牙"字,故转作牙人。

牙人负责接待外地行商,代客购销,或替买卖双方说合,介绍生意,从中抽取佣金,亦可代为存货为职,现代称作经纪人、中介人。此种药行的牙人,只凭"一把算盘一把秤",并不需要太多的资金,全靠为四方的药商代购、代销、代存、代运,从中抽取佣金为生。[②] 当然,只有对药材业务熟悉的本地人充当牙人,才能有条件代客运送药材,并设仓库代客保管药材。南城的此类标名"牙行"的有"大中协记牙行""复兴牙行""源昌牙行"等。牙行报价不用口语交流,而是"袖中乾坤",即在长衣袖中双方伸出几个指头,互相一摸就可知对方出价,进而敲定大笔买卖。此类牙人中颇有能人,如复兴牙行的王荫雷就有很强的精算能力。

此外,药行中也有大量的庄客(又称"水客")在进行药物交易。"庄客"本指受药业"东家"派到外埠采购或推销货物的人员。药店派出的人员可在外地药市驻扎建立"药庄",外地药商也可在本地药市建立"药庄"。庄客负责在外地采买药材,同时推销其本地药材。总之,庄客以在药市交易买卖为主,他们和牙商一样,必须熟悉药价行情。

建昌帮药业的一大特点是药行与药栈或相兼而行。其老板并不像牙商那样仅靠"一把算盘一把秤",而且大都是独资老板(以自家资本独立经营),也有股份制及合资管理的大药栈。此类药行主要面向外地药商(主要是福建上四府、下四府,以及赣南片等)销售药材。这样的药行兼药栈"东家"往往亲自充当庄客,进行药材交易。有靠山或力量的"庄客"坐庄南北川广,

---

① 郑合成. 北方最大之国药市场安国县调查(续). 光华医药杂志,1934,1(11):37.

② 龚千峰,祝婧,周道根. 樟树药帮的历史与特色. 江西中医学院学报,2007,19(4):27-28.

到全国各大药材集散地买进卖出。其买药或订购药材时,常常整座山或一大片药园地承包预订,生意做得非常大。

建昌帮中有既做本地生意,也做外地生意的药行。他们经常在外地奔波,又叫"行商"。行商多往来于道地药材产区,收购道地药材,如四川江油的附子,云南文山的三七、昭通的天麻,普洱的茶叶、龙胆,湖北的茯苓,浙江的浙四味,重庆酉阳的青蒿、玄参,福建光泽的泽泻,关外的人参、鹿茸等。这些药材有时通过南城再外销到其他地区。行商作为不同地区产销之间的中介商,虽无须整天劳作,但一年常常有 2/3 的时间行走在道地药材产区或交通发达的集散地,披星戴月,风吹雨打,但也能吃香喝辣,见多识广。药材行商多能人,需要超强的药材知识和经营能力才能胜任。

南城出了名、发了财的药业行商有很多,甚至数代相承。现在还能数得出来的行商庄客有:梅柳山、陶华俚等坐庄成都,包揽购销四川道地药材。陶氏后人又坐庄汉口,转运和采购湖北大宗药材,来往于汉口的南城会馆。"合兴隆"药行则坐庄成都、九江、上海、樟树镇,联系樟帮和各路药材。"同善堂"老板包金盛和包长清父子(据说是宋代包拯长兄包播的后人)笃信"为善无不报,而迟速有时",他们经营的药业常在湖南常德、贵州铜仁收购转运药材。饶瑞安坐庄汉口,联系汉口口岸药材运回南城的生意。余松安坐庄上海,联系采购沪上药材。何延生坐庄广州,联系采购南药香料。危氏药业里的危友生坐庄香港,主营祛湿的白花茵陈营销港澳。20 世纪 50 年代还有此种业务。

## 二、药栈

"药栈"以药材批发为主要经营项目,又分熟药栈、生药栈及生熟药栈。熟药栈专门加工经营中药炮制品即饮片,生药栈专门经营生药材,生熟药栈即生药材和饮片都有。"药栈"介于"药行"与"药店"之间,其经营范围取决于其规模资本的大小。大药栈不仅能批发生熟药材,还可插足药行,坐庄交易,又能兼开药店,前店后栈。也有人称其为"药号",以"深购远销,自行贩运,零发整批"为主要业务。[1] 药栈门口或厅堂常挂的对联是:"合药虽无人见,存心自有天知。"旧时南城的药栈甚多,以下略举其大者:

"立成生"生熟药栈房:既有前店后坊式的老药铺,又能长年坐庄河北安国药材集散地。这家药栈出了头刨师傅江安和,善用加杠的雷公刨,刨籽粒药,更会用手推刨片。还有善于切煨附子的头刀师傅刘金生,专门加工附子、半夏、贺云苓等。

"建康·铸记"生熟大药栈:财大气粗,药业做得较大,既从事生熟药材批发,也开办有坐堂行医的大药店。南城著名的张祯祥老中药师 13 岁就在此药栈入行当徒弟。经"建康"大药栈四位柜员、四把刀的老师傅言传身教,张祯祥学到了中药材鉴别、采购、炮制、保管、经销等一整套知识。张药师后在建昌帮中药饮片厂负责期间,在多次饮片质量管理评比活动中夺得全省全区第一名。1990 年,他加工制作的建昌帮中药饮片标本,代表江西省饮片水平出席"中国中医药文化博览会"展出。本书中的很多传统炮制法,都出自他的口授身教。

"三元信"生熟药栈(图 1-26):这是一家批零兼容、历传数代的老药栈。其零售药店坐落在"药王庙"前,仓库坐落南城下夹城路巷口。药栈房大门上方镶嵌石刻"八卦"吉祥图,栈内有用来称大宗药材的"大捞秤",以及从北方或关外采购来的人参、鹿茸、黄芪、防风、杏

---

① 龚千峰,祝婧,周道根. 樟树药帮的历史与特色. 江西中医学院学报,2007,19(4):27-28.

仁、知母、北柴胡等药材,整箱整篓堆放,上触楼板。

"立仁"生熟药栈:老板易祝三(又名遐龄)曾在黎川"公顺生"药店当学徒,知医懂药。其药材从汉口和福建等地进货。通常由船工、水客带老板的购货清单直达汉口交接订货。每年除夕夜之前,汉口供货商会给"老宾客""立仁"老板发厚厚的红包。老板则给栈店成员发放红包。易氏后人至今仍有从事医药工作者。"立仁"和"三元信"曾锤炼出一流的头柜师傅朱信如,一流的头刀师傅徐谦福。徐谦福制炒饮片技术娴熟,是建昌帮里少数会煨制附片的师傅之一。他常对人说:"学炮制难,制一味药,要多少手脚、诀窍,讲给你听都没用,非要边操作边讲不可。"他曾在煨附子的糠火中,间隔放置三四坛酒酿,让煨制过程的现场酒香四溢。他切制的煨附片"薄如蝉翼",且无些微半缺残片。炮制与烹调技艺相通,均讲究"形色气味"和"色香味形"。故徐师傅和帮内其他师傅一样,亦精烹调,做四五桌酒席没问题。他包的饮片药包为"斧头包、船包俚"。"斧头包"的外形如不带柄的斧头,一边厚,一边薄;"船

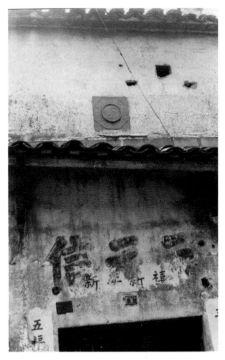

图 1-26　"三元信"药栈大门旧址

包俚"则外形如船,下边大、上边小。药包用草纸包好,不用绳扎,从楼上扔下地都不会散开。徐谦福带了 9 个徒弟,均为建昌帮传统炮制技艺的优秀继承者。

"长春泰"生熟药栈:该药栈培养了店员毛开禧、邓占祥等人,以后都独当一面,自立门户。此药栈距离旴江大码头甚近,运送药材船只到了太平桥头,桥头有个叫王文俚的老担夫头目高声吆喝一声,就能聚集到几十上百个担夫前来卸货,生意十分红火。

"义兴生"生熟药栈:1944 年创立,兼开药店。其经营管理有"平、纯、空、足"四大特色。"平"是买卖公平,童叟无欺。生意不管大小,就是几分钱一帖的"四季茶"也一样做好。"纯"是药材纯真道地。此店的云南白药、四川附子、长白山人参、关外鹿茸,都是原产地进货。"空"是卖空,在药材保质期内把药材卖掉、清仓,再进新鲜药材。"足"是药源充足,品种齐全,故此药店在汉口、樟树、广东、广西、四川、东北都有坐庄采购①。

除以上所述药栈外,南城还有其他知名的药栈,如"裕成堂药栈""豫发行"("豫兴行")等等,不再赘述。前已提到,"药栈"介于"药行"与"药店"之间。药行专门的牙人可不需要实体药栈或店铺,如河北安国旧时药市的专门经纪人是以当地农民为主体,经纪只是副业②。太小的药店只需要少数几个人就能维持,因而最能体现建昌帮药业组织结构的就是药栈。

一般药栈兼有采购、营销、加工炮制等业务,需要的人手较多,必须有严格合理的管理办法。药栈或大药店的基本结构是这样的:上有老板,下聘庄客、师傅、徒弟 1~6 桌(每桌 8 人)。

① 周春林 . 建昌帮药业史话 . 南昌:江西科学技术出版社,2018:75-76.
② 郑合成 . 北方最大之国药市场安国县调查(续). 光华医药杂志,1934,2(2):35.

其中，庄客人数视东家资本大小而定。庄客职责为坐庄南北川广云贵，联系购销业务。师傅则分加工炮制和柜台两组。加工炮制组的师傅根据技术水平，又有头刀、二刀、三刀之级别。头刀师傅多为重金礼聘的炮制技术全面的药师，全面主管店内的加工炮制，具体参加和指导特色品种的加工炮制；二刀师傅主管次一等的饮片加工炮制，如"把子药"（长条成把）的切制；三刀师傅仅为帮衬，多切制草类药材。杂工（即普通药工）也分头杂、二杂、三杂，分别为对应的各级师傅做切制前准备工作。例如在师傅指导下，完成一般药材净选、软化和劳动量较强的工序。柜台组分头柜、二柜、三柜。头柜主持柜组生意洽谈，要求懂生意经和药业行会语言，负责核对和鉴别饮片调剂质量；二柜为主要调剂人员，必须熟悉药柜的"药对"斗谱、各药价格，能把成包的饮片用一张草纸包出"斧头包、船型包"，药包结实不易散开，最后将数服药包用纸绳捆扎好交付顾客；三柜为帮衬徒弟，要完成师傅交待须做的杂事，如及时填补缺药的柜斗、清扫卫生等。药栈（店）人员等级分工明确，帮规森严，要求保密药帮技术，从经营到加工炮制，只许南城籍人参与（此举1949年后废止）。一些建昌帮特色品种的加工炮制（如煨附、贺苓、半夏等），大都在南城有历史背景、经济实力的大药栈制作，密不授人。从前有个叫王二俚的经营饮片门市店，一师傅三徒弟，开业不久，就被告发药材质量不合格，被药业公会摘了招牌。凡不守帮规者，在帮内立受排挤，进不到货，卖不出药，遭受孤立乃至破产倒闭。行会对某些药品的来路及制法都有一定规矩，例如黄芪要买黑沙滩的，党参要买陕西的狮子头，附片、半夏、茯苓要买"义成生"的煨附片、姜半夏、贺云苓等。徒工也不得互相串门，即便见面也不许泄露技术与经济之密。师带徒一律口传心授。

此外，建昌帮还拥有一批驰名的中成药，如参茸卫生丸、全鹿丸、固本丸、八珍丸、太平丸、大力丹、肾宝、清凉散、驴皮膏、红黑膏药、狗皮膏药等。常用药丸直接放在玻璃瓶中，不装盒零售。由于药材齐备，种种精致特色的炮制品种以及一些颇具保密性、割据性的行业规矩，旧时整个建昌帮药业在江西、福建两省40余州县一直保持垄断地位，以维持"药不过建昌不行"的地位。

## 三、药店

药店又称"药铺""水药店"等。"水药"就是汤剂，多用药材饮片水煎。樟树帮称之为"咀片店"。前述药行、药栈，其打交道的对象多为药业内部的人员，药店则服务于病家，提供适合服用的药物饮片或成药（膏丹丸散之类），属于门市零售。稍有点规模的药店都是"前店后坊"，即店内前面的堂屋出售药品，后面则是炮制加工药材饮片的作坊。店主需雇工炮制药材，也有的延医坐堂行医，以增加营业量，方便病家。宋代《清明上河图》中药店有坐堂行医者，这种习俗一直延续到现代。旧时药店两边常挂标牌或市招（广告牌），上书"参茸桂麝，膏丹丸散；道地药材，遵古炮制""丸散膏丹，童叟无欺"等。

来药店买药的主要是街坊四邻及远近回头客。若是熟人还常可赊账记账，月底或年终再还清。进药店首先可以看到的是药柜，一般都是大型有许多"药斗"（装饮片的抽屉，抽屉前有药名）的药柜。柜前摆着一张长条形的柜台，供药工分包拣药之用。大药店的柜台一端带拐角，宛如"L"形，故称"曲柜"。柜台前的墙边或设有临时切药的刀案，方便随时为顾客加工特需药材饮片（如人参片等）。关于建昌药铺与药柜的详细介绍，可参本书之末的《传统中药铺、药柜与斗谱——建昌帮药柜斗谱的风格与特点》专文。

另外，有的药店还设有铁锅炉子，随时可为客人姜汁炒黄连、鳖血炒柴胡、酒炒黄芩等。

若处方有特殊炮制要求，"义大成"等大药店都有随炒随付的规矩。处方注明 1 钱或 3 钱，药店都能随时炒制。柜台上有舂钵，随时可按处方要求打碎籽粒类药物等。大一些的药店还有靠墙放的长铁碾槽，碾药的人要手扶墙上木杠，弯膝推动铁碾轮，随时粉碎处方所需粉碎的较大量的药材。此类炮制，今或称为"临方炮制业务"。大药店还印制有每味饮片单包的药物仿单：注明饮片名称、性味、主要功能和煎药法。药店的曲柜上靠拐角的一边有个小槽，可通柜台下加了锁的钱匣子。钱币通过一块滑板滑入其中，一天一结算。

旧时建昌大药店的曲柜上都巍然放着一只不高但很威风的木雕吉祥物——伏案"药老虎"。各店的药老虎形状大同小异（公私合营后都当迷信物处理光了，未见幸存）。此物传承了"神农尝百草"的尊严。问起它的来由，药店老板都会认真讲述这样一个故事：相传神农氏在远古时代牵着一只坐骑（驯服的老虎），外出寻药采药，"尝百草之滋味，水泉之甘苦，令民知所辟就，当此之时，一日而遇七十毒"。一次意外尝试中，老虎中大毒死亡了。为告诫世人警惕，毒药能毒死老虎，何况于人！不懂医药的不可轻为之。建昌帮老药人设计了这只神农坐骑，放在药柜上作为纪念为药献身的"药老虎"。每当药店早晨开业时，药柜人员都会抹干净药柜台面，端正地摆放好"药老虎"，然后，拿起柜台上的算盘，摇晃出几下清脆的"哗啦""哗啦"声，一天的营业就算开始了。

大药店配制"全鹿丸"等鹿制品时，为表示货真价实，有当街宰杀全鹿的血腥旧俗。药店将裹了红布的鹿头角用绳子吊在树上，几个小时后聚集的人群越来越多。待宰之鹿的前蹄悬空，后蹄踩在一只鼓面上，承受着体重。宰杀前的焦灼使得鹿后蹄不断踢碰鼓面，发出嘭嘭声。围观的人越多，鼓声越嘈杂激烈。随着瞬间的穿刺，鹿儿被麻利地开肠破肚，赢得围观人群阵阵喝彩。在现代人看来，这可以算是令人愤慨的虐待动物恶行。但在旧时，此举的促销作用明显。用鹿的全体配方的成药有全鹿丸、参茸卫生丸、补肾壮腰丸、大力丸等。

南城县原有大大小小许多药店，今取其中有特色的药店略述一二。

"怡顺牪""毛福春"是两家很出名的药店。南城人饶平如写的《平如美棠：我俩的故事》中就记载了这两家药店（图 1-27）。"怡顺牪"门市店卖饮片水药，后面还有加工作坊，兼搞批发，其店老板及师傅都是南城人。"毛福春"中药店是饶平如之妻毛美棠家的祖业。清末"毛福春"药店就开到了福建南平府的建瓯。毛氏资金雄厚，在上海、汉口、福州等地设有药庄，生意做得红红火火。

"德和源"是 1949 年后改名的一家药店，老板黄廷辉，其家七代吃药饭，其前辈在安福、宁都、广昌等地都开过药店。黄廷辉 15 岁在自家药店

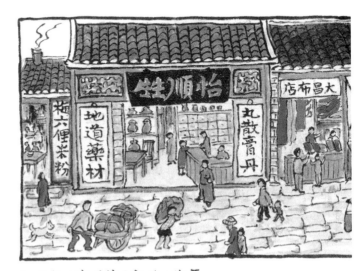

图 1-27　"20 世纪 40 年代南城街景"（见《平如美棠：我俩的故事》插图）

当学徒,后自己开店,其生意主要在赣南诸县。黄家代代相传的"淡附片"颇有特色,与四川东坝(巴东)"薄附片"同类。据说小儿科化痰饮多用,效胜半夏。

"裕昌药店"前店后坊,其坐堂医师是赣东名中医文五福,又名文镜清。店员5名,业务能力均很强。其中,罗志铭家传三代吃药饭,后成为南城县医药公司业务股长;吴发俚是该店的头刀师傅,技术全面,带了很多徒弟。

"大成生"始建于清末,为百年老字号药店。店主王法良,自幼随父坐堂习医,医药兼通。其子孙也继承其业,至今仍在南城行医或从事医药行业管理工作。

此外,南城人在周边也开设了一些很有名气的药店。例如"德长怡"是南城人刘氏开的百年老字号药店,店址在临川县腾桥镇。该店的店员徐祖德,以擅长药物炮制闻名。"泰山堂"是南城人易竹仁在广信府上饶市经营的大药店,店内有南城中药师傅朱云轩,其制药使用雷公刨刨出来的饮片非常讲究,如白芍、白芷、黄芩、郁金、当归、姜天麻等。"乾丰祥国药堂"药店是南城籍老板单维国在广丰县开办的,四世相传。单家的炮制师傅都是长辈从南城老家带出来的高手,其中有章春生、章继生、章佑岑、严伯谦等老师傅。其后人单士涛继承家业,且制药技术样样精通,还能制作丸散膏丹。

此外,南城人在福建开设的药店甚多,其数量难以精确统计。福建《南平地区志》载:"清代,江西省中药业陆续有人来(南平)县开设中药店,逐渐形成以城关为中心的中药业及中药饮片加工业。全县中药商注册达70家(包括零售药店、批发坐商、流动药贩),多数为江西南城人经营。"例如清同治年间南城黄湘甫、徐玉英在南平开设"黄椿盛"批零兼营药店。该店药师曾接生、余清桂均为南城人,其徒张菊生亦为南城人。其他南城人在当地开的药栈、药店不再赘举。由南城人在建瓯县开办的中药店有"毛福春""松龄堂"等7家。南城人李姓家族在福建建宁县开设"仁和祥"药店,四代经营,已是百年老字号药店。南城人邵日政老板在福建南平开设"祥春堂"药店,前店后坊,批零兼营,已历三世。南平"理元治"药店则是南城人梅玉书(光煌)开办。福建光泽县"太和春"药店则由南城籍老药师余春林开办于1945年。南城籍药师在光泽开药店的还有邓、彭、黄、王、饶氏等10余户人家。他们虽离乡多年,但都念念不忘开发建昌帮中药这一祖业。福建崇安县(今武夷山市)"济康堂"中药店是南城人张国希、张秉镛父子经营的前店后坊大药店。由南城人开的药店散布几乎半个福建,故闽省民谚称"无建不成村""无建昌人不成市"(意即无建昌人不成村庄、不成市场)。

## 四、建昌帮炮制技术特色

建昌帮的炮制独特而精妙。樟树帮(或临江帮)老字号"黄庆仁栈"前辈药师杨寿祥(原樟树国药局总经理)认为,樟、建两帮是兄弟关系,两帮各有千秋。杨师傅说:"我的师傅很早就讲过:'樟树个路道,建昌个制炒。'"建昌帮讲究"认证须确,选方须良,制炒之工必不可少"。故发展"制炒",是购销渠道不如樟树占优势的建昌帮努力的方向。

建昌帮的工具、制作工艺、饮片都有自己的特色,其总的炮制风格是:"工具辅料土特,工艺取法烹饪,讲究形色气味,毒性低疗效高。"

在炮制工具方面,建昌帮的刀、刨齐全,特色工具多,切药刀与众不同,具有刀把(手柄)长,面(刀面)大,线直,刃深、吃硬,省力、一刀多用等特点。其饮片以切片"斜、薄、大、光"为特色。樟树、建昌两帮的切药刀大同而小异,刀形近似,但樟帮的刀柄短,刀背与刀柄几乎成直角,刀面稍小,口薄,虽也轻便锋利,但不如建昌刀吃硬、省力。建昌帮的饮片之所以薄而

光,与其用刀密不可分。"槟榔不见边,白
芍飞上天""一个槟榔切一百零八片",对
建昌帮的师傅来说不在话下。现建昌镇北
街赵南山刀具店制造的切药刀已畅销远
近六省。

　　旧时药界有"见刀认帮"之说,其区别
就在刀形、刀柄形状长短,以及刀柄与刀
背之间的角度。试比较明代药刀(图1-28,
图1-29)、京帮刀(图1-30)、樟帮刀(图1-31,
图1-32)与建昌帮刀(图1-33,图1-34)的
形状。

　　建昌帮有很多刀功精湛的师傅(图
1-35)。帮内曾流传过这样一则故事:年关

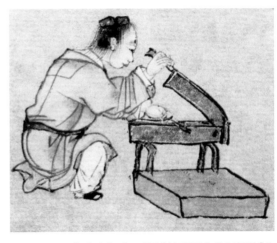

图1-28　明代北方切药刀(见《补遗雷公炮制便览》)

前十来天,某药店走近一位背着行李求职的中年同乡人,老板按行规安顿他在店里住下,指
着两袋药材(分别为槟榔、郁金),示意这就是请他切制的药材。中年人打量了一下,不动声

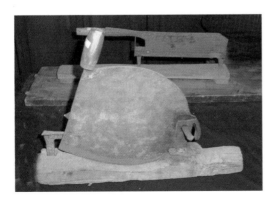

图1-29　北方药刀(后)与金陵帮刀(前)(郑金生
提供)

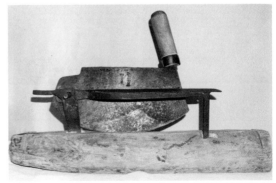

图1-30　京帮刀(于立伟提供)

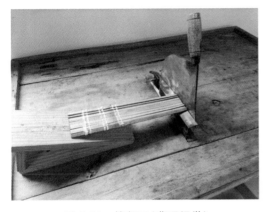

图1-31　樟帮刀(曹晖提供)

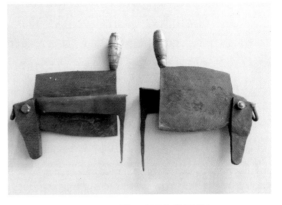

图1-32　樟刀(于立伟提供)

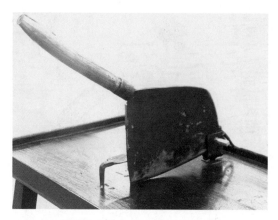

图 1-33　建刀

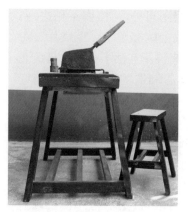

图 1-34　建刀及刀案侧视图

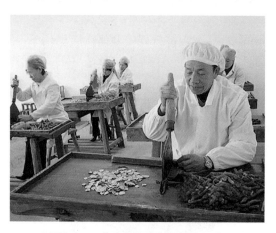

图 1-35　建昌帮张祯祥师傅在切药

色。此后他每天与店员们同吃同睡，白天在屋里躺着，像没事干一样。转眼快到年关，老板估量这中年人没真功夫，就让头柜师傅转告他："今年店里年夜饭桌还少个位子，不好意思啊。"中年人一听就明白，也不解释，卷了行囊就走。他走后店里师傅们检查那两袋药材，表面看起来，槟榔、郁金还是完整个儿，但细看槟榔全是薄薄的片，手一搓片片散开。郁金也是如此，每一薄片只有块根头上一点点相连，其余皆为薄片，一碰即散。大家这才明白他是在夜间黑灯瞎火状态下完成的切片。这般高超的刀功引起大家阵阵唏嘘赞叹。店里老板醒悟过来后，后悔得直跺脚，再叫人去追请，早已没了踪影。此虽传说，但建昌帮藏龙卧虎，炮制高手辈出却是事实。

雷公刨也是建昌帮特有的一种刨片工具。所谓"雷公"，是以古代《雷公炮炙论》作者的名字命名。这种"刨"形态特异，刨出的饮片片张多样，均匀美观，效率甚高。市场一度专卖"义成生"刘金山头刀师傅用雷公刨切制的煨附片、贺云苓，不准卖片苓（长方块形，较厚），也不卖"骰子苓"（小四方体形）。正因为建昌帮有特殊的切药刀与雷公刨，因此其饮片以"薄"著称。对于质地坚硬的药材，饮片薄更有利于煎出药汁。张祯祥老师傅至今还保留有百年历史的梨木制成的雷公刨，以及使用雷公刨、按压药材时手上戴着的橡皮护具（图 1-36~图 1-39）。

此外，建昌帮还有针对不同形状、不同质地、不同性质的药品量体裁衣设计出来的特种炮制辅助工具。这些工具用材不一（铜、铁、竹、木、陶器均有），有枳壳榨、槟榔榉、香附铲、泽泻笼、茯苓刀、附子筛、麦芽篓、炆药坛、长碾槽、圆木甑、猪肝色磨刀石等（参见"第二章　传统炮制工具及应用"），外形古朴简便，用途各得所宜，巧妙适用。

在炮制辅料方面，选料土特，有遵古道地、制备考究、一物多用的特点。其中尤以农村多

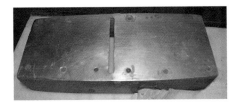

图 1-36　雷公刨（切药面）（梅开丰提供）

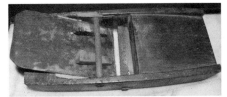

图 1-37　雷公刨（上刀片面）（梅开丰提供）

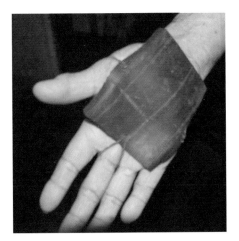

图 1-38　使用雷公刨的护手橡皮（梅开丰提供）

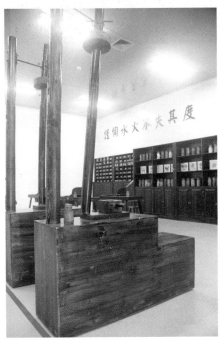

图 1-39　雷公刨及其附属设施

见的糠（谷壳）运用最有特色，例如用糠煨、炆、煅制药材，蜜糠炒制多种药材，还可将糠用于净选、润制、吸湿、密封养护等方面。"糠"的使用，因地制宜，使"南糠、北麸"成为南北药帮炮制流派的显著区别。建昌帮在其他辅料的运用方面也很有特色。这些辅料有白矾、朴硝、童便、米泔水、硫黄、砂子等，详见各论相关诸药之下。

在炮制工艺方面，自古"药食同源"，汤液自古相传源于伊尹，故其工艺多取法于烹饪技术，严守净选、切制、炮炙三关质量，做到"合药虽无人见，存心自有天知""谨伺水火不失其度，炮炙精细毋逞其巧"。其中，水制法特别善于分四季水性。在水制方面，建昌帮行内流传着如下行话、俗语：润制药材"看水头"（水的来源性质），有"冬水善，夏水煞""不明水性，就不懂水制""久洗无药味，久泡无药气。少浸多润莫伤水，无气无味是药渣"的说法。俗语"切药个徒弟，润药个师傅"，则说明在切制药材前用水浸润药材，以便切制，而对"润药"的技术要求更高。

火制和水火共制的技术与烹饪术相通。建昌帮师傅多能熟谙文武火候的运用，例如武火急速快炒，可使饮片色艳、气香；文火煨炆炙熬，可使饮片保真存性，味厚效高。建昌帮的

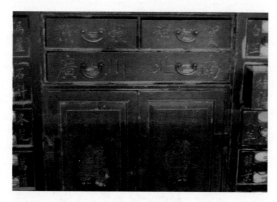

图 1-40　刻有"煨附"（见上左）名字的药斗（梅开丰提供）

饮片有别于其他药帮的系列拳头产品甚多，其中有煨附片、姜半夏、明天麻、贺云苓、炆熟地、醋郁金、山药片等。其中附子一味，就可以有 4 种传统炮制品（煨附片、阴附片、阳附片、淡附片）。20 世纪末，在建昌帮药柜上还能看见这些附子饮片名称清晰地雕刻在药斗上（图 1-40）。

建昌帮精湛高超的炮制技术博得了广大群众的高度信赖。南城当地流传这样的民谚："吃药饭的郎，可以不看相。"意思是从事药业的男儿，不用看人就值得信赖。故南城从事药业的青年人，相亲时无须看相，只要对换庚帖，对上生辰八字，就可定亲。此民谚听起来是在谈相亲，实是对建昌药业从业人员的赞许。

# 第二章 传统炮制工具及应用

## 第一节 切制工具

切制是将原药材经软化后,用刀具切成可直接用于中医临床或制剂生产所需的饮片。建昌帮所用刀具主要有切药刀和雷公刨。切刨的刀工是加工炮制人员的基本技术,作为一个中药师(士),首先必须熟练掌握刀工。刀工的基本内容又称"刀刨八法",包括使用切药刀的拈(niān)个、斜捉、直握、手托等送药的切制法,以及雷公刨的药斗加压刨法、手按刨法、压板刨法、长斗刨法等。刀工的基本要求是按药材特征和炮制要求加工成各种规格的片、段、丝、块。片张要求达到厚薄均匀大小长短相仿,整齐划一,无粘连卷翘。操作要求清爽利落,速度快。

### 一、切药刀

建昌帮药界的切药刀很好用,也很出名,习称剁刀,又称琢刀、建刀(图2-1)。其刀头有孔,与刀床连接;刀身宽大,刀尾装木手柄。其配件有刀案(即桌案,固定刀具,承接切下的饮片)、刀床(连接剁刀与刀案的铁制物件,前端有鼻,分叉,两侧有孔,与刀头孔用刀栓连接)、苏木刀栓(插入刀床前端孔与刀头孔,固定剁刀)、拦药木界尺(用来拨开切下来的饮片)、油榫[①](内装润滑油,用于擦拭刀刃和刀面)、拱形竹夹、竹压板(送药供切的辅助工具)、槟榔榫(切制槟榔的特殊辅助工具,详见下文)及磨刀工具等。

自古相传,传统药界有"见刀认帮"之说(图2-2)。建刀重约1.5kg,具有刀把长、刀面阔大,刀口线直,刃深锋利,吃硬省力、一刀多用等特点。主要用来切制根与根茎、

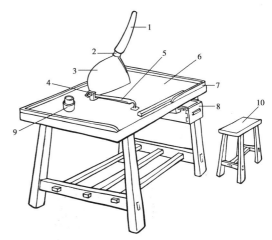

图2-1 建刀及其附件(万满春绘)
1.木刀把 2.刀把铁圈套 3.刀面 4.刀床头 5.刀床 6.刀案 7.栏 8.工具斗 9.油榫 10.工作凳

---

① 榫:此据方言发音选用之字。另"槟榔榫"的"榫"字亦同。据其形状及使用,以及均靠一端接触物体,疑为"嘴""锥"的方音。

藤木、果实、全草等类药材。切制的饮片类型包括各种规格的片、段、丝、块。

1. 磨刀工具及磨刀方法　建昌帮药界切药刀的刀形特别,磨刀工具及磨刀方法也特别讲究。古语说,工欲善其事,必先利其器。在烹调技术中有"良厨先多磨刀……然后治菜"之说。老药工讲:"头刀、二石、三师傅,磨刀不误切药工。"指出了刀、磨刀工具及师傅刀工之间的相互关系。刀磨得好坏,不仅是工具保养的问题,而且直接影响到效率及饮片的美观。

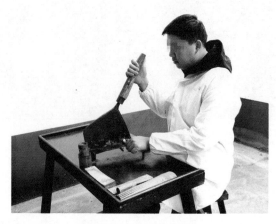
图 2-2　建刀及使用

(1) 磨刀石:磨刀石有 4 种,按石质和磨刀工序中运用的先后排列为红石、猪肝色刀石、青刀石、小条帮刀石。

1) 红石:又称红糙石(图 2-3)。其石质粗糙,摩擦力大,适用于新刀开口、磨去刀右面余铁、快速磨出刀板。或在切片过程中,刀口出现缺损时,快速磨去缺痕。

2) 猪肝色刀石:又称猪肝石,为建昌帮药界磨刀的主要刀石。多为广昌县所产,以石为肝色(赭色)名。其石质细嫩,石面平坦且坚硬,磨刀粉浆重,涩性大,吃铁多,易薄口,磨刀速度快。猪肝石有一定规格,并配有嵌石木架。石宽 12cm,长 30cm,高 33~50cm,嵌牢在长条磨刀石架上。石高出木架 7cm,石面一般与人脐下 7cm 处等高。刀石木架要求牢实稳固。刀石磨矮后,可从下往上平衡垫高。猪肝石通用于平时磨刀板。

3) 青刀石:石质光亮嫩滑,石面平坦而尤其坚硬,石形同猪肝石,亦可配简易木架嵌牢(图 2-4)。适用于猪肝石磨板开口后磨出刃口现青光的刀锋,并可使切片光滑平整,无刀痕。

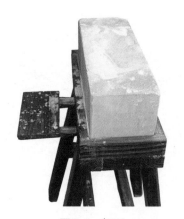
图 2-3　红石

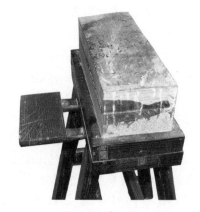
图 2-4　青刀石

4) 小条帮刀石:系刀案上切药时,随时用来帮刀起锋的工具(图 2-5)。案上小磨刀的特点是不必卸下刀片。小条帮刀石操作法:左手悬空提起刀把,右手夹紧上臂,虎口握住小条帮刀石的一端,石面蘸水之后靠紧右面刀口,用力来回摩擦,使刀口更加锋利。

(2) 磨刀工具配件:①水盆:盛水,置磨刀石架左侧;②蘸水布帚:为木把上扎有布条的布帛。方便左手随时用来蘸水滴润刀和石,以便磨出石浆,增加涩性,防滑,降温。

(3) 磨刀方法:磨刀方法主要有8个要点。

1) 磨刀姿势斜向站:磨刀之前一定要先用麻布擦净刀上油腻,以左脚向前跨出半步,右脚在后,双脚站稳,略向前弯腰操作。

2) 磨刀只磨右面铁:刀左面平面是钢,不可磨,磨去平面则切不断药;右面刀板是死铁,可以重点磨,刀口有钢要小心磨。

3) 右手握把肘内收:握刀把的右手肘关节宜内收略靠右肋下,使刀刃口线条与刀石长线条成45°角,磨刀石要磨石的满面,这样可以避免将磨刀石磨成马鞍形或石槽,还可保护刀鼻孔不致磨薄。

4) 贴石磨板斜磨口:先磨刀板,板面宜贴石面平磨。后磨刀口,右手宜略抬高,使刀板斜向与石面成一小角度,角度应根据刀口宽窄而定。一般在5°左右,手的高度和刀与石的角度不宜随便改变。手抬过高或角度太大,刀板竖起则易卷刃口。

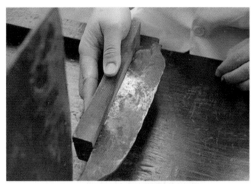

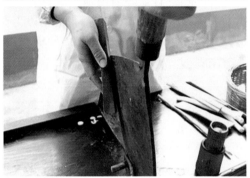

图 2-5　小条帮刀石的使用

5) 远近左右力不同:近身边刀尖处为近处,磨出的刀口和板面宜阔些,约3cm左右,用力宜重些。近刀鼻处为远处,磨出的刀口和板面宜窄些,约1.6cm,用力宜轻些。用力宜均匀,主要用力在左手,左手近小指端掌肉平贴刀面,磨刀时平稳用力往前后推拉。如需要磨哪个位置就应将左手掌肉紧贴在哪个位置,磨至一定时间则要拿起刀来,以眼观察开口是否合适,刃线是否直。必要时左手按压点应调换位置,可避免专门磨薄一处,造成刃线变形。如将刀磨成硬嘴刀、鲗鱼刀、弯弓刀,则属磨坏了刀。

6) 少量蘸水磨出浆:磨刀一开始即要用左手持布帛蘸水滴润刀片和磨刀石,水量宜少,一定要磨出石浆,以增加涩性,兼可防滑、降温。水过多则无浆水,出浆后不宜立即加水。

7) 起锋后去翻口铁:刀板、刀口磨完后,宜在青石上再磨光滑。至刀口呈青光起锋时,再竖起刀口在杉木条横纹上轻轻擦去刀锋卷口余铁。

8) 持刀藏锋右上栓:磨刀结束,以布抹干净刀面,持刀回座时,以右手握住刀把与刀面结合处,手臂下垂,刀刃稍向内,以防伤人。上刀时左手握刀把,刀鼻两面磨以食油,对准鸡公脑眼,刀床孔及刀眼插进,三眼一线时,将刀面向左靠紧,右手持苏木刀栓从右往左穿进(刀栓粗细以适合刀鼻孔大小为宜,否则刀体动摇不稳),用拦药木界尺敲紧。上刀后即试刀,要求"刀口合床",即刀面切合刀床,启动自如即可。

(4) 磨刀其他注意事项

1) 刨刀、切药刀所用刀石应分开,因前者为平推,后者为斜推,刀石磨损不同。

2) 发现刀石被磨损、出现高低不平的条痕时,应用片刀(刀口不宜太钝或太锐,用力不能太重)一丝条、一丝条地剁矮高出刀石平面的部分,然后用砖磨平石面。

2. 切制方法

(1) 坐姿：切药时条凳靠刀案左侧放，条凳左前脚稍入刀案内一点，凳与案成45°角，侧身而坐，左脚弓步放案下，右脚弓步略向前，挺胸直腰而坐（图2-6）。不管切哪种饮片，用哪种姿势送药，坐姿都不能随便改变。正确的坐姿，可保证省力。观察药工坐姿，是考察药工基本功的一个方面。

(2) 握刀：右手握刀把顶端，拇指竖起，四指平握（握顶端力臂长，省力；握中段力臂短，费力）。右肘及上臂内收靠右胁夹紧，对准刀床脚（老药工称此为"仙鹅腋下抱蛋"，使握把点，与刀床脚、肘关节呈三点一线。

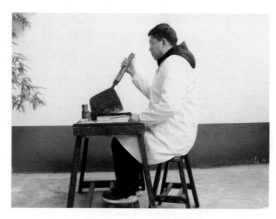

图 2-6　建刀使用坐姿

刀面与刀床随意靠紧，不能用力左右横拉），均匀用力，重拉轻托以刀切药。

(3) 送药：根据药材形态质地及切药饮片类型，左手可用不同姿势持送药材，并恰当运用切制辅助工具。切制时送药有四法：

1) 拈（niān）个[1]：拈个送药法常用于根与根茎、果实类的圆形或类圆形个状药材切制顶头片。拈个切制操作方法难度大，工艺精细，饮片美观。切极薄片多用此法，古时常以此法考核头刀师傅。

拈个送药法（图2-7）的操作要领：左手腕、肘关节紧靠案盘，小指端掌肉略提起，中指、拇指卷曲成圆。指尖向内向下如钳掐住药材落刀床上面。食指卷曲下控（三指指甲宜略长，方便掐紧固定药材），并以食指和中指末节指间关节紧靠刀面，刀口启动不超过两指末节指间关节高度，可防刀口伤指。无名指、小指自然卷曲，紧靠刀床背面，上下夹紧刀床。药材紧贴刀口前1/5近身边刀面，随刀上下启动，徐徐向右移动切片。药材上下位置不得随便改变。拈药部位后移时，须

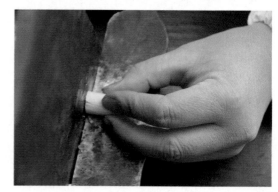

图 2-7　拈个送药法

将刀口切入药材1/3~1/2深，稳住刀体，固定药材位置，再将左手指松动后移，继续切片。刀口与药材切合部位应注意，特殊硬药一般放在刀后1/3处（近刀鼻端），此处刀口开口窄，吃硬省力。同时，不管用刀口哪个部位，切药材哪个部位，都要将刀口全部落床，但又不着刀案，不能切吊刀。否则损坏刀床，会起挡（即刀口起棱刺，或刀口卷曲），损坏刀口。饮片切出一定数量时，不能堆积于刀床下，以免造成碎片、断片。应用左手握刀把，仰起刀口，右手将堆积于刀床边的药片轻轻移开，按先后次序列放刀案右侧。"拈个"送药法在切制槟榔时，还可用槟榔榉嵌紧送药切片。

---

[1] 拈个："拈"在方言中有用手指捏紧之意。"个"在药业多称块大、类圆形的药材。

2）斜捉：斜捉送药法常用于根茎、藤木树皮类药材切制斜片（包括柳叶片、竹叶片、瓜子片）。此法操作亦较难，工艺精细，饮片薄、大、斜、光、整洁美观，为头刀师傅必具的基本功。

斜捉送药法（图2-8）的操作要领：左腕肘关节靠紧案盘，掌心向下，小指端掌肉略提起，中间三指拱起略斜，指尖向内捉紧药材上棱偏外侧，中指末节指间关节靠紧刀面，大小拇指落刀床上，直撑捉紧药材内侧，固定药材，虎口斜向上，使药材与刀成一斜角（角度视饮片长短要求而定）。切厚片由拇指按一定厚度撑送药材至刀面近身端1/5处；切薄片利用刀面上下启动带动紧靠刀面的药材徐徐右移。刀口启动不得超过中指末节指间关节高度，以防伤指。

3）直握：直握送药法常用于"把子药"（包括根长条形的茎类、全草类、叶类、树皮类药材）切制顶头片、段片、丝片。此切制法较简单，切片效率高。旧时为二刀师傅的日常工作。

直握送药法（图2-9）的操作要领：首先板起刀把，使刀口仰起放稳，必要时用拦药木界尺横架刀床上挡住刀口，不使刀落下。然后双手整理"把子药"，按药材上下、大小、长短、粗细分档，并将短、小、细的药材平整地包于长、大、粗的药材中间，以便拱形竹夹或竹压板一把能握紧较多的药材。送药时左手掌心向下，用中指、无名指、小指与拇指对向握住竹夹及药材，肘腕关节悬空提起，将食指伸直，指尖紧握刀床上，拇指及中指靠紧刀床左边沿，小指端的药把子尾部稍上翘，虎口下压，使药把子前端靠紧刀口中部，根据切制饮片的厚薄长短，均匀用力推送切片。左手如需向后移动，应将刀口压紧药把，使药材不得随便改变位置，再松手后移。

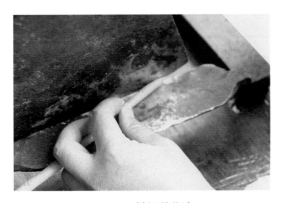

图2-8　斜捉送药法

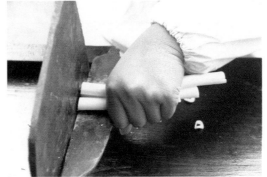

图2-9　直握送药法

直握送药法常用辅助工具（如拱形竹夹、竹压板）握药，可提高切片效率，并使片形均匀美观。

拱形竹夹送药法（图2-10）主要用于"把子药"切片。操作要领：仰起刀口，整理药材方法如上，左手握药置刀床上，药把前端紧靠床右边，用右手掌贴刀床右边沿，将药把子前端按齐，握紧，左手将竹夹右边沿压紧药材左下沿，拉开竹夹条，压住药把上端。

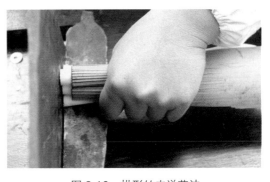

图2-10　拱形竹夹送药法

并使竹夹右边沿压紧压于药把右下沿,左手掌握紧竹前端,手指分布法如上,虎口下压使药紧靠刀口中部,右手松开,将刀拉下,均匀用力切片。左手指握药部位后移方法同前,少量药尾子可包搭于长大药材内切制。

竹压板送药法(图2-11)主要用于一定长度的药段切制长片。操作要领:仰起刀口方法同前,将药材用锤稍微打扁,药材逐个或逐根直放于刀床上,使药片与刀床直线平行,左手握紧竹压板中间,左手腕悬空提起,将竹压板头端压紧药材大部分,少部分外露,食指伸直,指尖紧落刀床上,拇指和中指靠紧刀床左边沿,使药材靠紧刀面前半部,右手拉下刀把,根据切制要求,均匀用力切片。

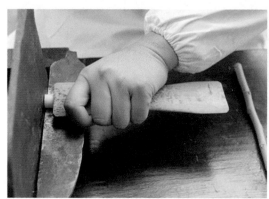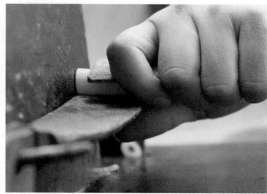

图 2-11　竹压板送药法

4) 手托:手托送药法常用于"拈个""斜捏"送药的药尾部的切制(图2-12)。操作要领:仰起刀口手法同前,左肘腕关节近案盘,将药尾置刀床近身边右侧处,左手掌心向上,四指伸入刀床下,拇指留刀床右边,内翻扣于刀床上,按紧药尾部,食指、中指靠紧刀床下右边沿,上扣靠紧药尾切面,固定药尾,右手拉下刀把,刀口接触药材瞬间,中指、食指立即张开,拉开刀时注意稳住刀把,使刀口紧过刀床,刀口降落,过低则伤指。刀托起时,食指、中指立即靠紧药

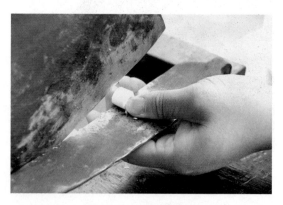

图 2-12　手托送药法

材,使药外露不过多,切片时药尾上下部位不可随便改变。

## 二、雷公刨

建昌帮药界常用的药刨为雷公刨。建昌帮饮片具有"斜、薄、大"的特色,与广泛运用了雷公刨亦有关。雷公刨适合刨制长、斜、直、圆各形薄片或极薄片,并且具有片形均匀美观、片张可大可小、工作效率高等特点。根与根茎、果实类药材往往刀、刨可以通用。旧时建昌帮药界有专门的刨药师傅及药工,此刨现在仍继续使用(图2-13)。

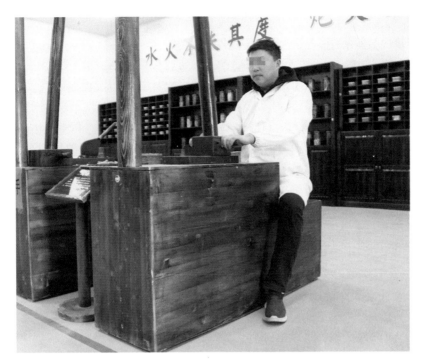

图 2-13 雷公刨的使用

雷公刨(图 2-14)汲取了木工普通刨子的优点,即刨花片薄、大而均匀。普通刨子在工作时固定待刨的木料,然后工人在木料面上推动刨子,刨下薄薄的刨花。但这样的方式不适合刨较细小的药材。于是药工反其意而用之:药刨(8)即将普通刨翻过来,刨刀朝上,刨体经改造后固定在刨桶(9)上,然后在翻过来的药刨(8)上再加上装药刨盒(6);盒两侧有把手,上端有盒盖板(7);板上有圆孔,可放下活动木柱(4);柱上有压刀石(2),再往上有固定圈(1);固定圈又连接着固定柱(5)。工作时将要切制的药物放进装药刨盒,工人两手握住刨盒两侧的把手前后推动,刨盒上的木柱对盒内的药物加压,使之紧密接触刨刀,并随着推动被刨成薄片。薄片随即坠入刨桶(9),待积存到一定量通过活动盛药斗(10)取出。建昌帮的雷公刨看起来体积庞大,其实关键的刨刀与药盒体积并不大,占地方的是药桶与可骑坐的矮桶。药业界不同地区有不同形状的药刨。例如北京同仁堂医馆有一种药刨,工作原理与建昌帮雷公刨完全相同。其形如三层的长方形

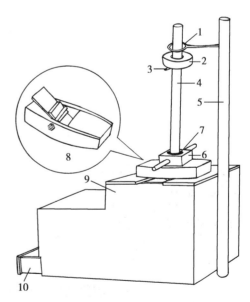

图 2-14 雷公刨各部位名称(万满春绘)
1. 固定圈(铁制) 2.压刀石(石或铁制) 3.铁栓 4.活动木柱 5.固定柱(柱体牢固,上部钉固定圈) 6.装药刨盒(有长盒、圆盒两种,杂木制) 7.盒盖板(木制) 8.药刨(檀木制) 9.刨桶 10.活动盛药斗

扁木盒,体积不大,宛如手提箱。上层为装药刨盒,中层为药刨,下层为盛饮片盒[1]。此刨单手即能操作,但每次装料有限,无法大量快速刨片。

常用雷公刨刨制的饮片类型有长、斜、直、圆,薄或极薄片形,如白芍、甘草、玄参、白芷、天麻、当归、木香等;小圆薄片,如姜半夏、煨附片、淡附片、阴附片、白附子、延胡索、郁金、泡南星、川芎、川乌、三棱、莪术等。

1. 刨口磨法　刨刀磨石同刹刀(切药刀),使用同样的磨刀石,但磨法不相同。刨刀磨口不磨板,磨刨刀只磨刀口,不必磨刀板和刀面。磨刀口时刨刀面朝上,刀口朝下,双手拇指嵌在刀背,虎口紧贴刀头,其余八指平按刀面,刀口与刀石横边平行,使刨刀与刀石成15°角,不能随便改变角度。刨刀开口磨1cm宽,两手均匀用力来回铲磨。其他注意事项参照切药刀磨法。

2. 上刨刀法　将刀口朝内放入刨壳刀槽内,刀背与槽之间加1块垫片(木质或铁质均可),刀片与刨槽内杠中间加一斜木尖(木楔)。木楔小头从上往下插入敲紧。根据药材刨片厚薄要求调整刨刀位置。刨薄片用锤敲刨壳后脑,使刀口退至一定程度;刨厚片用锤直接敲刨头刀,并以眼观察刀口线条是否与刨床平行、厚薄是否适宜。上完刨刀,用油榉在刨壳面上擦以食油润滑。将刨刀口朝上,方向对人,刨壳嵌于刨桶木槽内。

3. 刨法　雷公刨的操作方法有4种,即药斗加压刨法、手按刨法、压板刨法、长斗刨法。建昌帮药界认为药斗加压刨法为雷公刨正宗刨法,后3种去除加压石柱的刨法系雷公刨法的灵活运用。

1) 药斗加压刨法(图2-15):本法适用于根与根茎、果实类药材刨小圆片,具有速度快、效率高、片形均匀美观等特点。

操作要领:首先是上杠,即将圆压力石套于木柱上,靠紧铁栓,双手举起套于铁固定圈内,暂置刨桶左角,刨药姿势取坐姿,两腿分开,骑坐于刨桶座位上。然后将药材装入圆装药刨盒内,加上盖药板,移加压木柱于盒盖上。双手虎口向内握紧刨盒木把,均匀用力来回推拉,拉回时注意不得将刨盒前面下边的边缘拉过刀口,否则会刨伤装药刨盒。刨面润滑方法视药材的不同性质,擦以油或水。

2) 手按刨法(图2-16):本法适用于根与根茎类药材刨斜片(包括柳叶片、竹叶片、瓜子

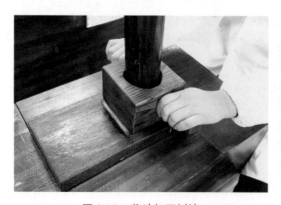

图2-15　药斗加压刨法

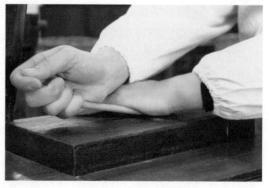

图2-16　手按刨法

---

① 于立伟《中药修治"五刀式"》,2018-12-02。

片）。斜片系在刨片时将药材与刨刀口成一倾斜角度，刨出的斜片可长、可短、可厚、可薄，规格基本一致，斜片中心纹理别致。一些短小药材也可刨成薄大美观的饮片。同时还具有效率高等优点。

操作要领：刨药坐姿同前。右手戴无指套的半截皮手套，左手拇指戴一皮套。待刨药材润好后用容器盛装置刨桶左侧，左手取药。如刨短药条，药材大端向身，小端朝刀口放刨床上，右手小指端掌肉按紧药材，五指张开翘起。左手巴掌交叉斜按在右手手背上。如刨长条药材，则将 1 根或数根药材平顺排列于刨床上，大端向身，小端朝刀口，右手小指端掌肉按紧药材大端，使药材紧贴刨床，药材前端过长部分嵌紧于小指与无名指中间。左手握紧药材前端，使药材前端翘起。刨时两手均匀用力，右掌用力宜重，左手按压或牵拉用力宜轻，不断向前刨药。拉回药材时，掌肉减少用力，用指稍压药面将药拉回。

调节片形长短方法：刨柳叶片时，药材接触刨床面宜长，右手指靠紧药材的部分必须全面下压。刨竹叶片时，手指与长短药材前端略翘起。刨瓜子片仅用右小指端掌肉压紧药材，手指全部翘起。刨药尾时，将刨余的药尾刨面贴刨床，以左手拇指按药尾上面中后部，手腕悬空提起，其余四指靠刨床左侧边沿，均匀用力刨完药尾。

3）压板刨法（图 2-17）：本法适用于根茎类药材，按饮片规定的长度切出的药段，将药材顺纹纵刨成直片。此法刨出的饮片具刨片长大美观、纵面纹理细致、便于药材鉴别、效率高等优点。

操作要领：坐姿如前。将 1 根或数根药材直放在刨床上，用长压板（板长 33cm，厚 13~27cm，中间宽 13cm，两头手握处弧形凹进，宽约 6cm）横放于药材上。两手虎口向内，握紧压板，重压向前用力来回刨片。如有打滑现象，可用牡蛎粉或海螵蛸擦涂压板。

4）长斗刨法（图 2-18）：本法适用范围同压板刨法，尤其适用于刨制完整的原药。有整只药材刨片后不散、操作安全、效率高等优点。

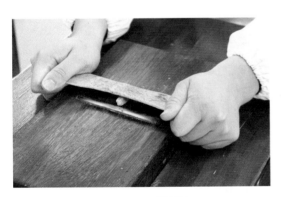

图 2-17　压板刨法

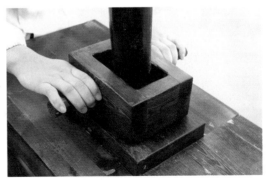

图 2-18　长斗刨法

操作要领：坐姿如前。将整枝、整只或按饮片长度要求切成的药段整齐嵌于长斗（长方形装料刨盒）内，用实心加压长木块，塞于斗内，压平压紧药材。两手合掌状加压，两手小指和无名指分别按嵌于盒两侧，小指端掌肉不能放过低，以防刨伤。两手其余三指同时平压于刨盒木把上，均匀用力，来回推动刨药。长斗拉回时，长斗下面前边沿不能拉过刀口，以防向前推刨时，刨伤长斗前边沿。

### 三、其他刀类

除切刨饮片的药刀外,用于炮制的刀具尚有水果刀、香附铲、片刀、劈刀、刮皮刀、茯苓刀、剪刀等。

1. **水果刀**　为一般小刀或刀面略宽的小刀,主要用于麦冬去心制勺片(故又称"麦冬刀"),以及刮去动物类药材的筋膜残肉等。

2. **香附铲**　为木把双片或三片铲刀。主要用于铲切香附米等。双片铲刀,其中一片可拆下装上;三片者中间一片固定,旁边两片以螺丝钉固定,方便拆下磨刀。刀口间隔约 1cm。香附铲与香附桶(或香附盆)配合起来使用(图 2-19,图 2-20)。将光香附放入桶(盆)里,用香附铲将其铲成碎米粒状,即所谓"香附米"。

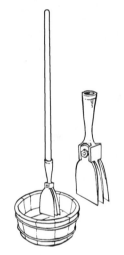

图 2-19　香附铲与香附盆(万满春绘)

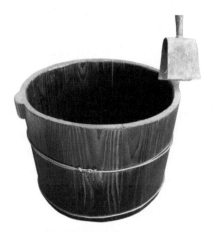

图 2-20　香附铲与香附盆

3. **片刀**　重约 0.25~0.5kg,长约 17cm,形如菜刀,刀口略呈弧形(图 2-21)。主要用于斜刀批片,可用于切制极少数药材饮片。操作时先将药材打条(如靴朴,即厚朴靠近根部的树干和树根之皮),或略打扁(如续断、丹参等),然后再斜刀批片成肚片、竹叶片。

4. **劈刀**　重约 0.5kg,又称斧头刀。刀背厚,背与刀口呈三角形。主要用于劈切坚硬木质类药材,如沉香、苏木、降香、檀香等。

5. **刮皮刀**　为直把卷头刀,刀口可达 3.3~7cm,刀口内卷,主要用来刮药材外表粗皮(即乔木类树皮外层的木栓层)。

6. **茯苓刀**　又称"靴形皮刀"(图 2-22),刀口薄,主要用于铲削茯苓皮、赤苓等。

7. **剪刀**　主要用于剪枝梗、绳索等。

8. **铜刀、竹刀**　铜刀主要用于各种忌铁药材,如切熟地黄等。切制时忌铜、铁者可用竹刀。

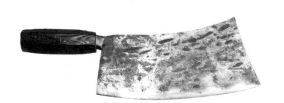

图 2-21 片刀

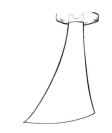

图 2-22 茯苓刀(万满春绘)

# 第二节 粉碎工具

粉碎是药物炮制的重要环节之一。药物制成粉末状,使之可直接内服(多用水、米饮、米酒等液体冲服)或外用即为散剂。粉末药亦可进一步供制成丸剂、膏剂、丹剂等其他剂型。药物捣、打成粗颗粒,经煎煮后服用即为煮散。煮散与汤剂不仅所用材料不同,其煎煮法(若颗粒较细则须用布包裹,煮时经常拨动)与作用(用量较小,药力稍弱)均有所区别。由于药材的质地(果实、种子、矿物、贝壳、骨骼等)与用途各有不同,粉碎的程度亦有所差别,所以粉碎工具也就相应有所不同。

## 一、碾槽

碾槽又称碾船。此工具源于最初碾碎茶叶的茶碾,体积甚小,且或为陶、瓷制成。后世将其改进为碾磨药末的碾槽,体积较大而重,多用生铁铸成,故又称铁碾槽、铁碾船(图 2-23)。碾槽适用于中等量普通药料的研碎或研末。碾槽长短大小通常根据人身长的高矮而制成各种型号。其上口较宽,向下斜坡至底部,成狭槽沟状(故名"碾槽"),外形似船(故名"碾船")。与之配套的是碾子,其形为扁圆轮盘状,故或称碾轮。轮中有一方孔,可安装铁碾轴。碾轴木质,中间方形与轮孔贴合,两端为圆轴,供转动轮轴之用。

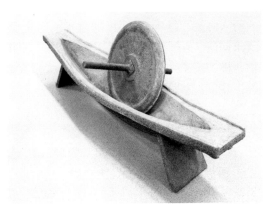

图 2-23 铁碾船

圆轴上可加铺长 26~33cm、宽 10~13cm 的两块木踏板,供工人双脚同时站立在踏板上。

脚踏碾轮操作要领:将适量的干燥药料置碾槽中,工人用双手扶定身体前方的竹横杠(竹横杠平乳房高),身直体平,双脚立于踏板上,用双膝弯曲,足板前后用力踏动,使碾轮在槽沟中往返滚动碾轧,从而达到粉碎药材的目的。南城人饶平如在其《平如美棠:我俩的故事》一书中附有一幅"请工人到家中制鹿茸"图(图 2-24),展示的是请一个药工到自己家里用脚踏碾槽法粉碎鹿茸的情景[1]。这种动作看似双脚跳跃,故或称为"跳碾槽"。碾粉的中途要注

---

[1] 饶平如. 平如美棠:我俩的故事. 桂林:广西师范大学出版社,2017:34-35.

意将四周粗末扫向中部,待出细粉时,撮取或倒出,筛取细粉,再将剩余的粗末反复碾磨,直至全部粉碎为止。

对于量少、较易粉碎的药材,也可以采用双手或双脚推压操作法,又称"车碾"。这种碾槽一般体积稍小,易于操作。具体方法是:工人坐在矮凳上,双手握住碾轴,或双脚踩在碾轴上,用力往返推动碾轮。此法适宜碾轧粉碎某些带壳的颗粒状药材。

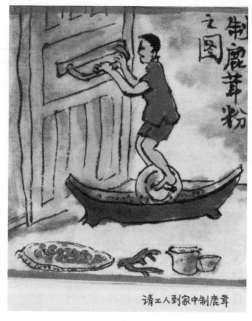

图 2-24　请工人到家中制鹿茸(见《平如美棠:我俩的故事》插图)

## 二、乳钵

"乳钵"最早就是钵盂,为瓷制品。魏晋隋唐之时寒食散盛行,用它加上研棒,研磨寒食散主要成分钟乳石(简称"乳石"),故习称"乳钵"。此钵外面光滑有釉,内面略粗糙。乳钵棒锤亦为瓷制品,棒锤底下表面粗糙。研磨时一只手固定研钵,先将少量初步粉碎了的药粒(用打、捣、切等法制成的干燥碎粗末)放进研钵内,再用另一只手握紧研棒,加压在钵内的粗末上旋转研磨。稍觉疲劳则可换手操作。若有的药末容易飞扬尘末,还可加盖布罩防止粉尘吸入。对某些不溶于水的坚硬药末,可与少量清水同研,待全磨成粉末后再加干燥、过绢筛即得。此法适用于少量的、或属贵重的细料药物研极细药末用。对一般药材需要大量粉碎成粉末,一般不用研钵,古代用药碾、杵臼、石磨等工具,近现代多用粉碎机来制取细末。

## 三、舂钵

舂钵又称"冲钵""杵钵",为铜或铁制品,与舂锤(杵棒)配合运用(图 2-25)。舂锤亦为铜或铁制成,钵口有一牛皮盖(也有用铜、铁制成的盖),盖中心有一圆洞,舂锤穿洞而过,插入钵中。粉碎药物时将小块、粗颗粒的药(多为种子、小果实等)放进钵内,然后一手按紧钵盖,另一手握住舂锤上下用力捣杵令碎。然后根据情况,或打碎即可,或打成细粉。此种舂钵体积不大,不适合大量药物粉碎,多用于药房、药店临方调配时打烂、捣碎之用。

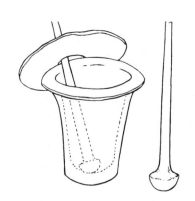

图 2-25　舂钵全套、舂锤(万满春绘)

## 四、石臼

石臼又称"糙口"或"碓口",配有大木槌,为捣碎工具之一(图 2-26)。石臼系以较大的坚石凿成圆槽,并将药材置于槽中,用木槌上下搯捣令碎或捣烂。主要用于将忌接触铜铁工具的药物捣碎或捣末,并可用于加工蜜丸。此工具民间也常用来做糍粑。

### 五、石磨

建昌帮炮制所用石磨是为了将药物磨成粉末。民间所用为双层手推石磨,由上下两块宽而扁的柱形圆石组成,上为磨石,下为磨盘。两石接触面为平面,但都凿出反纹磨槽。环绕下层磨盘四周有沟盘,可承接磨出之物。磨盘中心装有铁磨芯(外地称"磨脐"),磨石中心有孔套于磨芯之上,可转动。磨石上凿有进料洞,操作时,先将药料(多为种子类)倒入进料孔。右手握持旋转磨手(上层磨石上安置之木扶手),做顺时针方向旋转运动,即可将进料磨成粉末。为节省体力,也有人在磨石木扶手上再安装推把,可以双手推动石磨(图2-27)。如仅须将种子外壳磨碎分离,可用一定高度的铁圈套垫顶于磨芯上,反时针方向旋转运动,磨出物用筛或风选法除去非药用部分即可。

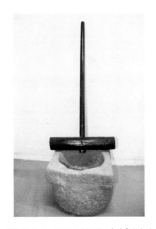

图 2-26 石臼(下)、木槌(上)

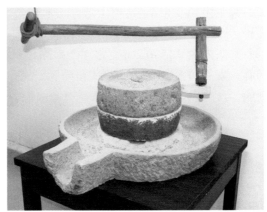

图 2-27 推磨

# 第三节 筛 选 工 具

使用工具来去除药物中的杂质(较大的泥土、砂石等),或对已初步切片、捣碎、粉碎的药物进行分档处理,或将药物与炮制辅料分离(如麦麸、蛤粉、河沙等),都需要用到筛选。筛选目的不同,所用工具也略有变化。

### 一、药筛

1. 药筛的种类 其形如有眼圆盘,边缘嵌有双层高竹片边,边高约3~4cm,圆的直径约为66cm。其种类、规格颇多。根据筛眼内径大小规格的不同,分为特大眼筛、大眼筛、中眼筛、糠筛、米筛、灰筛。药筛的主要作用有三:一是筛去药材中夹杂的泥沙、灰屑及其他杂质,以达到清洁目的;二是通过不同筛眼的筛,以筛分档,将大小粗细不等的药材或粉末分开,方便分档炮制与药用;三是用于摊晾药材,有利于水湿、蒸气上下通风透泄。其规格作用为:

(1)特大眼筛:习称"附子筛"(图2-28)。规格:筛眼内径2.8~3cm。常用来摊晾附子、茯苓、大黄等体质粗大的原药材,或作分档用。

（2）大眼筛：习称"禾筛"（相当于外地所称"菊花筛"，图2-29）。规格：筛眼内径1.6~2cm。常用于川芎、泽泻、川乌等原药材分档，去杂质用。

（3）中眼筛：习称"玄胡筛""半夏筛"（图2-30）。规格：筛眼内径1cm，加工炮制中最为常用。常用于半夏、延胡索、党参、黄芪、山药、炙甘草等药材的分档。用固体辅料（糠、麦麸、米等）拌炒片形较大的药材后，多用中眼筛筛去辅料及碎屑。

（4）谷糠筛：筛眼内径0.5cm。谷糠在用来拌炒药物前，多以其筛去灰屑杂质（图2-31）。用固体辅料拌炒片形较小的药材（如丹参、柴胡、续断、僵蚕、黄芩等）多用谷糠筛筛去辅料及碎屑。

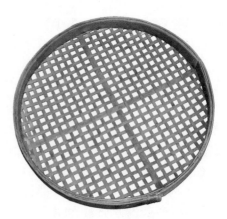

图2-28　特大眼筛（附子筛）

（5）米筛：筛眼内径0.3cm。常用于筛香附米样大小的药材的药屑及中砂（颗粒稍大）、麦麸等固体辅料。亦用于分档和去除杂质。

（6）灰筛：筛眼内径0.15~0.2cm。常用于筛除药灰屑或细砂类灰屑。

以上药筛一般用竹篾制成，故或称"篾筛"。另有一种用于筛去热砂或用于烘焙的筛系极细铁丝制成，习称"铁丝筛"（图2-32），具有耐高温的特点。

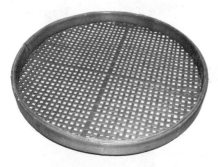

图2-29　大眼筛（禾筛）

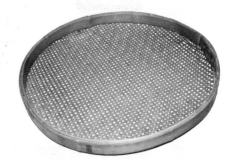

图2-30　中眼筛（玄胡筛）

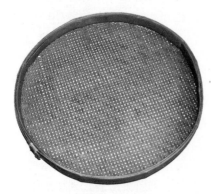

图2-31　谷糠筛

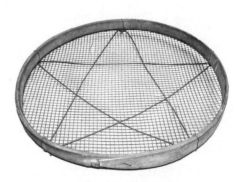

图2-32　铁丝筛

2. 药筛操作方法

(1) 捧筛：用双手持筛的操作方法习称"捧筛"。适宜选筛少量药料。根据运转筛面方向的不同，筛法分为平筛和斜筛两种。

1）平筛法：筛面基本与地面平行的运转即为"平筛法"。操作方法：双手张开持药筛近身边 1/3 至 1/2 处筛框竹边的两点，顺时针呈圆弧形不断平向运筛，使药料往周围分散，细料下筛。方便上下分档去杂质。

2）斜筛法：筛面与地面成一斜面运转即为"斜筛法"。操作方法：如上持筛，使筛面与地面成一定角度（约 15°）的顺时针斜面运筛。使药料向中心团拢集中，方便平筛后筛上部分再分两档：面上粗大者一档，中间内部细小者一档。以手上下分离或再过孔眼合适的筛分离。

(2) 挂筛：用绳将筛挂起运转的操作方法，习称"挂筛"（图 2-33）。适宜筛选多量药料。操作方法：以长绳悬梁上，绳下端结一铁钩，以钩从筛上钩住筛底中间交叉的两根竹片。持筛方向同前，呈麻花状（∞）波浪式运转筛子，使药料下筛，筛上药料团集于筛的中部。如属鲜种子分档，不宜用筛，因筛眼易擦破种皮影响出芽成活率。

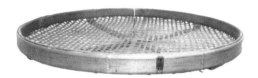

图 2-33　挂筛

## 二、罗

系筛眼内径比一般筛更小的筛，习称"罗"。根据编织筛格材料及罗目大小的不同，分为马尾筛和绢筛。

1. 马尾筛　外地称"马尾筛罗"。其规格为罗目内径约 0.5~1mm，由马尾棕织成，故名。主要用于筛去颗粒微细药材（如葶苈子、地肤子、菟丝子、蛇床子、天仙子等）中的灰尘与泥土末。

2. 绢筛　常用规格为 60~120 目，由绢丝织成，故名（图 2-34）。近代又有用铜丝织成者，称铜丝筛。主要用于筛取碾槽或乳钵粉碎后的药粉。过筛时应注意药物的粉末必须干燥，过筛时筛内粉层不应过厚，筛时不可用手挤压筛面，强使药粉通过。细料过筛时应密闭进行，以免粉末飞扬损失。

罗的罗目内径随大小有如下不同名称：60 目罗的罗目内径约 0.48mm；80 目罗的罗目内径约 0.23mm；100 目罗的罗目内径约 0.17mm；120 目罗的罗目内径约 0.11mm。

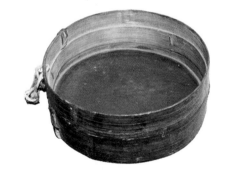

图 2-34　绢筛

# 第四节　盛器与竹编织品

盛器指炮制过程中用于盛装液体或湿润药材的工具。炮制某些药材时，既需要盛装，也需要该盛器能与外界有孔隙相通，此时常用竹篾编织成的器具，如竹篓、箩筐等。今合并在一起予以介绍。

### 一、浸药桶

桶多为木制,大小视加工炮制药量而定(图2-35)。桶下端近底处设一放水孔洞,配有木塞,适合洗、浸、漂药材用。洗、浸、漂油质药或泡沫、浮屑较多的药材,宜从上方泌水(即倾斜木桶让水从上溢出);浸泡粉质或毒性药材,宜从下方孔洞放水。浸药桶置室内可防晒、防冻、防尘,置室外则宜加盖。毒性药浸漂宜专用桶,以防污染其他药物。

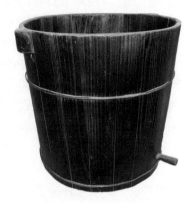

### 二、润药盛器

1. 润药缸　为阔口有釉陶器,大小视加工炮制量而定(图2-36)。适用于果实种子、块根药材的润制,腌制或饮片闷润(吸收液体辅料)。

图2-35　浸药桶

2. 润药盆　为小木盆(图2-37)。方便少量润制及复润待切制的药材。使用缸、盆润制时,必要时上面应用麻布遮盖或加盖。

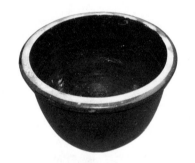

图2-36　润药缸

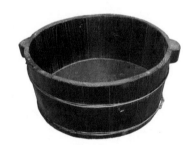

图2-37　润药盆

### 三、竹编织器

1. 润药丝篓　为藤、竹或细柳枝条编织而成。有长方形、圆柱形。运送药材时篓下可增设滑轮,丝篓大小视加工炮制量而定。适宜抢水洗净药材后,沥干余水,润制药材。

2. 淘箩　为细篾丝条编织成的能排水的圆箩筐。大量淘洗药材多用淘箩,操作时先将药材浸于淘箩内,再将淘箩浸于水中,以水不超过淘箩高度为度。以手或棍棒搅拌后,要把漂于水面的空壳瘪粒、虫卵、灰屑捞去,再用双手将淘箩提起住水中反复抢几次,沥干水即可。

3. 麦芽篓　为半高类似润药圆篓(上口略大,底部略小)的制品(图2-38)。用于麦子等发芽制法,方便淋水沥水,亦可用来润药或作盛装工具。

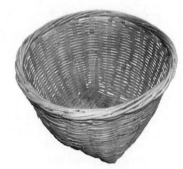

图2-38　麦芽篓

# 第五节　火制与水火共制用具

中药传统炮制法中的火制、水火共制法都要用到许多工具,其中最基本的是炉灶、锅、烘箱、蒸笼以及其他附件。掌握火候是利用此类炮制最为关键的技术。

## 一、灶

1. 传统炉灶的种类　灶是炮炙时加热的设施。任何一位药师都必须熟悉灶的基本结构,才能正确把握各种火候,炮制出形色气味俱佳的饮片。一般多用的灶有斜面灶、塘锅灶、炉灶、围灶4种。

(1) 斜面灶:其状若鸡囷(鸡窝、鸡舍)的立式灶(图2-39),故又称"鸡囷灶",多用于炒炙药物饮片。此灶的铁锅斜嵌在灶面上,锅口与灶台斜放呈30°角,故称"斜面灶"。锅斜则方便翻炒,出锅。其铁锅的锅口直径52~60cm,锅口一边离近身侧(图2-40)灶边缘6cm,锅底不宜太深,不宜两锅并连。灶台面的最低处平脐,高出地面约0.7m;最高处连接立式烟囱。

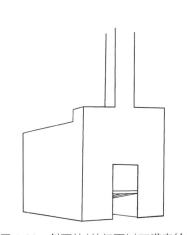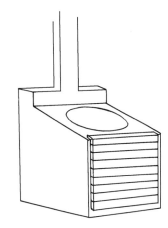

图2-39　斜面灶(灶门面)(万满春绘)　　图2-40　斜面灶(灶台面)(万满春绘)

(2) 塘锅灶:其锅凹面状若池塘,锅口与灶面呈水平或稍高于灶面,锅底深凹,低于地面,故又称"平面灶"(图2-41)。蒸、煮、熬等水火共制用的锅宜平嵌灶上。锅口宜大,直径约67cm以上。锅底宜深,含水量才多。灶四壁宜麻石嵌牢,负重力大,灶面高出地面16~20cm,方便起甑或药料出锅。

(3) 炉灶:为各种炉子,与寻常家常炊用炉相同。此炉适宜药店临时小炒和少量煅药用。用时只要将小号锅架于炉灶上即可。另有一种炼丹炉灶,为冶炼各种丹药用,近代已废。

(4) 围灶:为临时以砖砌成四围或三围(一方靠墙)的灶圈。圈围内空及高度视制药量而定。建造地点以避风雨处为宜。适用于煨制、炆制、煅制药物。具有火力集中,避风防火灾的作用。

2. 燃料及火候

(1) 燃料:传统燃料多用权柴(干燥枝条柴)和木柴,方便火力增减。如用煤,应设多个不同口径的通风管或其他控制火力的装置。一般炉灶的燃料可用木柴、木炭或煤,因炉灶上的锅可以随时取下,调节温度较易。建昌帮药界的围灶用于煨制药物,炆制的燃料强调要糠火。李时珍在《本草纲目》中称:"丹家言糠火炼物,力倍于常也①。"北方无糠,可以其他灰火代替糠火(唯煨附子只能用糠火)。炆制系隔陶器加热,无糠则可以改木屑(或杂以木炭点火)文火;武火煅矿物类药宜用木炭或无烟煤火,文火煅贝壳类药亦可用木炭、干糠、木屑为燃料。

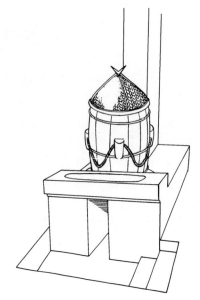

图 2-41　塘锅灶(平面灶)(万满春绘)

(2) 火候:建昌帮药界十分重视炮炙的火候,与烹调技术对火候的讲究有异曲同工之妙。烹饪理论的开山鼻祖据说是商代伊尹。《吕氏春秋·本味》云:"凡味之本,水最为始。五味三材,九沸九变;火为之纪,时疾时徐,灭腥去臊除膻,必以其胜,无失其理②。"他以火候为纲纪,认为正确掌握火候的"时疾(武火)时徐(文火)",就能"灭腥去臊除膻",亦即去除怪异气味。清代品味大师袁牧在烹饪专著《随园食单》中对火候的运用更加具体化了。他说:"熟物之法,最重火候。有须武火者,煎炒是也,火弱则物疲矣;有须文火者,煨煮是也,火猛则物枯矣。有先用武火而后用文火者,收汤之物是也,性急则皮焦而里不熟矣……司厨者能知火候而谨伺之,则几于道矣③。"在中药炮炙古法中,对火候的要求十分讲究。明·陈实功《外科正宗》总结说:"凡药必遵雷公炮炙,入药乃效。如未制生药入煎,不为治病,反为无益。譬如人食肴馔,不用烹炮,生食者岂不害人? 当熟思之! ④"对炒炙煨煅蒸煮等制法,历代除有各种火候运用宜忌,还对具体药物火制的程度有细致描述。明·陈嘉谟云:"凡药制造,贵在适中。不及则功效难求,太过则气味反失。"⑤火候对药物制造的关系尤为密切。

建昌帮药界对火候一般分武火、文火、微火 3 种。

1) 武火:为火势猛烈的大火,亦即猛火。建昌帮饮片气香色艳,与药工擅长武火高温快炒关系颇大。武火一般适宜短时间抢火候快速急炒、蒸制及矿物类药煅制。常用武火快炒的有体重、质坚实、片大、片厚的药物,或对色泽要求高的药材,须将其炒黄、炒焦、炒爆,不用武火则难以达到炮制要求。须用武火炒制的药物,若火力过弱则饮片色不艳、香不浓。不用武火,则矿物类药难以煅透。蒸制药物若火力不足则蒸笼不上大气,蒸药熟不过心。若蒸制药物火势忽停,蒸气下竭,既断复续,则蒸制后切出的饮片色暗、少光泽。

2) 文火:为火势和缓的小火,又称中火。炆制、煨制用的大堆糠火亦属文火范围。文火适宜较长时间净炒、炆制、煨制及贝壳类药煅制。例如果实种子类,或体质松泡、片小而薄的

① 明·李时珍撰,张志斌、郑金生校点,《本草纲目影校对照》卷 25 "春杵头细糠",科学出版社 2019 年出版,4434 页。

② 战国·吕不韦《吕氏春秋》卷 14 "孝行览·本味",《四部丛刊初编·子部》,上海涵芬楼影印明·宋邦义等刊本,1922 年,5 页。

③ 清·袁枚《随园食单》"火候须知",清小仓山房藏板,3 页。

④ 明·陈实功《外科正宗》卷 4 "杂疮毒门·制炙诸药",明万历四十五年(1617)刻本。

⑤ 明·陈嘉谟撰,王淑民校点,《本草蒙筌》"总论",人民卫生出版社 1988 年出版,5 页。

药材,多用文火微炒、炒黄、炒爆。滋补药物的炆制、附子等有毒药物的煨制,也需要采用文火。须用文火炒的药物,若火力过猛,则炒制品色泽深暗,甚则焦化、炭化。炆制药物时,火猛则水干药焦。煨制品用火过大则药物炭化或灰化。

3) 微火:比文火的火力还小,属于火焰不旺的微弱火力。此火适宜烘焙干燥药物,或用于蜜制和熬制到一定程度时,转用微火以维持火力。须用微火炙熬者,火力过大则炙物焦枯、熬焦老化。

炮制过程中火力有时要作变换,大锅灶可抽薪停火降温,小锅可连锅端下降温。火候变化的规律是:蜜炙宜先文火后微火;砂爆、炒焦、炒炭或煮制则宜先武火后文火;熬制宜先武火后文火,再以微火收胶;花叶类药炒炭宜先文火后微火。煮制、熬制力戒火力太猛,易导致沸水滚急而干,重番加水。各药炒色(色泽要求高)、蒸制、矿物类药煅制则宜武火到底。平面灶火力宜集中于锅底,斜面灶火力宜集中于灶心,借烟囱吸风排烟拨火之力,使燃料燃烧充分,火势上扬,布满锅底,如此则温度高而效率快。此外,火力的大小还应根据药工操作技术的快慢来随机掌握。

## 二、锅

1. 锅的种类　作为炮制工具的锅有铁锅、铜锅、坩锅之分。炒、炙、蒸、煮、熬、煅(煅枯矾)等各种火制药物的锅一般宜铁锅。铁锅有生铁锅和熟铁锅两种,炒炙用的宜熟铁锅,蒸、煮、熬一般用生铁锅。生铁锅有锅大底深、药容量大的特色,但传热稍慢,且性脆易破裂。熟铁锅有锅小底浅,传热快,不易破裂的特点。鉴别铁锅质量,主要看铁色的光泽。熟铁锅以白亮为优,暗黑较差;生铁锅以色青发亮为优。此外,还要查看有无砂眼及裂缝等。炮制时忌铁的药物则须另用铜锅,但不能一概用铜锅。李时珍有“铜器盛饮食茶酒,经夜有毒,煎汤饮,损人声”之说(见《本草纲目》卷8“诸铜器”),并为科学所证实。前已述及,锅口与灶台斜放呈30°角的习称斜面灶,适宜炒炙药物用。此种锅有易亮锅底,药物出锅快等特点。锅口与灶面呈水平的平面灶,其锅适宜蒸、煮、熬制药物。煅药锅为口径较小的铁锅。若明煅(不加盖)只需一口锅,暗煅(闷煅)则锅上还要扣一口小铁锅(小锅口径略小)。煅锅可置炉灶、平面灶上,或以砖架起用。还有一种坩锅,传统为陶土(近代改用耐火泥)制成的无釉容器,专门用来煅制矿物类药物(枯矾除外),可放置在炉灶上或围灶中用,具有耐高温、不易破裂的特点。

2. 炒药锅的预热方法　炒炙药物首先应将洁净空铁锅预热。冷锅炒种子类药物易成不酥、不脆、不爆的硬子,习称“冻子”“哑子”“僵子”。预热分文火烧热或武火烧至微红两种。微炒、炙药,或花叶类炒炭,只要将锅烧热至用手掌在锅中悬空试探,掌心有烘热感即可。抢火急炒则宜将锅底烧至可见微红为度,如烧至全红或通红则药材下锅即会被烧坏。净锅降温,可撤去底火,或喷少量水以散发蒸气,达到降温目的。不可骤然倒入冷水,以防铁锅突然冷却开裂。

## 三、烘箱与烘笼

1. 烘箱　建昌府本地习称“木火焙”,为木制长方形多层烘焙箱格,适宜加工厂、车间较大量药材或饮片烘焙干燥用(图2-42)。其结构和用法为:将底层脚内四周围用两块砖横立着砌一圈,不留空隙,以防火焰灼伤底层木板。砖围内先用木炭头点火,上面堆放木炭

（250~300kg 木炭 1 次，可烧 6~7 昼夜的炭量），炭红烟尽时，扒平木炭火，打碎木炭，至火堆无大空隙，于底层炭面上烧稻草灰 1 层 3.3cm 左右，均匀遮盖火面，不使火焰上窜。第 2 层木格底边钉有木条，可活动架设篾篝（篾篝距灰火面 33cm 左右），篾篝上垫 1 层疏眼红麻布（红麻布无毛绒，不易燃），铺放药材或饮片厚 1.6cm 左右，如此可层架三层、四层……木架顶部用麻布加盖。3 天后每天搬开箱格，扫附近表皮一层炭灰，略露一点炭火，以保证箱格内温度适宜。

2. 烘笼　建昌本地习称"篾烘笼"，为竹篾制成的两层圆盒形火笼（图 2-43）。其结构为下层落地，内置装有微火（遮有灰）的盆火架。下层的上沿留有嵌边，方便层放铁丝筛。铁丝筛置于上层底部。筛上根据药材或饮片质地、色泽垫放红麻布或白纸，再薄层铺放饮片或少量珍贵药料。上层顶部加盖上篾笋盖（外地称"竹逻"），以保证适宜温度。烘笼适合药店（房）及仓库用炉盆火架烘焙干燥少量饮片及珍贵细料药。

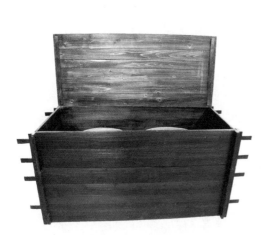

图 2-42　木烘箱

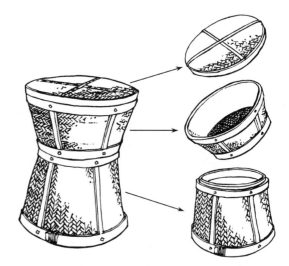

图 2-43　烘笼（笋盖、上圈、下圈）（万满春绘）

## 四、蒸药器具

蒸药器具有圆木甑、蒸笼、蒸屉，与炊事所用的蒸制器具相同。

圆木甑有捧甑和扛甑两种。捧甑（图 2-44）为小甑，两边有甑耳，方便手捧，适宜蒸制少量药材。扛甑为大甑（图 2-45，右），四边有甑耳，耳内有孔可穿绳索，方便起坐（提起、放置）。蒸药甑内设可通气的甑底（图 2-45，左中），底上铺以棕网织成的圆甑垫（图 2-45，左下）。甑盖（图 2-45，左上）习用篾制，成尖宝塔顶状，甑盖直径略大于甑口直径。蒸制时紧盖甑口。若甑内药材紧密，可加数个通气竹管。操作时将甑置放在塘锅（放在塘锅灶上的锅）上。甑下沸水宜保持在甑下沿吃水线2~2.5cm 处，武火加热蒸至一定程度。

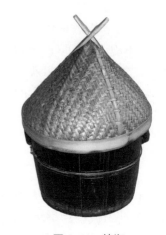

图 2-44　捧甑

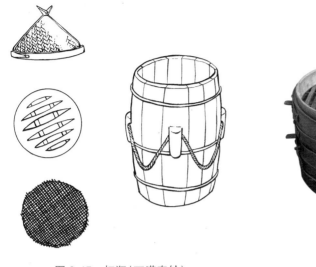

图 2-45 扛甑 (万满春绘)

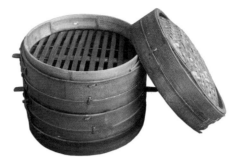

图 2-46 蒸笼

蒸笼、蒸屉:蒸笼为篾制品,圆形,大小不一,一般可多层(图 2-46)。蒸屉为木制品,方屉形,多层。笼屉内均宜垫薄棕网垫。

## 五、其他火制法附件

1. 炒药铲、炒药扫帚 翻炒药材的工具有炒药铲、炒药扫帚两种。炒药铲,建昌帮药界又称炒药锅铲(图 2-47)。其铲面大于炒菜锅铲,铲面宽 13cm、长 17cm,两侧略卷起。铲柄管长 5cm,木柄短于炒菜锅铲,管外径 1.7cm,柄与铲面呈 150°角,角度大于炒菜锅铲。老药工习惯用粗纸卷一半漏斗状的防护罩,用细绳扎于铲柄下段,以手从纸罩口入内握柄,方便急火快炒时手不被灼伤。药料投放宜分档(分大小、粗细、轻重、厚薄等),少量分批投入,以防翻炒不均,受热不匀。药材质重、片厚、体大,量较多时,宜用炒药铲翻炒。药材质轻、量少,属果实种子类药物,则可用炒药扫帚在锅中均匀扫刷。炒药扫帚为小兜观音笤帚,其茎粗细软硬妥当,不易被热锅烫坏。

炒药铲操作方法:首先应掌握炒药铲的翻炒方向。每铲均要沿锅边沿到锅底,左右各三下,中间再翻一下。这"左右各三下"的第一铲先从一侧的身边处铲,次从中间锅口边铲,再从远身处铲。"中间再翻一下"是要注意将锅底的药材翻起,俗称"亮锅底",以免药料停留锅底被烧坏。若以固体辅料拌炒,还要注意每铲都要使辅料覆药面,不能使大部分药片翻撒在辅料面上,应拌炒均匀。避免生熟夹杂,色泽不一。

2. 撮斗 撮斗(图 2-48)有篾质与铁制两种。铁撮斗适用于砂炒药物出锅。砂炒药物炒至一定程度,应立即快速将药物铲至铁撮斗内出锅。铁撮斗具耐高温的优点,还可用于固体辅料离锅烫炒,即用其盛装药料与辅料,不断簸动烫炒。一般净炒或加工其他固体辅料拌炒者,可用净扫帚快速扫入篾撮斗内,盛装出锅。净炒药出锅后宜立即将药物摊成薄层,

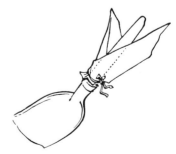

图 2-47 炒药铲 (万满春绘)

使其晾开散热。加固体辅料拌炒者,宜用孔眼合适的筛子筛去辅料,再铺成薄层摊晾开。摊晾后有"去火毒"作用。一般认为,炒药出锅后若堆放积热,易使饮片色变老,焦化。建昌帮药工饮片炒色工艺高超,在与蜜糠或蜜麸炒至一定程度,出锅筛去辅料后,立即趁热装入容器内密闭,盖闷取色。有经验的老师傅能根据出库销售时间的需要,掌握药物的炒制程度,出锅后去辅料密闭,使之定期转色。这样的操作可使药物之色金黄鲜艳,香气浓郁。

3. 炆药坛　古称"罂""瓮",即腹大口小的坛子(图2-49)。"炆"即微火焖烧。晚近的炆药坛同酒坛。炆制药材的坛宜无釉陶器,有釉者易烧裂。装药添水后,置围灶内,用糠火(无糠可以木屑火代之)文火围着药坛加热,炆至一定程度。陶器炆制药材有古朴、简便、气味纯真等优点。

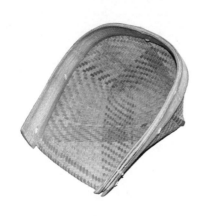

图 2-48　撮斗

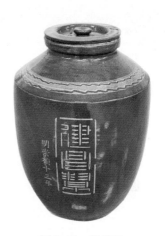

图 2-49　炆药坛

# 第六节　熏制设备

本节的熏制,指用硫黄蒸熏药物的一种方法(详见"第五章　传统中药养护保管方法")。传统硫黄熏房、熏橱主要适用于以硫黄熏制养护药材。硫黄熏,在建昌帮药界习称"硫黄熜[①]"。硫黄熏制大量药材宜先用硫黄熏房,建昌帮药界习称"硫黄焙间"。药店、药房熏制少量药材宜选用硫黄熏橱。

## 一、硫黄熏房

熏房有封顶式和开顶式两种。

1. 封顶式硫黄熏房　为顶部封闭的砖木结构熏房。建筑地点应远离其他库房和居住区。熏房四周用砖砌围墙,并筑有平面屋顶。房屋大小视加工炮制量而定。古时熏房内壁以石灰和桐油、糯米粉调抹。若单用石灰涂抹内壁,硫黄药性易使石灰剥落。近现代多用水

---

① 熜:为南城方言借字,音 zǒng 或 cōng。"熜",《说文解字》:"熜,然麻蒸也。"《广韵》:"熜,烓也。"《说文解字》:"烓,郁烟也。"《玉篇》:"烓,烟烓也。""硫黄熜"法,即燃烧硫黄使之产生烟气(氧化硫)来"熏蒸"药材。此与"郁烟""烟烓"之义近似。

泥涂抹内壁,力求严实无缝隙。正面设单门或双开门,大小以方便人和推车进出为度。门上装玻璃窗,以便观察硫黄燃烧用。房内木架分层放置药材,底层距地0.33~0.5m,留有通道。通道上间隔一定位置放1个或多个无釉耐火陶器硫黄钵,将钵内的硫黄点燃后,关门密封熏制一定时间。因有房顶,熏后排泄毒气时间应比较长,为此熏房后面墙壁中间正对前门处,宜开一活动小玻璃窗门,以便观察和加快排气。封顶式熏房适宜熏制和贮藏大量干燥原药材。

2. 开顶式硫黄熏房 为临时搭篷罩建成的一种简易熏房。比封顶式硫黄熏房易排毒放烟。主要用于熏制鲜药材(如山药、三棱、延胡索等),以及湿润饮片。其建筑地点应远离其他库房和居住区,采用砖木结构。

建造方法:先选一适宜空间,四周用砖砌一围窖,长、宽各2.5m,高1.5~2m(内空大小可酌情而定),窖的内壁用水泥抹严,窖门宽0.5m,以方便人、篓进出为度。门为上下活动套门,门下端设一活动洞门,作硫黄钵进出之用。门上装一玻璃窗,以便观察硫黄燃烧情况。窖内货底层距地面0.5~0.7m,底层用木梁稀疏横架,竹片直架于梁上,间隔稍密,墙四边留人行通道(熏制时通道亦可放药材),竹片上铺放有眼篾簧,将硫黄钵(1~3个分散放)置窖底。熏制湿品时,要设一烟道,位于窖门边的篾簧要留一缺口,长宽各0.3~0.5m,平底层设一立柱式三面活动的多眼竹或木结构烟道。硫黄钵置洞口内烟道下,使浓烟通过烟道充盈整个房内,同时药材及药材汽水亦不易进入钵中,确保硫黄火中途不致被熄灭。窖顶以长竹片撑起如伞形,上盖塑料薄膜(古时多用油布),边缘以砖石压紧,使烟气不漏出即成。

## 二、硫黄熏橱

传统硫黄熏橱为简易木结构橱式器具(图2-50)。适宜药房、库房或加工厂熏制少量药材或饮片。橱正面设双面,橱门下方设玻璃窗,方便观察燃烧情况。门内底层专放硫黄钵,上面每层底都钉有栏条,架放篾簧,簧上放盛装药材或饮片的疏眼筛盖或丝篓,密闭门窗即可熏制饮片。

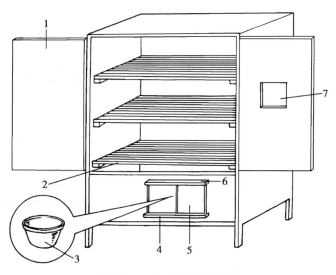

图 2-50 硫黄熏橱(万满春绘)

1. 橱门 2. 活动格板 3. 硫黄钵 4. 下部门槽 5. 活动推门 6. 上部门槽 7. 玻璃窗

# 第七节　其他工具

为炮制不同形状的药材，或针对某些特殊的炮制需求(如去毛、锯段、锉末等)，需要某些特殊工具或辅助工具。

## 一、枳壳夹与枳壳榨

枳壳夹为枳壳挖去内囊后的初步定形工具(图2-51)。枳壳夹为铁制品，安装在长条凳上，下面一块叫夹板床，由角铁改制成，直角在右下方，竖边可阻拦压扁的枳壳肉不向外溢出，使压边均匀。上面一块叫活动夹板，近身端有小木把，方便操作。操作时人平坐在凳上，左手逐个捏紧挖去内囊后的枳壳边沿圆底，枳壳圆口朝后，将枳壳的2/3放于枳壳夹近栓处，起动夹板把，逐个压扁成半月形。全部压定后，再入枳壳榨最后定形。

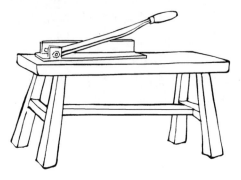

图2-51　枳壳夹(万满春绘)

枳壳榨为长方形梯式枳壳定形工具(图2-52)。梯的两侧为2根长木榨柱，中间为几组短榨板，每组榨板各配2个斧形木楔。榨柱两侧每隔一段距离凿方形通洞。2块榨板重叠成1组，分成若干组，将其两端分别套入榨柱长形通洞内，使各通洞内榨板能上下移动，然后将榨柱上下两端用固定板钉牢即成。

操作方法：将榨架竖立，擎起各层上榨板，将打扁的枳壳整齐平叠在内，叠满为止，然后将上榨板压下，从两边榨柱侧面上方通洞中打进斧形楔，楔紧，则夹在榨板之间的枳壳受到强大压力而成形。

## 二、槟榔𣙾[①]

此为建昌帮药工切制槟榔的特殊常用工具。槟榔类圆形，如板栗大小，非常坚硬，切制时送药比较困难，故用槟榔𣙾作为辅助工具。槟榔𣙾(图2-53)为木质，长7cm，上面为圆拱形，下面为平面。右面大头截面中心内凹为圆锅状，凹面内嵌以3颗铁针，针尖平截面品字形排列，针体棱形上尖下略粗。切制槟榔时，将润制好的槟榔个平坦的一

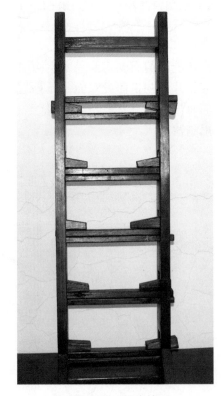

图2-52　枳壳榨

---

[①] 𣙾：此为南城方音借字。据此工具的形状与用途，此"𣙾"似为"锥"字的方音。

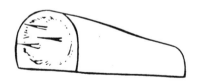

图 2-53　槟榔榉（万满春绘）

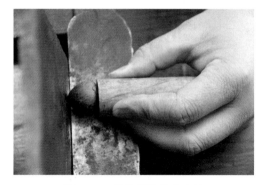

图 2-54　槟榔榉的使用方法

面嵌牢在凹面,榉的铁针刺入槟榔,然后再敲槟榔尖端,使其紧贴槟榔榉。然后用左拇指、食指、中指捉住槟榔榉前部(图 2-54),其余两指嵌进刀床下,右手启动刀把切制,切至药尾,以钻挑出,手捏切完。"拈个"切药技术熟练的药工可不用槟榔榉。

### 三、竹笼撞毛器

建昌帮俗称此为"泽泻笼""撞笼",为竹篾制的撞毛长竹笼(图 2-55)。大竹笼长约 3.3m,中部直径约 0.5m,竹笼大小亦可根据药材加工量而定。其形状为梭形,两头尖,中部膨隆,笼体由长条厚黄篾编织而成。笼体中有数根主筋贯穿两头,主筋由略粗竹片及竹竿构成。正中上方有一方窗,窗上设有能活动的篾门。两端尖部各设 2 个木把手,方便两手握持。操作时用绳索将竹笼上的竹竿栓紧吊起,用特制大布单包裹,系上布扣,以免灰屑毛茸外出污染环境。竹笼两端各站一人,双手握住木把,协调用力,来回推拉,使药材与药材、药材与竹笼内壁粗糙面碰撞摩擦,以去除药材表面细须根或茸毛。必要时还可以加进碎瓷片,增加碰撞摩擦机会。适合采用竹笼撞去茸毛、细须根的药材有泽泻、香附、狗脊、知母、马钱子、三棱、骨碎补等。少量加工可用麻袋代替竹笼。装药于内或再加碎瓷片,两人各拉一边麻袋角,来回拉动,亦可撞去茸毛。本法适用于体轻药材。

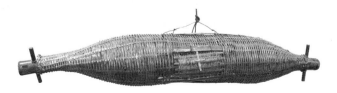

图 2-55　竹笼撞毛器（泽泻笼）

### 四、药刷

药刷有棕榈刷、猪鬃刷和竹刷。鬃刷由棕榈丝毛制成,有长短之别。长毛棕刷的棕毛长约 17cm,多用于碾槽上刷药粉。亦可用于制作洒水丸(水泛丸)时蘸水、刷水。短毛棕刷的棕毛长约 1.7cm,多用于药材刷灰屑等。猪鬃刷为小圆柱状软毛,多用于乳钵上刷药粉用。竹刷,又称"竹刷帚",为长 25cm、直径 4cm 左右的圆毛竹段,将其无节的一端剖出细竹丝而成刷。此刷主要用于刷洗生药材上的泥沙及锅上打扫清洁用。另外,制洒水丸时亦用之。

### 五、竹编织物件

1. 箩盖与篾席　箩盖为竹篾编成的晾晒和翻簸竹器,又称"水丸匾"(图2-56)。有大、中、小各种规格,建昌箩盖与外地竹边形状略有不同,边沿有4~5cm高的双层竹片夹,主要用于摊晾、日晒原药材及饮片,翻簸扬去已脱的皮壳及灰屑。另有一种洒水箩盖,专用于加工洒水丸(水泛丸)。其区别点为边上无大竹夹,仅有细竹边,顶部用细嫩青篾编成,底部凹下约10~14cm。用篾片编织成的篾席,主要用于晒场摊晾或日晒药材饮片,或封盖药材堆垛,借以保管药材。

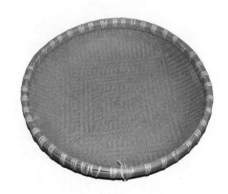

图2-56　箩盖(水丸匾)

2. 笊箩　笊箩为竹篾编成的打捞滤干工具(图2-57)。笊箩下部为篾丝条编织成的圆盘,用长竹片夹紧为把,把长1~1.6m,适用于洗、泡、浸、漂、煮制药材时在汤水中打捞药材。

3. 筲箕　为竹篾编织而成的物件(图2-58),原用于炊事淘米,加工炮制时以筲箕淘洗药材,或水制后滤干,沥干水,有滤去水液而不流失药材的作用。

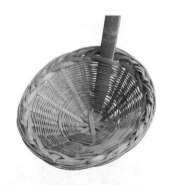

图2-57　笊箩

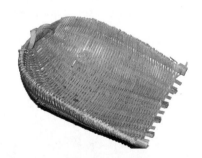

图2-58　筲箕

### 六、锯、锉、锤

锯即木工所用的锯子,金属片的边缘具有一左一右的尖齿,适用于长条药材锯成短段,以供进一步切片或刨片。锉即钢锉,锉身表面按一定方向凿出许多锐利的纹路(刃口),可将某些坚硬的药材锉成粉末,如沉香、羚羊角等。古代医籍"锉"字或作"剉""䤡",并不作"剉"。"剉"是刀斫、刀切之义,不可混淆。锤即铁锤,有大小之分,适用于将某些坚硬药材敲碎或打成小片、小块。如石决明、龙骨、自然铜、龟甲、鳖甲等。锤亦用于调整刨刀、敲实木楔等。

## 第三章 传统炮制辅料及应用

在中药炮制过程中,通常用来和药物共制的辅助物质又称辅料。历来各地采用的辅料和方法都不完全一致。建昌帮药界传统炮制辅料具有"遵古道地,选料土特,制备考究,别具一格"的特点。

每种中药原材料都有各自的性味与归经,药物一定的性味可决定其临床药效专长。由于有的药材具有毒性和副作用,有的药材不易煎出药味,且各药性味复杂(如一性多味),归经走注又往往不是单一的,有一药多效的特点。为了降低毒副作用,使药物易于煎出药味并使药物直达病所,更好地发挥药效,达到临床预期的要求和目的,在加工炮制时,通常根据中医药传统理论(如中药七情:相须、相使、相畏、相杀等),针对具体药物,选定辅料,降低或减少其毒副作用,增强或改变药物性能,或引导原药归经。例如用生姜、明矾制姜半夏,去其毒性;用砂仁、陈皮炆制熟地,去其腻膈之性;用生姜制天麻,增强祛痰止痛定眩之功;益智仁入脾、肾经,用盐制则专趋下焦而入肾经;黄连性寒,用酒制可引药上行,治头面诸疾;用姜制有辛开苦降止呕之功,用吴茱萸汁制可增制酸止呕之功。其他如用糠灰火煨制附子,用蜜糠炒制多种饮片,用朴硝水腌去龟甲、鳖甲等动物类药材上的残肉筋膜,用鲜青松叶、豆腐浆水煮制硫黄等,皆别具一格,闻名全国。

传统辅料可分为固体辅料和液体辅料两大类。

## 第一节 固体辅料

固体辅料种类很多,常用的有谷实类、土石类、矿物类、介壳类等。

### 一、谷实类

建昌帮常用的此类物质有糠、麦麸、稻米等。

1. 糠 又称稻谷壳、谷壳、占谷糠、砻糠、粗糠、糠头、糠壳,即稻谷颖果的外壳。另有一种细糠,为近米处的细米秕,其味甜,专供禽畜作饲料用。

糠具有体轻、表皮粗糙、易燃、吸水等特点。其色谷黄,性温,入脾胃经,具健脾祛湿作用。考以糠制药的历史,东晋葛洪《肘后备急方》中即有"都淋藤二两,长三寸,并细剉①,酒三升,

---

① 剉:在古汉语中,"剉"有刀斫、刀切之义,如《康熙字典》所载"剉……【玉篇】去芒角也。斫也。【六书故】斩截也"。依据当前第7版《现代汉语词典》,"剉"为"挫""锉"的异体字,但"挫""锉"均无刀斫、刀切之义。故遵从古汉语。下同。

合安罃中密封,以糠火烧四边,烧令三沸,待冷出,温服"① 的记载。南北朝时雷敩《雷公炮炙论》中用糠头炒马陆以"令糠头焦黑"为度。明代《普济方》中有"穿山甲截片,以谷芽糠炒脆"的记载。明代李中梓《医宗必读》中亦有"糠炒"法。李时珍《本草纲目》中亦有"糠火煨熟"法。建昌帮药界以糠制药,历史悠久,在我国中药炮制界尤具特色。糠,价廉易得,一物多用,堪称妙物。

(1) 糠在药物加工炮制中有四大作用:①作火制法燃料:如以糠火煨制、炆制、煅制药材。②作炒炙法辅料:如用蜜水炼过的糠(蜜糠),炒炙多种药材。③作净选法辅料:如利用糠的粗糙面,与带种子的果实(瓜蒌)内裹共同揉擦,在水中分离非药物部分。④作润制法辅料:如干糠伏润吸湿法,用干燥的糠堆埋。伏润鲜茯苓调节内外水分,吸出内部过多水分,并保持表皮水分,使之坚实不碎。

(2) 糠与药共制的益处:①可作中间传热体,与蜜糠拌炒,生药片不直接接受铁锅高热的灼伤,受热面积大而均匀,便于炒制色泽鲜艳的各型饮片。②能添香矫味赋色。蜜糠投入热锅有浓郁的烈烟,特殊的甘芳香气,以其熏炒药材,能添香赋色,去除恶劣气味。③能增强疗效。蜜糠炒炙,取糠和蜂蜜的性能,增强药物滋补健脾功效。④能缓和药性,减少药物辛燥之性和刺激性。⑤利用糠在炒制时色泽的深浅变化,观察掌握火候及炮制程度。

2. 麦麸  麦麸为小麦的种皮,又称麸皮、麸。其形较糠细小,呈褐黄色。其性味甘、平,具和中益脾作用。建昌帮药界以麸炒药,必先用蜜水溶液炼过,再以蜜麸炒药,不用清麸炒药。其与药同制的作用同蜜糠。古称"麦麸皮制,抑酷性勿伤上膈",故亦有减毒作用。通过实践比较,建昌帮药界认为蜜麸赋色之力逊于蜜糠,且南方麦少稻谷多,所以建昌帮药界多用蜜糠炒药,唯色泽要求不高的饮片才用蜜麸炒。无麦麸时,也多用糠代替,故有"南糠北麸"之说。

3. 稻米  广义的稻米包括糯米、粳米及"陈仓米",狭义稻米则专指糯米。建昌帮药界多用糯米拌炒药材。糯米性味甘温,具补脾肺、疗虚寒之功。其质最黏,炒药不易破碎、烧焦。粳米即常食的大米,性味甘平,具补中益气、健脾和胃、除烦止渴、止泻痢之功。陈仓米为贮藏仓中 10 年以上之粳米,色气已减,长于止泻。

稻米与药共制的作用主要有:①作中间传热体,使药材受热面积大而均匀,药性由猛烈而趋平和;②借米的滋补性质增强药物补中益气的功效;③降低药物的刺激性和毒性;④利用炒米的色泽深浅变化,观察炒制药材的火候,掌握炮制程度。

## 二、豆类

常用者有黑豆及豆制品豆腐。

1. 黑豆  系大豆的黑色种子。全国各地用黑豆制药,均取黑豆煎汁制药。建昌帮药界传统方法皆以黑豆与药材共制。黑豆性味甘、平,具滋补肝肾、养血祛风、活血利水、解毒之功。

黑豆与药共制的作用主要有:①增强药物入肾滋补之功。②降低药物毒性,减少副作用。古有"解乌头、附子、天雄、斑蝥、金石、丹药一切毒""解百药毒"之说。③赋色:增加药材黑

---

① 晋·葛洪撰,梁·陶弘景补,金·杨用道附广,《葛仙翁肘后备急方》卷 7,明万历二年(1574)李杝序刊本。

色。建昌帮药界常用黑豆与药共制的药材有何首乌等。

2. 豆腐　豆腐为大豆种子经磨或打成浆汁后,点入石膏等凝固剂形成的豆制品。其性味甘凉,具益气和中、生津润燥、清热解毒之功。常用豆腐制的药材有珍珠、硫黄、藤黄等。豆腐与药共制的作用主要为解药物毒性,去污、矫味。

### 三、土石类

中药炮制中土炒法常用的土为灶心土(又称"伏龙肝")、陈东壁土、黄土、赤石脂等。此外,河沙也经常用于炒药。

1. 灶心土、陈东壁土等　传统认为,土炒法以灶心土、东壁土最佳。但由于日常所用燃料与住房建筑法的变更,这两种土今较难得。黄土性味甘平,炒药有"以土养土"(补脾胃)之功,今建昌帮药界少用,唯赤石脂易得。赤石脂性味甘涩、温,具有和中安胃、健脾燥湿、固肠胃、止泻、收敛、止血之功。

土类与药共制的主要作用有:①增强药物补脾胃、收敛止泻之功效。②吸去油分,降低药物燥性。因赤石脂尚有去恶血、催生下胞之用,故孕妇所用的土炒药,必寻灶心土,或代以黄土,药店临时以小锅炒制。

2. 河沙　河沙又称砂子、白砂。作炮制辅料用的河沙又称净白砂。净白砂的制备方法:取河沙淘尽细小泥土,除尽杂质,用铁丝米筛(孔眼内径 3mm)筛取下面的白色中等粗细的砂粒,干燥即为净白中砂。炮制用砂还有粗砂、细砂。

河沙与药共制的作用主要有:①作中间传热体,有增温和使药物受热面积大而均匀的作用;②使药材体质膨胀,松脆发酥,便于去除非药用部分(如毛茸、皮壳等),易于粉碎和煎出药味;③有助于降低毒性,除去药材腥臭味,如利用沙子的高温降低马钱子的毒性,除去动物类药材的腥臭气味;④近代亦有用沙炒法制取某些炭药者,能发挥制炭洁净、体松、耗损少等作用。

### 四、盐类矿物

经常使用的是盐类矿物中的白矾、朴硝与滑石。

1. 白矾　白矾系硫酸盐类矿物明矾石经加工提炼制成。其性味酸、涩、寒,具有解毒、杀虫、化痰、收敛、清热燥湿、防腐之功。在加工炮制过程中,常用白矾末漂、浸、腌、洗药材。常用白矾制的药材有半夏、天南星、草乌、川乌、白附子、天麻等。

白矾与药共制的作用主要有:①发挥收敛、缩水、沉淀作用;②增强药物燥湿化痰、祛涎滑物的功效;③具有防霉、防腐作用;④据载有"解诸毒"作用;⑤增加饮片光亮度。

2. 朴硝　朴硝为硫酸盐类芒硝族矿物初次煎炼放冷结晶出的粗硝。一般不宜内服,多为外用。此类物质能软化动物皮革,故寇宗奭《本草衍义》曰:"可以熟生牛、马皮。"古建昌府地区习称本品为"皮硝"。其性味辛、苦、咸、寒,具有泻热、润燥、软坚之功。常用朴硝制的药材有半夏、龟甲、鳖甲等。

朴硝与药共制的作用有:①清凉降温;②防腐去滑;③消动物残肉筋膜,如去除龟甲、鳖甲上的残肉筋膜。

3. 滑石粉　滑石粉为硅酸盐类矿物,为多鳞片状或斜柱状的天然滑石矿石细末,色白而嫩,经水飞或碾细过筛罗而得。其性味甘寒,具有利尿通淋、清热解暑、利窍之功。适用于炒制需粉碎、含糖分多而性偏寒的药材,如地黄、天冬、麦冬等。

滑石粉与药共制的作用主要有:①作中间传热体,使药材受热面积增大而均匀;②使药材疏松、膨胀,便于煎出药味;③去除动物类药材的腥臭气味。

### 五、介壳类

常用的介壳类辅料有海蛤、牡蛎的介壳煅制而成的粉。

1. 海蛤粉　为帘蛤科动物文蛤或青蛤的贝壳,经煅制粉碎而成的灰白色粉末。其性味苦、咸、平,具有清热利湿、化痰、软坚散结、制酸之功。与药共制的作用同滑石粉,尚具有减少胶类药物黏腻碍胃之性的作用,常用者如蛤粉炒阿胶珠。

2. 牡蛎粉　为软体动物牡蛎科牡蛎贝壳的煅制品。其性味咸、涩、微寒,具有收敛、软坚、制酸之功。牡蛎粉与药共制的作用同海蛤粉,常用来炒制需粉碎、含糖分多、性偏温的药材,如枸杞等。

# 第二节　液体辅料

液体辅料的种类甚多,大而言之,有烹调佐料类(黄酒、醋、蜜、食盐水)、植物汁液类(生姜汁、豆浆水、甘草汁、米泔水等)、动物体液类(童便、牛胆汁、羊脂油、鳖血等)。

### 一、烹调佐料类

1. 黄酒　建昌帮药界炮制辅料常用的酒为黄酒,包括米酒、麻姑米酒,均为米和曲酿制而成。麻姑酒制作始于唐开元年间,载于明代刘文泰《本草品汇精要》、卢和《食物本草》及李时珍《本草纲目》等。此酒系用本地麻姑山"神功泉"重水(含抗癌微量元素硒)、银珠米(优质贡米)和灵芝菇等酿制而成。明代作家李梦阳有盛赞"麻姑酒"的诗:"何泉下山城下流,溪上十家九酒楼。老夫纵醒欲何往,此物名高十二州。"清代翰林、詹事府梅之珩也有称赞"麻姑酒"的诗:"神仙曾降五铢衣,仙去坛空烟雾霏。几树星杉苍凤翥,两条瀑布白龙飞。却看碑板文依旧,欲话苍桑事已非。满酌麻姑一樽酒,参同随处领真机。"

黄酒性味甘辛、大热,具有升提药力、活血通络、祛风寒之功。酒制可有如下作用:①改变或缓和药物的寒性,引药上行,古称"酒制升提而制寒";②增强药物活血通络、温补肝肾的作用;③矫腥、臭气味,添香,防腐,有利于贮存和服用。

另有一种白酒,又称烧酒、大曲,系由米、高粱等和曲酿制经蒸溜而成。白酒(烧酒)出现的年代至今尚有争议,但最迟北宋、元代已有烧酒。故张仲景医书所载白酒并非烧酒(蒸馏酒)。古代制药用的酒主要用米酒,非今之白酒。白酒因所含酒精浓度较高,故建昌帮药界长期以来多用它来浸泡药酒,不易腐败。药酒可外用或内服。白酒一般用作炮制辅料润药。

2. 醋　为米或米酒等酿成的气香味酸的淡黄棕色澄明液体。中药炮制常用的醋为陈年米醋。本地又称"小酒"。其味酸、苦,性温,具有散瘀、止痛、止血、消肿、解毒、杀虫等功效。

醋制主要作用:①引药入肝经,增强活血祛瘀、理气止痛作用,古称"醋制注肝而住痛";②缓和药性,降低毒性,减少副作用,古称"醋取收敛";③防腐、矫腥臭气味;④醋淬可使酥脆,易于粉碎和煎出药味,古称"诸石煅红,用醋能为末"。

3. 蜜　用于炮制的蜜为净蜂蜜的炼制品,又名炼蜜。优质蜂蜜为白色或淡黄稠厚、透明、气香、味甜的液体。凡稀溏如水,并带浊味或过酸味者均不能入药。蜂蜜性味甘,平,具有甘缓益脾、润肺止咳、润肠通便、解百药毒之功。

净蜂蜜制备方法:取生蜜加入铜锅内微火溶化(不必沸腾),取出用纱布滤去杂质,即为净蜂蜜。净蜂蜜的炼制多在炒制药材时临时加工。

蜜制主要作用:①增强润肺止咳、补中益气滋补疗效,古称"蜜制甘缓益元";②缓和药性,留药守中,减少刺激性,兼能解毒;③添香、矫味、赋色。

4. 食盐水　中药炮制常用的食盐水,为食盐结晶体加适量沸水溶化过滤而得的澄清液体。其味咸,性寒,具有润下、利尿、清热凉血、软坚散结、坚肌骨之功。其制备法乃取洁净的食盐研为粉末,置容器内。临用时加入沸水(水量视药材体质及吸水情况而定,一般每千克盐加水 2~3kg),搅拌,溶化,滤清即得。一般每药材 100kg,用食盐 2kg。

盐水制主要作用:①引药下行,益肾,滋肾阴,降相火,古称"入盐走肾而软坚";②增强润下、利尿作用;③矫味防腐。

## 二、植物汁液类

建昌帮较常用的此类辅料有生姜汁、豆浆水、米泔水、甘草汁。

1. 生姜汁　又称"生姜自然汁",系用鲜生姜榨取的汁液。其性味辛、温,具有温中、散寒、止呕、发汗、化痰、解表、解毒之功。

姜汁制备方法:将鲜生姜用清水洗净后,刮去粗皮,切片,置石臼内捣烂(近代多用机械粉碎),取出包裹压榨取汁。姜渣再次捣糊,加入清水(生姜与水的重量比为 1:1)搅拌,包裹榨汁,除去姜渣,将 2 次姜汁混合即得。无生姜的地区,以 1/3 的干姜,粉碎煎汁用。

姜汁制的作用:①制其寒性,增加温中止呕作用;②矫腥臭气味;③缓和药性,减少药物麻、辣刺激性,解半夏等药物的毒性。

2. 豆浆水　又称"豆腐浆",系制豆腐时,将黄豆浸泡,使之发胀再磨出之汁,煮熟成浆而尚未点化成腐者。其味甘微咸,性平,无毒,具有清咽祛腻、解盐卤毒、泻热下气、利便通肠、止淋浊之功。

豆浆水制药的作用:①伏硫黄、消火毒,用制硫黄可降低药物辛燥之性及毒性。建昌帮药界习用青松叶垫锅底加豆浆水煮制硫黄。②矫气味,减少药材异味。

3. 甘草汁　由生甘草切片后,煎水榨汁而得。建昌帮药界除用甘草汁制药外,还有用甘草片、甘草段,或甘草粉与药共泡或炆制,使药吸收甘草之汁的方法。甘草味甘性平,具有和中缓急、润肺、调和诸药、清热解毒之功。甘草汁用于制药,可缓和药性,降低药物毒性。常用甘草汁(或片、段、粉)制的药材有远志、半夏、吴茱萸等。

4. 米泔水　系淘米时第 2 次滗出的乳白色混浊泔水,习以糯米泔水佳。如无淘米泔水,也可用一定比例的水与米粉(100:2)充分搅拌后代用。本品味甘、性寒,无毒,具有清热凉血、利小便、吸油之功。常用米泔水漂制的药材有白术、苍术、紫河车等。

米泔水制药的作用:①去除某些含油药材内部分油质;②降低药物辛燥之性,增强补脾和中之功,古称"米泔制去燥性和中";③漂白和洁净药材。

除以上植物药汁外,还有多种植物汁液可用于炮制药材。如砂仁、陈皮汁制熟地,黄连汁炒吴萸,吴萸汁制黄连,桑叶青蒿汁或麻黄苏汁制豆豉,薄荷汁制全蝎等。具体操作方法详各论诸药项下。

### 三、动物体液类

此类物质包括动物的体液(如牛胆汁、鳖血)、油脂(如羊脂油),或排泄物(如童便)等。

1. 牛胆汁　最常用于制作胆南星。此法最早见于宋《本草图经》,云:"黄牛胆……和天南星末,却内皮中,置当风处逾月,取以合凉风丸,殊有奇效。"建昌帮制胆南星时,若无牛胆汁,有时代以猪胆汁。

2. 鳖血　李时珍认为鳖血可主治"风中血脉,口眼㖞僻,小儿疳劳潮热"。用鳖血炮制柴胡,可抑制柴胡的燥性,增强其清热消痞块的作用。

3. 羊脂油　中药炮制常用的羊脂油为羊脂的熔化物。其性味甘、温,具有温肾壮阳、润燥、祛风、解毒之功。羊脂油制备方法:将油脂切碎,入锅内文火熔化成油,去渣备用。其作用可增加药物温肾壮阳、祛风胜湿、润燥之功。建昌帮药界羊脂炙的药材有淫羊藿、鹿茸等。

4. 童便　系指 10 岁以下健康儿童的小便。其味咸、性寒,具有滋阴降火、止血消瘀、杀虫解毒之功。古称"童便制除劣性而降下",故其作用主要是引药下行,增强活血祛瘀的疗效,降低药物辛燥之性或毒性。

取用童便的方法:用陶器或木器盛装新取得的童便,放入生药材,童便高过药面10~13.5cm。加盖置阴凉处。浸漂时间习称"七七四十九天"为好,但要视具体药材与季节而定。中途可更换浸液,以免腐臭难闻。至预定时间取出后,要用清水洗过并浸漂至净,再日摊夜露若干天,去尽残余异气。常用童便制的药材有香附、马钱子等。具体方法详见相关药物之下。

# 第四章　传统炮制方法及应用

建昌帮药界以擅长饮片加工炮制而享誉我国东南。其加工炮制法是在中医理论指导下，根据中药四气五味、药物功能及医疗需要，结合食品烹饪各种工艺方法，经过净选、切制、炮炙[①]三关，使饮片形、色、气味达到安全有效，易煎出味和易于饮服，并方便鉴别药材的目的。各种挑选整理及传统水制法中的洗、泡、漂、飞等属净选法；浸、润、腌等属切制法的软化和饮润（即吸收液体辅料方法）；火制中的炒、炙、煨、煅，水火共制法中的蒸、煮、炖、熬、淬，其他制法中的霜、曲、芽（蘖）及复制法（某些药物特殊制法），则属于炮炙法范畴。

## 第一节　净　选　法

净选法又称"修制法"。该法不改变入药部分的外形与性质，对生药材进行挑选整理加工，使之达到一定的纯度，为下一步制取可直接用于临床的饮片做准备。通过净选的药材，通称"净药材"或"净生品"。

### 一、净选作用

1. 去除杂质、污损及非药用部分　其中包括去除黏附混杂在药材内的泥沙、灰屑、杂草等不洁杂物，以及某些药物的涎滑、油性污垢物；去除虫伤鼠咬、霉烂变质等不适合再入药的部分；去除药材中的非药用部分，如某些植物药的内瓤、子核、心（木质心、胚芽等俗称为"心"的部位）、外壳、粗皮、毛茸、角刺、残基、叶柄、须根，以及动物药的残肉筋膜、内脏、鳞甲、头足、翅尾等。

2. 分离不同药性和效用部位　如莲子中的肉与心，藿香、紫苏的叶和梗，莲荷的叶、梗与蒂等。

3. 药材大小分档　此与烹调技术中的"分档取料"相似。主要根据药材的不同规格（如大小、长短、青嫩、新陈、干鲜、厚薄、优劣等）进行分类，或笼统称为"大小分档"。药材分档后方便控制水制的水量、时间，切刨的刀工刨法及片形，辅料的多少，火制的火候、时间、程度等，以保饮片的形色气味。

---

① 炮炙：古代"炮炙""炮制"为同义词。本书为叙述方便，将"炮制"作为广义炮制方法的总称，将"炮炙"作为局限于净选、切制之外的各种炮制法总称。

## 二、净选方法

净选方法包括拣、筛、搁、簸(扬)、刷、刮、挖、摘(掐)、碾(砻、撞、打、压等)、搓揉、洗、漂、泡等,其中有的方法看似与切制粉碎药材同法(如碾、漂、泡等),其区别在于净选不改变入药部分的形态与性质。以下分而述之。

1. **拣**  又叫挑选、取,包括"抖药"在内。此法主要是通过眼看手拣,去除药材的杂质、变质和非药用部分,分离不同药性效用部位,以及大小分档。如拣去白前、金钱草、茵陈等中的杂草,抖尽其中的泥沙灰屑;拣去山药、党参、板蓝根、甘草、川芎等含糖、含淀粉类药材中的变质部分;分离花椒等药中不同药用部位(花椒壳、椒目);分离菊花、金银花中的残基叶柄等非药用部位;对茯苓、附子、地黄等药材的大小进行分档,以方便下一步的切制或炮炙。

2. **筛**  主要是对经过挑选还未能纯净的药材,用不同规格(孔目大小)的筛、罗,除去夹杂的灰屑、泥沙、渣末等杂质。如对海金沙、葶苈子等用马尾筛去除其中的杂质(杂质留在筛上),对种子类药材(如女贞子、覆盆子、火麻仁、赤小豆)以及某些小草类(如瞿麦、萹蓄、薄荷、白花蛇舌草、细辛等)用灰筛去除灰屑(灰屑从筛孔漏下)。用筛也可对药材进行大小分档,如用附子筛来筛川乌,半夏筛来筛半夏、延胡索等。不少切制、炮制后的药材亦须用米筛筛去灰屑和其他固体辅料。

3. **搁**  是根据药材去留部位轻重的不同,利用风车(图 4-1)的风力,搁去非药用的壳、皮、灰屑、杂质。如已碾过的薏苡仁、谷子、麦子等搁去外壳;已泡脱皮的桃仁、杏仁、扁豆搁去脱下皮;栀子、蚕沙搁去杂质和灰屑等。

4. **簸**  是根据药材去留部位轻重的不同,利用药材在罗或筛上的上下颠簸运动所产生的风力,去除非药用部分及杂质,或分离不同入药部位的方法。此法可去除(或分离)杏仁、桃仁、扁豆已泡脱皮的外种皮。清·张叡云"去皮者,免损气"[1],但更主要的是,去除种皮更有利于煎出种子的有效成分。

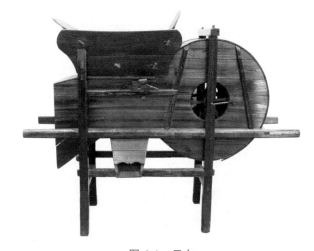

图 4-1  风车

5. **刷**  是用各种刷子刷去药材表面的杂质和非药用部位,如灰屑、泥土、虫卵等。有些药材在清刷之前,必须通过日晒、烘焙、高温干燥,或用水液洗后方能进行。如石韦、枇杷叶通过晒或烘焙后方能刷去毛茸,蛇类的鳞片干燥后才能用竹刷刷去,矿物类药材亦可用竹刷刷去尘土、泥沙等。

6. **刮**  选用小刀、竹刀、刮皮刀或瓷片可刮去药材非药用部位。如苦楝皮、肉桂、桑白皮、厚朴、杜仲、生山药、桔梗等可趁鲜或湿润后再刮去外表粗皮或外皮,鹿茸经火燎后、马钱子用砂炒后最容易刮去毛茸,蛤蚧须经干燥才能刮去外鳞。张叡云"去鳞甲者,免毒存",但

---

[1] 清·张叡《修事指南》卷下,清雍正九年(1731)文光堂刻本。

鳞甲未必都有毒,主要是因为此非药用部分,无有效成分。鳖甲、龟甲须水淹后才能刮洗去筋膜残肉。张叡云"去筋膜者,免毒在"[①],实则是因为水淹过之后,筋膜残肉得以腐烂,容易与甲、骨分离。

7. 挖　是指挖去某些药材的内瓤、毛茸、内心、子核的方法。如枳壳需挖去瓤瓣。张叡云"去瓤者免胀",不去瓤则容易导致枳壳腐败,失去原有疗效。挖去金樱子的子核(种子)和内毛,张叡云"去核者免滑",但更关键的是金樱子的核与内毛并不具有应有的功效。

8. 摘　此法也包括"掐",即用手摘、掐去除或分离非药用部位,多用于去掉桑叶、藿香叶、佩兰叶、荷叶的梗。摘除麦冬、远志、巴戟天的木质心,张叡云"去心者免烦",其实这些木质心未必能令人烦,却增加药物重量,又无原药功效,留之无益。掐去蜈蚣、蝉蜕的头足,掐去红娘虫、斑蝥的头、足、翅等,也是自古遗留下来的习俗。至于这些头足是否能有与虫体一样的成分与功效,还有待于研究。

9. 碾　此法包括擂、研、磨、砻、舂、捣、砸、撞、打、压等,用于去角刺、茸毛、须根、内核等非药用部位。如在竹笼撞毛器内撞去香附、知母、泽泻、骨碎补、狗脊的须根或茸毛,或碾去苍耳子、刺蒺藜的刺;打或捣碎去除乌梅的核,磨碾去益智仁、草果的外壳等。用砻或舂,或垫高磨心反方向推磨,可脱去种子、果仁类药材(如薏苡仁)的皮壳等。用挤压法可使枳壳呈半圆形,然后再经压榨呈半月形,有利于下一步切制。至于直接将药物粉碎,这就彻底改变了药物的形态,属于切制类的粉碎法了。

10. 搓揉　是将体积大而松泡的药材搓揉成一定形状或分离的方法。如将山药搓成紧实的圆条状,将竹茹、大腹皮搓揉成圆卷,加糠揉搓分离瓜蒌仁与内瓤等。

11. 洗　即洗涤清洁法,是针对某些根、根茎、藤木、皮、叶、全草及果实、种子等药材使用的清洁方法。此法的目的还是净选,需要用特定性质、适当温度的水,在一定时间内用适当方法和速度去清洗。洗药得法,是建昌帮中药质量高的原因之一。

(1) 洗药用水种类

1) 冷水:即清洁的凉水。主要用于具有芳香发散性、含油性、咸味,或杂有泥沙灰屑的根茎、果实、全草、叶、动物等类药材。如白前、香薷、茵陈、白薇、益母草、藿香、荆芥、当归、川芎、生地黄、党参、黄芪、甘草、天冬、黄精、青皮、陈皮、木瓜、川楝、羌活、独活、僵蚕、全蝎、木香、甘遂、天麻、牛膝、延胡索、郁金、远志、海藻、昆布等,用清水洗净或抢水(快速水洗)洗去泥土、灰屑等不洁物。

2) 温水:温水渗透去污力强。根茎、果实类药材,冬天洗药或需当天洗切的药,一般可选用温水洗或抢水洗,可洗去冷水不易洗去的不洁物,方便快速洗润软化药材。多用于升麻、续断、丹参、柴胡、射干、藕节、知母、防风、前胡、南沙参、鸡内金等药材。

3) 药汁及稀释的液体辅料水液:主要是用特定药汁或稀释的液体辅料,洗去药材和饮片的不洁物和异味。如用米泔水洗去紫河车外表的血垢,用皂角水洗去乱发上的油垢物,用温明矾水洗去知母、桑白皮、桔梗、黄柏等在水中可能产生的涎滑物。

(2) 洗药时间:一般洗药时间宜短不宜长。具体应根据洗药季节,药材的性味质地,不洁物的性质程度,以及洗后是否还要漂泡、浸润等软化过程来决定。如在冬季用冷水洗药时间可长一些,夏季用温水洗药时间宜短一些。洗药时间宜短些,或快速抢水洗几分钟的药物,

---

多为药性芳香、含油性、下水易生涎滑物者。另,体轻松泡药材,伤水则易中空泻瓢,或易水解流失药味的药材,也不宜久洗慢洗。老药工称:"久洗则使药材伤水,饮片无药味。"其原因是药材吸水过多、质地过软,易流失有效成分,降低药效,甚至导致霉变腐烂,造成损失。

(3)洗药方法:洗药方法包括清水洗净、清水抢水洗净、清水搅拌冲洗、清水淘洗、温水洗净、温水抢水洗净、温矾水抢水洗净、皂角水洗净、米泔水洗净等。不同性质的药材,可选用不同的洗药方法。

1)一般的洗法是将药材放入洗药容器(缸、盆、桶、池、丝箩等)内,用适宜的水洗涤,或抢水洗涤。洗时可根据具体情况翻动或快速翻动,或轻轻搅拌、擦搓、刷洗,待轻浮的杂质及灰屑上浮、沙土下沉后,再滗去或捞去上浮杂质。最后捞出药材,沥干余水。

2)体质坚硬难吸水者,或毒性药,或有特殊炮制要求的药材,在洗去灰屑杂质后,沥干余水,即可放入容器内,再按浸、漂、泡、润等制法继续加工。

3)体质松泡易吸水药材,洗后沥干余水即应晾开,切制,堆置过久则易腐烂变质。

4)易吸水药材中,如有上下粗细大小不均者(如甘草、黄芪等),宜先洗大头,后洗小头。全草类药材抢水洗后,应苗向上、根向下,竖立放置沥干余水,使药材上下吸水均匀。

5)有毒性或有刺激性的药材,不宜用手直接洗,可用木棍缓缓搅动、冲洗干净。

6)下水易生涎滑的药材,伤水易中空、泻瓢的药材,宜加定量明矾末抢水洗;含不易洗去的污垢药材,宜用皂角水或碱水洗涤。

7)不宜洗的药材切莫沾水,如花、粉类药材见水则会散烂流失,改变颜色,降低药效。表面有黏液质的种子(如车前子、南天仙子等),下水易生涎滑物。南天仙子下水则成饼糊状。胖大海见水则膨胀,失去效用。花粉类如蒲黄等,水洗则流散难以收集。

除以上诸法外,炮制药物要用到水的还有漂、泡、润、水飞等,这些方法的目的并非为了净选,而是因为切制、炮炙的需要。也有人将所有用水的方法都归于"水制法"。如明·陈嘉谟《本草蒙筌》云:"水制三:或渍,或泡,或洗之弗等。"但这种归纳法过于简单,揭示不了用水的目的与用途。今将能改变药物形状(如水飞)、性质(如漂、泡)、用途(如为切片做前期准备的润法)的用水加工法置于下一节"切制法"中。

# 第二节 切 制 法

切制法系将净药材通过软化后,切制成一定规格饮片;有些药材则需捣碎或粉碎成一定的大小或规定的细度,以便直接用于中医临床与制剂生产。这一环节中的切片,是建昌帮传统炮制法中最有特色的技艺之一,切制所得传统中药饮片具有形色气味均佳大的特色。但干燥的净药材在切制前必须依法少浸多润软化,这一柔润软化的过程,有利于切制时根据各药性能特征,切刨出美观实用的不同饮片。

所谓美观实用的药材饮片,是能通过完整饮片保留原药材的鉴别特征,又能最大限度地煎出药味(有效成分),且片薄而不粉,煎煮时不易出现焦糊。切片如要继续进行其他炮炙工序时,易于吸收液体辅料,炒炙受热均匀,方便制成各种剂型。饮片体积缩小,有利于干燥、贮存、包装、调配。要达到以上目的,就必须把握好切制饮片过程的每一个环节。前述刀具的形态、使用方法及保养等是其中一环。本节重点讲述切制前的药材软化处理及饮片类型与规格。

### 一、切制前药材软化处理

一般净药材切制前都必须经过柔润软化,简称"润药"。常用来软化的方法,主要有浸、润、腌等法,以及漂洗、浸泡等,此属古代"水制法"。此外,炮炙法中的蒸、煮、炆等法亦能软化药材。

1. 浸 系将药材置容器内加入清水或药汁浸的制法。浸的目的主要是使药材软化,毒性药浸制还有去毒作用。浸法需要注意所用的浸液、水量、时间及浸渍的程度。

(1) 浸制用液:一般药材用清水浸。毒性药(如马钱子)或若干特殊的血分药(香附)等可用童便浸。

(2) 浸法水量要适宜,不可过多或过少。吸水性强的干燥药材,水面可高出药面15cm左右;吸水性差的湿药材,水平药面即可。过则伤水或流失药汁,降低疗效。

(3) 浸制时间据具体药材而定,数小时或数天不等,但一般药材均不宜久浸。用童便浸制的药材,时间可稍长一些。浸的过程中途一般不换水。

(4) 浸法一般以六七成的软化程度即可,捞起后再改用润制法,使内外湿度一致,此即所谓"少浸多润"原则。

2. 润 润法系将水处理(包括洗、浸、漂等)后尚未软化的药材,或需要吸收液体辅料(黄酒、米醋、蜜水、盐水、姜汁等)的净药材,置适当容器内或器具上,让少量水液徐徐渗入药材内,使之内外湿润一致的软化方法。此法适用范围广,工艺讲究。建昌帮药界中药饮片"斜、薄、大、光亮不碎,色艳气香而味厚"的特点与润药关系甚大。老药工所谓"三分刀工,七分润功""切药个徒弟,润药个师傅",说的都是这个道理。润法又可分为闷润法、复润法、潮润法、砂水罨润法、蒸润法、伏润法等。

(1) 闷润法:又称遮润、盖润、包润。系将水处理后,或蒸、煮后的净药材、完药材,以及干燥净生片置容器内,利用已吸进的水分,或再加少量清水,或加液体辅料,麻布遮盖,使之软化或吸收液体辅料的制法。闷润包括水湿闷润法和液体辅料闷润法。

水湿闷润法:目的是软化药材。将经过水处理或蒸煮后,吸收水量较多的净药材,沥干余水,入容器内,湿麻布遮盖;经过水洗后,吸进的水量不能润透净药材或完药材的,沥干余水,入容器内,喷淋或加入定量的清水,湿麻布遮盖。水量视药材性质(大小粗细、干湿软硬程度)及气候季节而定。一般加水量为原料材重量的30%~35%。较湿的药材或梅雨反潮季节,水量略少点;较干的净药材或干燥气候时,加水量略多些。闷润一定时间,中途上下翻簸均匀,经反复摊晾闷润,至药透或药透水尽,内无干心为度取出。再按各药具体规定切制或进一步炮制。

液体辅料闷润法:又称"饮润液体辅料"。此法可吸收液体辅料或同时软化药材。净生片或不须切制的药材,以及含水量较高的完药材,仅用本法吸收液体辅料即可。水制后加液体辅料或加稀释的液体辅料有软化药材的双重作用。操作方法:净生片或不须切制的,以及蒸煮后含水量较高的完药材,应干燥后入容器内,加入定量的液体辅料,麻布遮盖;以定量的液体辅料不能软化的完药材、净药材,洗后沥干余水,直接入容器内,加入定量的液体辅料及一定比例的水,水量按水湿闷润加水比例补充添加拌匀,麻布遮盖。闷润一定时间,中途翻簸均匀,反复摊晾闷润,至药透汁尽,或内无干心为度。取出,再切制或按各药具体要求继续炮制。

闷润法注意事项:闷润过程宜遮蔽,水湿闷润法用湿麻布遮盖,液体辅料闷润法用麻布遮盖,以保证一定的湿度和温度。

闷润时加水或加液体辅料稀释要按一定比例,闷润过程要经常翻簸均匀。如水量不足,药材尚未润透,需喷淋或加入少量清水。水量过多,则令药材过湿或胀大,翻簸不匀则不易润透心。此时不能曝晒,晒后有的药材易裂开皱皮,造成药材内外湿度不均的现象。过湿者宜日摊晾(晾晒)、夜闷润,使内外湿度一致。

闷润与气温季节的关系:夏秋气温较高,吸水较快,闷润时间宜短,并及时上下翻动或摊晾。闷润过久,药材宜变异。如含糖、含淀粉多的药材易出现发热、发黏、生涎滑物、腐烂、发臭、变色等现象。发生变异现象,可根据药材具体情况,立即选用硫黄熏 1 次,有祛涎滑、漂白、赋色、防霉、防腐作用。初春及冬季气温较低,药材吸水较慢。体质坚实的药材润制时间可长些,必要时采取增温措施,如用温水洗后闷润、润药处增温,或改用蒸润法等。

闷润与药材质地在润制时间上的关系:根据药材质地(大小粗细,干湿软硬)的不同,润制时间少则几小时或 1~2 天,多则 3~4 天或更长时间。如质地松泡、皮层较薄,吸水较快的根与根茎、果实种子类药材,宜选晴天当天抢水洗后沥干,稍闷润即切片干燥,以防带水堆闷而使药材变质;体质粗大要按“少浸多润”的原则适当延长闷润时间,对一次润不透的采取反复摊晾闷润的方法,即先闷润一些时间,取出,白天摊晾或晾晒,夜晚又入容器内如法闷润,使表皮水分蒸发一部分,慢慢渗入一部分,反复进行,直至透心或药透水尽,药透汁进为度。闷润程度的鉴别,详见下文“软化适宜程度的传统鉴别法”。

(2) 复润法:复者,重复之意,系将洗、泡、漂、浸、蒸、煮、煨等后晾晒至全干,贮藏以备随用随切的半成品完药材,在切片前再用沸水泡过,润软的制法。复润法基本同前,但宜加入沸水,水平药面,中途必须翻簸,使上下吸水均匀,泡 1~2 小时取出沥干,用湿麻布再遮润 1 天,使内外湿润一致,内无干心,润软即得。复润法适用于某些大量加工的药材。如某些毒性类药材,须先冬季用较长时间加工炮制(水制或水火共制),加工成半成品完药,使药材坚实、定形、暂时贮藏,方便日后根据销售量和加工量临时复润切制。复润切制还可避免极薄片、薄片炮制品因积压造成的破损,因久留而造成的收缩卷翘现象。复润切制的饮片完整、光亮美观。

(3) 潮润法:潮者,回潮之意。建昌帮药界又称“回润法”“秋润法”。本法系在我国东南地区利用春夏两季南风天,地面和空气湿度较大的特殊条件,于湿润地面上铺放竹垫或笋盖,将洁净药材摊放于上,吸湿回润 12~24 小时,使药材柔软。南方秋冬季多北风,地面和空气干燥,本法不宜使用。潮润法操作地点宜洁净,以防鼠食。适合潮润法的药材为含油脂、糖分重,以及质地柔软、可不用水的药材,如北沙参、怀牛膝、玉竹、天冬、细辛等。

(4) 砂水罨润法:系利用粗砂与适量清水浸润药材的方法。其法:取适量干净白粗砂置容器内,将药材埋入砂内,拌匀,加上清水。水面平砂面,或稍高 2~3cm,罨润至一定软化程度时取出。由于加入砂子的水量较少,所以可以较长时间润制药材,又可防止药汁流失、药材腐臭变质。此法适用于需长时间润制的药材和去除动物类药材上的残肉筋膜。但粉性足、含糖多,或毒性类药材不宜选本法。常用砂水罨润法的药材有槟榔、木通、红藤、鸡血藤、龟甲、鳖甲、穿山甲等。

(5) 蒸润法:又称“蒸软”“气软”,属热法软化、蒸气软化法,系将净选后的药材,通过蒸制加热处理,使药材加速软化的方法。常用本法软化的药材有红参、煨附片、羚羊角、鹿角、鹿茸、玳瑁、苏木、降香、檀香等。

(6) 伏润法:伏者,隐藏、埋伏之意。建昌帮药界又称此法为"出汗"或"发汗"法,系将鲜药材埋伏于干糠(或干稻草)中间,麻布遮盖,到一定时间,使药材内部水分析出后取出,晾晒干表皮水分,再如上伏闷数次,至药材质地坚实的一种特殊润制方法。伏润法与其他润法最大的不同是:其他润法都是令水分或液体徐徐渗润进药材内部,而伏润法则是将鲜药材内部水分析出的一种润法。常用伏润法的药材有鲜茯苓、鲜枳壳等。

3. 腌 此法适用于含水分多的毒性类药材,经长时间浸漂或润后,再加白矾防腐、解毒、缩水、祛涎滑、防"泻缸"(浸药容器中药材腐败,产气霉变)。动物类药材则加用皮硝等,以去除残肉筋膜。生附子防腐可加盐卤腌制。全蝎可加盐水腌制。其他常用腌法的药材还有半夏、天南星、白附子、龟甲、鳖甲等。

4. 漂 本法将药材较长时间置于清水或药汁水内(可经常换水,但药汁一般不换),漂去药材的部分毒性、麻性、辛燥之性,以及去除咸、腥、臭等异味。此法既可清洁药物,又能改变药物性质,且与润法一样,可为切制药材做好准备。建昌帮炮制有毒药物时,特别讲究漂法,注重如下几方面。

(1) 漂药环境:漂药容器宜放室内,不加盖亦可避免日光直接照射增热,或避雨淋、冰冻伤害。

(2) 漂药用水:此涉及用水种类与用水量。建昌帮药界认为,不同季节的水的性质不同,有"冬水善,夏水煞"之说。"冬水善"是指冬季的水温度低,渗透力差,性质和缓,较长时间的漂药也不易出现发热霉烂,腐败现象;"夏水煞"是指夏季的水温度较高,渗透力强,较长时间漂药则易发热,腐烂、损坏药材。据此,南方以冬季漂制药材为宜,而夏季只宜漂制不宜腐烂的药材(如人中白等)。北方则以夏秋两季漂制药材为好。漂药用水一般皆用冷水、清水,但要去油性则宜先清水软化,再用米泔水漂,如苍术、白术、淡附片。若防腐去涎滑、腥臭,降低毒性,则要选与加工药材性质贴合的药汁,如明矾水、甘草水、生姜汁、皂角水、薄荷水及皮硝化水等。

漂制用水的水量一定要多,一般宜保持水高过药面17~20cm。对于干燥或吸水性强的药材,水量尤其要多些。水量过少或药材吸水后低出水面,则药材易烂变质,且达不到去毒的目的。至于漂制的天数,建昌帮药界有两种意见。一说据春温夏热、秋凉冬寒,定天数为"春三、夏四、秋七、冬十"。另一说则以建昌帮旴江流域冬春寒凉,夏秋燥热的规律来定天数,将漂毒性药天数定为初春近冬7天,仲夏伏天3天,秋季4天,冬季10天("春七、夏三、秋四、冬十")。这种说法与宋代临川宝唐(今江西崇仁)医家陈自明制苍术"米泔浸,逐日换新泔。春五日,夏三日,如秋七日,冬十日[①]"接近。近代老药工认为,毒性药如附子、天南星、半夏等漂的时间宜长一点,以夏秋7天、冬春10天为宜。咸腥异味药如紫河车、咸大云(未经漂制过的肉苁蓉)皆属肉类或肉质药材,漂的时间可短一点。

漂药因时间长,必须换水。换水前均应用木棍上下搅拌翻动1次。毒性或刺激性药材,水漂后,水中亦有毒性或刺激性,不能用手搅拌,也不能随便倾倒,以防人畜沾染中毒。换水时,黏质类、毒性类药材宜先搅拌翻动,从上溦去浮在上面的浮沫及杂质,再从下面滤去水分,并以清水冲洗滤净。油质类、多泡、上浮之杂质宜从上倾倒淘尽水分,不让浮沫杂质黏附

---

① 南宋·陈自明《妇人大全良方》卷24"固真丹",人民卫生出版社1985年出版,654页。

药材。换水次数根据季节气温及药性,一般可 1 日 2~3 次,夏秋 3 次,冬春 2 次。

5. 泡　古称汤泡、沸焯、沸焯(chāo),指开水浸泡或快速在开水中焯过。现代也包括用清水短时间浸泡。经过浸泡的果实、种子类药材容易擦去其种皮,有利于煎出有效成分,降低药物的辛燥之性。故清·张叡《修事指南》有"泡者,去辛辣之性"之说。此外,该法亦可复润软化已制过的完药,方便软化切制。

泡法所用沸水量以高过药面 10~15cm 为度。复润者水量应少些,中途不必换水。对须脱皮的种子类药材,泡时须加盖密闭,以使果仁在一定温度下充分吸水膨胀。至果皮无皱痕,全面鼓起时,或分批离水后,立即用板搓去种子外皮。若大批泡后种子离水后,脱皮加工不及,则皮下水分丧失,种皮紧缩则脱皮不干净。也可在被泡种子离水后,立即入冷水中冷却,再搓淘去皮。须去辛辣之性的药汁,加入沸水后立即搅拌翻动。体轻的药材易浮,其上宜加板稍重压,再加盖密闭。泡法所用时间比漂和浸要短,一般以 30~40 分钟为宜。用于复润,则时间可到 1~2 小时。

## 二、软化适宜程度的传统鉴别法

鉴别润药的软化适宜程度,习称"看水头"。切片工具不同,对药材软硬要求亦不同,如手工切刨要求软些,机器切片要求硬些。建昌帮"看水头"法有如下几种:

1. 弯曲法　长条形药材水处理后,以能用手略微弯曲,不易折断为度。如白芍、山药、木通、大活血等。

2. 指掐法　团块状、粉性足的药材,润后以手指能掐入药材体表一定程度为度。如天花粉、粉防己等。

3. 折断法　木质类药材经水处理后,用双手握药,折断观察内部是否透心,以无干心为度。如桑枝、桂枝等。

4. 穿刺法　粗大块状的粉性药材水润后,以能用铁钻轻松刺入中心为度。如干茯苓等。

5. 刀切法　建昌帮药工以刀切药,观察软化程度,经验丰富,功夫独到。此法"看水头"为建昌帮药界历代所注重。刀切法检验软化润透适度的标准为:"爽刀"(刀切药片即自行分离,拉刀不费力)、药片无干心、不破碎、不起粉斑、无纤维牵连脱尾,不起团成饼。切片色泽光亮均匀。

药材过干,软化不及则会引起"扛刀"(拉刀费力,切不断或切不入)、切出的药片有干心、破碎不整、卷角翘片或起粉斑、片色干暗。

药材软化过度,过湿"伤水",就会出现"黏刀""滞刀",切出的药片不能定形,或纤维粘连、拖尾,片张起团、结饼,片色湿暗无光亮。

本法适用于观察质地坚硬,或形体粗大、粉性重、纤维多的根与根茎、果实种子类等药材(如槟榔、泽泻、川芎、山药、天麻、郁金、白芍、桑白皮、黄芪、甘草等)的润法适宜程度。

## 三、建昌帮饮片类型及规格

建昌帮药界历来注重饮片的形色气味,十分讲究片形。有经验的药工刀工娴熟,讲究切刨工艺,片形丰富多彩。行内有"桔梗不见边,防风飞上天,白芍不烂边,槟榔一百二十片,川芎蝴蝶双飞片,天麻菲薄亮光片,泽泻山药铜钱片,枳壳去瓤人字片,姜夏白附鱼鳞片,杜仲骨牌片,浙贝腰子片,黄芪甘草柳叶片,郁金瓜子片,麦冬抽心燕窝勺,党参北沙参切段片"等赞誉之词。其中,饮片又以"斜、薄、大、光"为特色,并以薄著称。"饮片"既指临床所用片状药中药,亦指药材经过炮制后可直接用于中医临床或制剂生产使用的处方药品,即药材凡经净制、切制或炮炙后,均可称"饮片"。故饮片类型也可包括段、块、丝、粉末等。

1. 饮片类型　按饮片厚薄可分为极薄片、薄片、中片、厚片,其中包括不同的片形,如横片(可见药材横断面)、斜片、直片(可见药材纵切面)。其他片形还有段、块、丝、粉末。

2. 片形规格

(1) 极薄片:习称"薄如纸",通常能透见药片下的字迹,片厚0.15~0.39mm,多为横切圆片(少数为斜片)。横切片又称"顶头片",其中大的称"圆极薄片",小的称"鱼鳞片"。适用于质地坚硬,芳香发散气味重,或角质类、根与根茎类、果实类等药材,如姜半夏、延胡索、郁金、白附子、淡附片、川乌、羚羊角片等。

(2) 薄片:片厚0.4~1mm,多为斜薄片、直薄片、长薄片、圆薄片。斜薄片根据倾斜角度不同,片张较长的称"柳叶片",较短的称"竹叶片",更短小的称"瓜子片"。斜薄片适用于长条形、肥粗均匀、纤维性强的根茎类药材。直薄片又称"顺片",多为刨片,系先将药材切成一定长度的段,按原来长度顺纹(纵纹)直刨所成。适用于药材长直、组织致密的根与根茎类药材。斜薄片如白芍、生甘草、黄芩、黄连、木香、川牛膝、桂枝、桑枝、藿梗、苏梗等。横(圆)薄片多用于防风、桔梗、川木通、煨附片、川芎、猪苓、射干等。直薄片多用于天麻、白芷、当归身、知母、玄参等。

(3) 中片:片厚1.1~2mm。因介于薄片与厚片中间,又称"中厚片",包括"马蹄片""腰子片""肚片""骨牌片""类圆片""人字片"及"竹叶片"。此片形适用于质地疏松、柔软、粉性足、味厚,易出味的药材。如大黄(马蹄片)、枳壳(人字片)、浙贝母(腰子片)、靴形厚朴(肚片)、续断、丹参、南沙参(竹叶片)、茯苓(半圆片)、法半夏(类圆片)、柴胡、藕节、天花粉、肉苁蓉等。

(4) 厚片:片厚2.1~4mm,多为斜厚片、圆厚片或不规则形。此片形适用于粉性足、质地疏松、柔软的药材,或切制后需要炒炙的药材,如山药、熟地黄、炙黄芪、炙甘草、阳附片、羌活、泽泻、白术、苍术、何首乌、黄精等。

(5) 段:长段又称"寸节段",长度为2~3cm;中度长度为1.5cm;小段又称"米粒段",长度为0.5cm。适用于全草类或细小枝茎、梗、须根类或某些质软而黏、不易切片的药材。长段如北沙参、怀牛膝、通草、党参、参须等。中段如炮姜、甘草梢等。小段如白茅根、麻黄、荆芥、巴戟天、天冬、百部、玉竹、香薷、白前、五加皮、归尾、石斛等。

(6) 块:规格不等,三角块边长约1.5cm,长方形块边长2~3cm。包括三角块、长方形块(丁)、扁平块,适用于粉性足、易糊化,或有特殊炮制要求的药材。三角块如炒黄柏、化橘红、广陈皮、青皮等;长方形块如葛根、蕲蛇等;扁平块如酥龟甲、酥鳖甲等。

(7) 丝:皮类丝片,1~2mm宽;叶类丝片,约5mm宽。适用于质地较薄而又不宜切片的皮、叶类药材。如筒厚朴、生黄柏、陈皮、合欢皮、桑白皮、苦楝皮、瓜蒌皮、枇杷叶、淫羊藿叶、大青叶、荷叶等。

(8) 粉末:某些果实、种子、矿物、贝壳、骨骼等药材必须经过粉碎,制成粉末或粗颗粒,才能口服或煎服。其制法乃取净药材或切制品,用碾槽、研钵、舂钵、杵臼、石磨等工具,经捣、杵或碾、磨成粗颗粒或不同粗细的粉末,然后经过筛或罗,筛选成不同规格。

粉末规格有:①粗粉:能通过20~30目细罗为度;②细粉:能通过60~80目细罗为度;

③极细粉：能通过 100 目细罗为度；④眼科或外科散剂：要求能通过 110~120 目细罗为度。

（9）飞：亦称"水飞"，是使不溶解于水的金石贝壳类药材置于水中研磨，以便分离杂质，制成纯净的微细粉末，可用于治疗眼科或外科疾患。该法虽然用到水，但却需要使用粉碎工具，目的是取得极细粉末，故仍将此法归于本节。

旧法水飞多用研钵，此法仅适合少量珍贵药材。近现代将大量药材制成极细粉末，多用粉碎机、球磨机来研磨。采用此法的药物有珍珠（豆腐煮后）、朱砂（磁铁吸去铁屑后）等，可置乳钵擂研成细粉后过 100 目罗；雄黄、滑石、煅炉甘石等用铁碾槽研细末，过 80~100 目罗。然后将细末置容器内，加入清水，用木棒搅动，先捞去上浮泡沫杂质。药粉沉淀后滤去上面清水，再加清水搅拌，将混悬液倒入另外容器内。下沉部分再反复按上法加水搅拌，合并混悬液，静置一段时间，滗去清水，取出沉淀物，使之成薄层，摊放在下面垫有吸水纸的箩盖（或其他用具）上，晒干。如有必要，再取出擂研为细粉，过 80~100 目罗即得。

# 第三节　炮　炙　法

本节炮炙法使用"炮炙"二字，是想区别于广义（包括净选、切制）的"炮制"。这样的用词法逐渐多见于现代炮制专书[1]。本法系将净药材或切制品，再经火制、水火共制或其他制法，最终制成可直接用于中医临床或制剂生产使用的处方药品。炮炙法来源久远，自古就有"食药同源"之说。上古之人，由于火的应用，便由生食（寒食）进步到熟食（饔食）。据传商汤的宰相伊尹精于烹调，并发明了汤液。西周和春秋战国时期，人们对食物的色香味形即十分讲究。孔子有"食不厌精，脍不厌细""肉败不食，色恶不食，臭恶不食，失饪不食，不时不食，割不正不食，不得其酱不食"的饮食原则。饮片的加工炮制方法取法于食物烹调，对水火的运用及成品、形色气味，有同样的精细要求。其中，火制法包括炒、炙、煨、煅；水火共制法包括蒸、炆、煮、熬、淬；其他制法包括霜、曲、芽、复制及其他特殊制法。建昌帮药界的炒、炙、煨、炆等法，在我国炮制技术方面，工艺独特，形成了具有地方特色、又合乎古法炮炙的传统风格。

## 一、炒法

炒法系将净药材或生饮片，置热锅内加热净炒，或加辅料炒至一定程度的方法。炒法是"雷公炮制十七法[2]"之一，属火制法。此法在中药炮制中运用最广，是炮炙的基本方法之一。

---

① 王孝涛《历代中药炮制汇典》（江西科学技术出版社，1989）将"炮制"作为整个制药技术的总称，"炮炙"则指水制、火制、水火共制等除净选、切制之外的制法。《全国中药饮片炮制规范辑要》（人民卫生出版社，2016）所收各地炮制通则中也有类似区分法。"炮炙"原为"炮""炙"两种用火加工食物的方法。"炮"字在早期有焚烧、裹物烧、涂物烧、灰中热烤、不去毛炙等含义。"炙"在古代则有火烤肉、炒、加蜜或油脂炒等流质辅料炒等含义。但两字合用作书名如《雷公炮炙论》，则等同于"炮制"。

② 雷公炮制十七法：《雷公炮炙论》题为刘宋·雷敩撰。其书并无"炮制十七法"之说。明·罗周彦《医宗粹言》（安徽科学技术出版社校点本，1995）卷 4 "炮制十七法"云："《雷公药性论》：药之有方，犹乐之有调也。乐备众调，始和其音；药备众方，始和其剂。方剂十七法如之：曰炮、曰爁、曰煿、曰炙、曰煨、曰炒、曰煅、曰炼、曰制、曰度、曰飞、曰伏、曰镑、曰㩺、曰晒、曰曝、曰露是也。然则用者，各尽其宜。"此 17 法乃罗周彦归纳，其中包括炮炙、净制、切制、干燥诸法。所谓《雷公药性论》，并无此书，后世据此附会出"雷公炮制十七法"，实与雷敩无关。

1. 炒法的主要作用

(1) 降低毒性:炒制中的高温能降低或消除毒性。如净炒去牵牛子、苍耳子的毒,米炒去斑蝥毒,砂炒去马钱子、附片、川楝子毒,醋炒去芫花、甘遂、商陆、狼毒、大戟的毒,酒炒去白花蛇、乌梢蛇、蕲蛇的毒等。

(2) 减少刺激性:可去除某些含树脂药材的刺激性气味,适合炒乳香、没药,减少其对胃的刺激。麸炒去枳实、枳壳油分的燥性。姜汁炒去厚朴所含油脂对咽喉的刺激性等。

(3) 改变性能:炒制可改变某些药物的性味、功能,扩大其药用范围。如蒲黄性滑,炒炭后性涩偏于收敛止血;生薏苡仁利湿,炒后健脾;生姜发表,炮姜温中;生诃子清肺,炒诃子温坚固肠等。

(4) 缓和药性:炒制能缓和药物偏性,如净炒山栀能缓和其苦寒之性,山栀炒焦能缓和其酸性,土炒苍术能缓和其燥性。

(5) 增强疗效:如诸子炒爆,易于煎出药味;醋炒青皮引药入肝,增强疏肝作用;蜜糠炒诸药,增强芳香健脾、利湿作用。

(6) 赋色矫气味:许多药物炒后呈金黄色,具有焦香气味。动物类原药材多腥臭,炒能降低或去除腥臭。

(7) 便于炮制、制剂:如炒易去毛刺,炒酥后易粉碎。

(8) 有利保管:炒制有杀死虫卵、防霉、干燥作用,有利贮存。

2. 炒法的种类　根据炒制时是否加辅料,以及加何种辅料,又可分为净炒、加固体辅料炒和加液体辅料炒三大类。

(1) 净炒:系不加任何辅料的炒法,又称"清炒"。其基本工序为:用文火或武火将锅烧热,倒入净药材或净生片,用适宜的火候不断翻炒,炒至一定程度时,快速出锅,筛尽灰屑,摊晾即得。根据药材炒制的不同程度,可分为微炒、炒黄、炒爆、炒焦、炒炭5种。

1) 微炒:即用文火将药材表面炒干、炒热,色泽无明显变化,微有药气或爆声。适用于某些不须炒黄的芳香性药物,或须研粉者,以及细小种子类药材。微炒与烘焙法有类似作用,芳香类药物炒热即可去除表面水分,达到干燥目的。须研粉的干燥饮片,再炒至干爽、微酥脆即可。常用净炒、微炒的药材有麦芽、谷芽、葶苈子、大豆黄卷等,以及待研粉的药材。

2) 炒黄:即用文火净炒至药材表面呈淡黄色或金黄色、角刺酥脆易去、透出香气为度。常用此法者有刺蒺藜、苍耳子等。

3) 炒爆:即用文火炒至药品膨胀鼓起、种皮爆裂出声、透出香气为度。常用此法者多为种子类药材,如白芥子、王不留行、决明子、牵牛子、莱菔子等。

4) 炒焦:即用文火或武火,或武火、文火交替使用,净炒至药材表面呈焦黑色或焦褐色,内部淡黄色或色变深,发出焦香气为度。如炒至锅内冒黄烟,或出现火星时,应立即用细眼洒水壶喷淋少量清水,调节锅温,灭尽火星,以防炭化或燃烧,待至焦而不炭化,再炒干水分。常用净炒焦的药材有健脾胃药及有刺激性或苦寒性重的药材,如焦山楂、焦山栀等。

5) 炒炭:要求先用武火将锅烧至微红,再投入药物。块片状药材用武火或先用武火后文火。全草或花、叶类药材体质轻松易燃,只能先文火后微火,或一直用微火,净生品炒至表面焦黑色,内部焦黄色或焦褐色,做到不全部成炭,保持原药材形象(块、片、花、叶)可辨,性味尚存。这也称作炒炭存性,炭而不灰(不灰化)。若炒至药材冒黄烟,或出现火星时,应立即用细眼水壶喷淋少量清水,降低锅温,使药材内部外部受热均匀,灭尽火星,以防燃烧或炭化失性。炭药出锅后温度较高,不宜立即收藏,也不宜摊放在竹、木器具上,以免燃烧,而宜薄层摊放在净石板地或净铁板上,习称"去火毒"。炒炭后的药品不宜堆放过厚,否则在余热作用下,会继续炭化过性或引起燃烧。最好将出锅后的炭药立即装入窄口瓷(炭瓮)内密闭1天,隔绝空气,窒息余火,待完全冷却后取出收藏。

建昌帮药界炒炭方法有多种,如净炒制炭法(蒲黄炭、槐花炭、当归炭、生地炭、熟地炭、大黄炭、黄芩炭、贯众炭、侧柏炭、荆芥炭等)、砂炒制炭法(炮姜炭、黄柏炭、白芍炭等)、加醋液炒炭法(艾叶炭等)、闷煅制炭法(血余炭等)。

(2)加固体辅料炒:上述清炒法中,药材直接与锅接触,对于炮制药物(一般量都比较大)来说,存在翻炒不匀、或伤及药材等缺陷。因此,又发展出加辅料炒法,这样可以使药物受热均匀,同时不同辅料还可赋予药物赋色、增效等作用。辅料据其性质,有固体、液体之分。加固体辅料炒又可分为糠炒法、麸炒法、米炒法、土炒法、砂炒法、牡蛎粉炒法、滑石粉炒法、海蛤粉炒法。

1)糠炒法:以糠炒药古代早已有之,至今仍为建昌帮药界常用而又独具一格的炮制工艺特色之一,也是南北药帮运用固体辅料炒制的不同点之一。糠炒法所用的糠,需先用炼蜜溶液炒过而成"蜜炼糠",然后再用来炒药,故此法又称"蜜糠炒法"。"蜜炼糠"制法:取净糠(又称"净糠头",即筛去大小杂质的洁净糠)倒入烧热的蜜水溶液中,在锅内炒热,并将定量的蜜水溶液淋入,迅速拌匀,不断翻炒炼至糠表皮光亮,色泽加深,微粘手为度,取出摊晾,分次备用。每净糠100kg,用炼蜜20kg,掺沸水4kg。蜜量稍多,则蜜糠产生的烟更浓,着色黄而鲜艳。蜜糠体积较麦麸大,炒后不易变焦,可反复用2~3次。反复用时要筛去灰屑,并用蜜水再炼过。

蜜糠炒药需先用武火将锅底烧至微红,再倒入定量的预制蜜糠,快速翻炒至冒青烟时,用炒药铲将蜜糠铺平锅底,并向周围铺开。随即倒入干燥生药片,用周围的蜜糠覆盖药材,或盖上锅盖,密闭10~30秒后,立即揭开锅盖,快速抢火翻炒1~5分钟。见药片转微黄或黄色时,迅速将药出锅。然后根据药材形体大小,选用不同孔眼的筛,筛去糠及灰屑,趁热将炒好的药放入容器内,密闭令其转色。但不需要注重颜色的药材,可不必密闭,出锅筛净后摊晾即可。每次入锅药材与蜜糠的重量之比为2∶1。常用糠炒法的药材有白术、白芍、山药等。蜜糠炒白芍时,建昌帮药界尚有离火离锅炒法,详"热砂离锅炒法"及各论白芍项下。

2)麸炒法:此法所用的麸乃是蜜水溶液炼过的麦麸。具体制备法:准备好筛去杂质的净麦麸,再用炼蜜和沸水混合制成蜜水溶液。每净麦麸100kg,用炼蜜15kg,沸水3kg。然后在热锅中先炒热净麦麸,再淋入蜜水溶液,迅速拌匀,不断翻炒,至麦麸手捏不成团,微粘手为度,取出摊晾,即为蜜炼麦麸,分次备用。

用此蜜炼麦麸炒药时,先用文火将锅底烧热,再倒入定量的蜜炼麦麸,快速翻炒至热或冒青烟时,将蜜麸铺平锅底,并向四周铺开。旋即倒入干生药片,并用四周的蜜麸履盖药片,闷约10~30秒,立即快速抢火翻炒1~5分钟,以色转微黄或原色稍深时,立即取出锅中物。最后用孔眼合适的筛子,筛去炒过的麦麸及灰屑,摊晾即得(必要时可入容器内密闭转色)。每次入锅药材与蜜麸的重量比为2∶1。

附言:蜜麸体积较小,炒制后易变焦。若有未焦者,可筛去灰屑,用蜜水炼过,还可再用。如无麦麸,可用糠代。常用此法炒的药材主要是色泽深暗的枳壳、枳实、柴胡、升麻、泽泻、知母、续断等(后3味要用盐水润后炒)。

3）米炒法：此法常用的大米以糯米为佳，特殊炮制者亦有以"陈仓米"者。具体方法：淘米令净，滤干，稍摊晾。候米表面稍干，将米倒入热锅底，用文火微炒至热。再倒入干燥的净药材，转微火不断翻炒，至米呈棕黄色为度。将炒好的药材起锅，筛去米粒及灰屑即可。辅料米炒制毒性药后，因吸附毒素，不能再次入药作辅料，宜妥善处置，以免人畜污染。辅料用量：每净药材 100g，用米 100~200g。常用米炒法的药材有党参、红参、白参、红娘子、斑蝥、虻虫等。

以上糠、麸、米拌炒时，这些辅料本身的温度并不高，因此对某些需要高温、但又必须受热均匀的药物来说并不适用。因此，又出现了温度可更高、更持久的土炒、砂炒、矿物或甲壳粉炒之法。

4）土炒法：此法用土包括灶心土、东壁土、赤石脂、黄土。先将土晒干，去尽杂质，碾为细粉。再用武火将锅烧热，倒入定量的净土，不断翻炒至轻松，土面鼓起小泡。此时倒入干燥净药材，与土混合后不断翻炒，至药材表面呈土色、具焦香气时取出，筛去余土及灰屑，摊晾即得。一般炒药后的土性质已变，不得重复运用，否则影响药材质量。每次入锅药材与净土的重量比为 100∶30。常用土炒的药材有苍术、白术等。

5）砂炒法：砂炒又称"砂爆""炒烫"，系用热砂与药共炒。此法辅料温度甚高，因此有的书中将其单列为"烫"法[①]。此法据炒制过程的变化，又可分作砂炒法、热砂离锅炒法、油砂焖烫制法 3 种。

A. 砂炒法：取定量的净白中砂或细砂放入锅内，以武火炒砂至烘热（即距离砂子 3cm 左右，以手掌试之有热气烘手，砂温约 150~300℃），或用炒药铲翻炒感到砂子轻松流利为度。倒入干燥净药材，或用液体辅料润后的干药材，转文火，不断翻砂至药材合乎要求，如药材表皮鼓起，内部松脆或酥脆，外色转白色、微黄、黄色、棕褐色、焦黑色或炒炭存性等，再立即取出，用铁丝筛筛去砂子及灰屑，摊晾即得。每次入锅的药材与砂重量比为 1∶（5~10）。常用砂炒的药材有马钱子、川楝子、诃子、狗脊、杜仲、骨碎补、炮姜、姜炭、黄柏炭、象皮等。

B. 热砂离锅炒法：此法见元代《瑞竹堂经验方》所载"先将锅子烧热，取离火炒[②]"，此后建昌府沿用不绝。其法与烹饪法相通，烹制菜肴时，炒、爆、熘、烹至一定程度时，或用一手将锅耳端起，离火颠翻几下，或连续翻锅，离火操作。"热砂离锅"炒药的优点是容易控制锅温与砂温，使药材色嫩鲜艳，不易焦边，完整不碎。其法先炒砂至烘热，此同前砂炒法。然后锅内存砂，分次用白铁撮斗盛出热砂，与干燥净药材或净生片趁热快速不断翻簸约 3~5 分钟，令砂烫药材达到炮炙要求（同砂炒法），再用铁丝筛筛去砂子及灰屑，摊晾即得。每次烫制的药材与砂的重量比为 1∶（15~20）。常用热砂离锅烫制的药材有穿山甲、鸡内金等。

C. 油砂焖烫制法：系利用油砂的高温，将埋入的动物骨壳类药材（鸡内金、穿山甲除外），焖烫至酥脆为度。其法炒砂至烘热，加入定量植物油（每砂子 100kg，用植物油 2kg），炒至砂子现油亮色，砂温升高至 250~300℃，即为油砂。然后倒入完整或大块状的动物骨壳，埋于热油砂中间，焖烫 20~30 分钟（形体小者焖 20 分钟，大者焖 30 分钟），至药材转金黄色，酥脆为度，以钳取出。或趁热将药材入醋盆，用醋淬后敲碎，或摊晾后敲碎即得。每次焖烫药材

---

① 于江泳、张村《全国中药饮片炮制规范辑要》（附录《全国中药炮制规范》《北京市中药饮片炮制规范》），人民卫生出版社 2016 年出版，919、921 页。

② 元·沙图穆苏《瑞竹堂经验方》卷 3 "木贼散"，明嘉靖间高濂校刻本。

与净白粗砂重量比为1∶20。常用油砂焖烫制的药材有龟甲、鳖甲及大型哺乳类动物骨骼等。

以上砂炒法应注意：①必须严格注意辅料砂子的大小粗细、洁净度、用量及砂温。一般根据药材的体积、色泽、性质，分别选用白粗砂、白中砂、白细砂。砂子应预先经过筛选去杂，淘洗、干燥，保持洁净，否则药材颜色变暗。用砂比例要恰当，与每次入锅炒制的药材与砂的重量比，有1∶5、1∶10、1∶15、1∶20几种。砂过少则烫不透，发泡不全，且易使锅铁烧灼药材；过多则不易翻炒。砂温要适当，关键在于控制火候。火力微弱烫不透，发泡不全，火力过大则易使药材出油、卷角、烧边、躲藏或黏附砂子，甚则炭化、过性。炒砂时可用武火，药材入锅后可视具体药材转用文火，或热砂离锅烫炒。锅内砂温过高时可加少量冷砂降温，砂温要求特别高者可采用油砂炒制。②砂炒法尤其要注意每铲都要亮锅底（即翻铲至锅底）。若药材滞留锅底，易使药材炒制过性。③入锅药材干燥程度要求不一。凡要求炒后酥脆，保持色泽者，原药材必须充分干燥，否则药材中心不易鼓起，易粘砂，色变暗或变焦黑；凡要求炒断丝、炒焦、炒炭者，可用液体辅料（酒、醋、姜汁、盐水等）润过后再炒者，只需要一般干燥。④砂子炒后可再次用来炒制，油砂重新用时应加少量油炼过。如属炒制毒性所用的砂子，不宜再用来烫炒其他药材，以防染毒。

6）其他粉炒法：所用炒法传热物为煅牡蛎粉、煅海蛤粉、滑石粉。滋补而具有性黏、韧性较强的药材粉碎前多选用煅牡蛎粉炒，或用滑石粉炒。胶类药材炒成珠状（如阿胶珠），多选用煅海蛤粉炒。

此法虽用粉不同，但操作步骤近似。今以煅牡蛎粉为例，展示其操作过程：先取定量煅牡蛎粉置热锅内，用文火炒至发烫轻松。再倒入干燥净药材，不断翻炒至药材发泡、松脆、易碎，或中间无溏心等程度时取出。再筛去药材中的牡蛎粉，摊晾即可。入锅药材与煅牡蛎粉（或煅海蛤粉、滑石粉）的重量比为1∶1或1∶2。常用牡蛎粉炒后粉碎的药材有枸杞、熟地黄、麦冬、玉竹、天冬、黄精等；常用滑石粉炒制的药材有鱼鳔胶等；常用海蛤粉炒制的药材有阿胶珠等。

以上所述加固体辅料的炒法（包括烫法），其辅料并无能渗入药物的成分，因此多利用辅料拌炒时温度与持续温度上的改变，来炒制不同的药物，但一般较少增添其他功效，或改变药物性质。此外，所有固体辅料完成拌炒任务之后，都必须去除。

（3）加液体辅料炒：系将液体辅料在炒制前或在出锅前加入药材的炒制法。液体辅料不同于固体辅料，它们不改变拌炒温度，却在完成拌炒之后，渗入到药物之中，成为药物的一个部分，使药物发挥更多作用。炒法的液体辅料包括黄酒、食醋、蜂蜜、姜汁、盐水及其他药汁或特殊汁液。这一方法现代或归于"炙"法 [①]，或单列"酒制（炙）""醋制（炙）"等法。从"炙"的历代实际使用意义来说，主要是指清炒与加流质辅料。但各地区又有自己的习惯用法，建昌帮炮制法一般将"炙法"局限在用流质的炼蜜或羊脂油文火炒炙的制法，与其他液体辅料区分开来（见下文）。

1）酒炒法：此法包括先酒润后炒及先酒润后加固体辅料（蜜糠或蜜麸）炒法。先酒润后炒法比较简单：将干燥药材置容器内；喷淋定量黄酒，拌簸均匀，麻布遮盖，闷润约半小时至1天，药透酒尽时，取出晾或晒干；倒入热锅内，根据具体炮制要求的颜色，掌握适当火候不

---

① 于江泳、张村《全国中药饮片炮制规范辑要》（附录《中华人民共和国药典》2010年版、《北京市中药饮片炮制规范》），人民卫生出版社2016年出版，917、922页。

断翻炒至一定程度,取出筛尽灰屑,摊晾即得。每净药材100kg,用黄酒10kg。常用此法的主要为地龙、蛤蚧等。

先酒润后加蜜糠或蜜麸炒法的喷酒闷润步骤同上法,炒时用武火将锅底烧至微红,倒入定量的预制蜜糠或麦麸,快速翻炒至冒青烟时,用炒药铲将蜜糠或麦麸铺平锅底,并向四周铺开;立即倒入干药片,并用四周辅料覆盖(或盖上锅盖,用麸炒一般不加盖),约10~30秒,待产生浓烟时,立即揭开锅盖,快速翻炒至药材颜色稍加深时立即取出,再筛去辅料及灰屑,密闭取色或摊晾即得。每净药材100kg,用黄酒10kg,蜜糠50kg或蜜麸50kg。酒润后再加蜜糠炒的有白芍,加蜜麸炒的有牛膝、柴胡、常山等。此法实际上是酒润后再炒,加上蜜糠炒法而已。

2)醋炒法:先用醋润后再炒。对于醋的用量,每净药材100kg,用醋10~30kg。此法常用于入肝经药,如柴胡、香附、青皮、五灵脂、艾炭等,以及有毒性的药物,如商陆、芫花、甘遂、大戟、狼毒等。

醋炒也可不先润,随炒随拌醋。其法取干燥净药材入热锅内文火不断炒至一定程度时,立即用定量的醋均匀喷淋,继续翻炒至符合炮制要求,取出摊晾即得。常用此法的有乳香、没药等。每净药材100kg,用醋10kg。建昌帮药界多用先醋润后炒法,少用随炒随拌醋法,且认为醋液入锅易为热锅消耗。而含油分过多的药材入锅前不易吸收醋液,只有炒去油分后,在出锅前喷淋醋液,才能增加醋液吸收。

3)姜汁炒法:姜汁炒包括姜汁润后炒法和姜汁润后再加固体辅料(蜜麸)炒法。前者取干燥净药材放入容器内,喷淋定量姜汁拌簸均匀,麻布遮盖,闷润至药透汁尽时取出晾干。然后在热锅内用文火加热,不断翻炒至一定程度时取出,筛去灰屑,摊晾即得。每净药材100kg,用生姜10~25kg,后者掺水(姜、水之比为1:1)捣汁。常用此法者有厚朴、竹茹、山栀子、吴茱萸等。姜汁润后加蜜麸或砂炒法,等于在姜汁炒之后,再配合蜜麸或砂炒法,炒后要筛去固体辅料和灰屑,摊晾。常用此法者有僵蚕等。

4)盐水炒法:盐水炒与上述酒、醋、姜汁炒一样,先需要将干燥净药材闷润至盐水渗透完全时取出晾干,入热锅内文火后摊晾。常用此法者有益智仁、菟丝子、补骨脂、潼蒺藜、韭子、车前子、小茴香、橘核等。一般每净药材100kg,用食盐2kg,沸水5kg。也可在盐水炒后再加蜜麸或砂再炒,然后筛去蜜麸或砂及灰屑,摊晾。盐水炒配合蜜麸炒者有知母等,配合砂炒者有黄柏、杜仲、川楝子、荔枝核等。建昌帮药界古法盐水炒药亦有随炒随拌盐水的炒法。近代认为,盐水入热锅拌炒,盐水易糊锅,使吸收的盐水减少,且炒制的饮片色泽不佳,故今多用盐水润后炒法。

5)药汁炒法:如吴茱萸药汁炒黄连、黄连药汁炒吴茱萸、鳖血炒柴胡等。具体操作方法与其他加液体辅料炒法基本相同,详见具体药物项内。

3. 炒法的工艺流程

(1)净炒工艺流程:铁锅预热(文火或武火)→烧热(或烧至锅底微红)→投药(净药材或干燥药材)→翻炒(适宜火候)→快炒(至规定程度)→出锅(筛灰屑)→摊晾→净炒成品。

(2)加固体辅料炒工艺流程:固体辅料→辅料净选(或预制)→投料(定量辅料预热至规定程度)→文火(或武火)→投药(干燥净药材或干燥净生片)→翻炒(适宜火候,快炒至规定程度)→出锅(筛去辅料及灰屑)→摊晾(或密闭转色)→炒制成品。

(3)加液体辅料炒工艺流程:净药材(或净生片)→晾或晒干→液体辅料润制→入容器

内→闷润(至药透汁尽,药与辅料量按规定比例)→干燥(晾或晒干)→净炒(加固体辅料)炒制成品。

## 二、炙法

炙法与前述炒法及加液体辅料炒法有概念重合之处。根据建昌帮本地区的习惯,将药材加炼蜜或羊脂油用文火慢炒作为"炙"法,也可以说是特殊的炒法。建昌帮药界凡补益药或入肺经药的药名前面加炮制脚注"炙"者,一般不必标出液体辅料名,皆特指蜜炙。其中蜜水或酒,蜜水润后用蜜糠炙法独具特色。用油脂炙者则另有特定几种品种。

1. 建昌帮"炙法"的主要作用

(1)增强疗效:蜜炙有增强润肺止咳、健脾益气的疗效;羊脂油炙可增强温肾壮阳疗效。

(2)缓和或转变性能:生甘草味甘偏凉,具有清热解毒、调和诸药之功。炙后性温,补脾益气,润肺祛痰;生麻黄能发汗,炙麻黄能润肺、止咳、平喘。

(3)矫味和减少副作用:马兜铃苦寒味劣,易伤胃气致吐,蜜炙可矫味免吐。

(4)便于制剂:羊脂油炙鹿茸片,酥脆易研粉。

2. 炙法的种类　据所用流质辅料不同,分蜜炙法和羊脂油炙法。

(1)蜜炙法:根据用料和拌炒程序的差异,又可分为蜜水(蜜酒)润后蜜糠炙法和随炒随淋蜜炙法。

1)蜜水(蜜酒)润后蜜糠炙法:须先完成蜜润工序,即取定量的炼蜜和开水(或温黄酒)置容器内拌和溶化,形成蜜水(或蜜酒),再将干燥净生片与其拌和,麻布遮盖闷润1天,经常翻动,待药透汁尽后取出稍晾干。再在锅中调制好蜜糠(见前"糠炒法"等处),将蜜糠向四周铺开,投入蜜润过的生药片,先文火,后微火,不断炒动,慢炙约2~3小时,至药材内外转金黄色,微粘手时出锅,筛去糠及灰屑,摊晾至干爽酥脆、不粘手时,入陶器内密闭贮藏。常用此法的药材有炙甘草、炙党参、炙黄芪、炙桑白皮等。蜜水炙每净药材100kg,用炼蜜25~30kg(润药)。蜜酒炙用炼蜜20~25kg,掺开水或温黄酒4~5kg。炼蜜糠用炼蜜5kg,掺开水1kg。每次入锅药片与净干糠的重量比为2:1。

2)随炒随淋蜜炙法:先要完成炼蜜工序,再行炙炒。

炼蜜:一般在炙制前预制或临时炼制。生蜂蜜的用量应根据生蜂蜜的度数,炼蜜的炼制比例及炙制所须炼蜜量,将炼制损耗计算在内,如40℃以上的生蜜可炼制出原重量90%的炼蜜,40℃以下的可炼制出原重量85%的炼蜜。炼蜜炙每净药材100kg,须炼蜜25~30kg,用40℃以上的生蜜炼制应该用28~33kg,用40℃以下的生蜜炼制应该用29~35kg。

炼蜜时,取生蜂蜜(按上述比例计算)入铜锅内用微火溶化(不必沸腾),纱布滤去杂质净化后置热锅内文火加热,不断搅拌,待蜂蜜沸腾、转黄色,起禾筛(或米筛)花头大的泡(即蜜液鼓起禾筛或米筛孔眼①大小的泡)时即成炼蜜。将其出锅,置容器内,坐于热锅上水中,分次备用。

炼蜜炙药时,取干燥净药材入热锅内文火炒热,淋入定量炼蜜,拌匀后转微火、慢慢炒炙约10~20分钟,至药材转金黄色或蜜黄色、微粘手时为度,取出。摊晾至干爽、酥脆、发亮、不粘手时,入陶器内密闭,置阴凉干燥处贮藏。每净药材100kg,用炼蜜25~30kg。常用此法者

---

① 禾筛眼内径1.6~2cm,米筛眼内径0.3cm。

有麻黄、马兜铃、枇杷叶、紫菀、百合、款冬花、百部、白前、桑白皮、罂粟壳等。

3）蜜炙法注意事项：①建昌帮药界炼蜜宜临炙时炼制，并当日用完。因故剩至次日，应隔水炖过。②炼蜜炙药一般不加水，若加水炙则饮片水分难以挥发，饮片颜色不鲜艳，且无光泽，贮藏时易结团、回潮、生霉。唯炼蜜过老，黏性太强，或生蜜系沙蜜者方可加适量开水，否则不易与药片拌匀。③冬季炼蜜宜嫩一点，即炼蜜起泡较小，如米筛孔眼大；夏季炼蜜宜老一些，即炼蜜起泡稍大，如禾筛孔眼大。④蜜炙前的生药片要求干燥，如干燥不及，炙制饮品易变黑暗色，且易回潮生霉。⑤蜜炙出锅标准之一为微粘手。若不粘手出锅，则饮片老化，色泽变焦。⑥蜜炙药每次制备量不宜过多，贮存时间不要太长，以免变质。

（2）羊脂油炙法：取定量净羊脂油倒入锅内，文火加热溶化，随即倒入生药片，慢慢翻炒至羊脂油被吸尽，药材表面呈黄色油亮，微粘手时，取出，摊晾至干爽、酥脆，不粘手即得。如系炙叶类药材，羊脂油溶化后亦可先出锅，待叶类药片入锅后一边翻炒，一边淋入羊脂油，再按上法炙至规定程度。每次入锅净药材与羊脂油重量之比为5：1。常用此法者有淫羊藿、鹿茸片等。

3. 炙法的工艺流程

（1）蜜水（蜜酒）润后蜜糠炙：蜜水（蜜酒）润制（入容器内）。拌和净药材，闷润至药透汁尽，晾干）→投蜜糠（入热锅内）→投蜜润过的药材（与蜜糠共炙入锅）→翻炒（慢炙，至色转深，微粘手）→出锅（筛去糠及灰屑）→摊晾（至酥，不粘手）→炙法成品。

（2）随炒随淋蜜炙：预制炼蜜→铁锅预热（文火烧热）→投药（干燥净药材）→翻炒（文火炒至药热）→淋蜜（边炒边淋，文火）→炙药（微火，慢慢炒炙，至色转深，微粘手）→出锅（摊晾、至酥、不粘手）→炙制成品。

## 三、煨法

建昌帮炮制法中，煨法系将药材置糠火中煨熟的制法。食品烹饪法中至今尚有"煨鸡""煨薯""煨芋"等品种，但所用之火不一定是糠火。目前，全国各地习用的煨法，大致包括湿面粉或湿纸裹煨去油法等，亦有将吸油纸夹药烘去油列入煨法者。湿面粉或湿纸逐个包裹，只适宜少量药材煨制，锅内闷煨，纸夹烘煨，与古法煨制原意相差较远。

建昌帮药界的煨法至今保留了古代传统煨制工艺风格。宋《本草图经》也提到："张仲景治气痢，以诃梨勒十枚，面裹煻灰火中煨之[①]。"明代李时珍也提到"煻火中煨熟"。在古法基础上，建昌帮发展为以大量干糠，将大批净药材平铺围灶内，隔以纸灰、生姜片等，用糠煨熟、软化，高温去毒，或去油性、燥性的制法。建昌帮药界以糠火为燃料，间以生姜，煨去附子毒，方法考究，工艺独到，并以此蜚声全国。

煨制可降低药物燥烈之性及毒性（如煨制附子有高温除毒作用），亦可缓和药性，减低药物刺激性，扩大药用范围。如生姜、葛根生用发汗，煨后可减其辛味和油分，具有温肠胃之寒、止泻作用。

一般煨法在围灶（见制药工具）中倒入定量干糠，再将净药材用湿纸（牛胶纸或草纸）2~3张包裹后埋入糠中。用稻草或茅柴火点燃干糠，文火煨制，至糠烬灰冷，取出药，去外纸即可。每净药材100kg，用干糠50kg。常用本法者多为少量加工的煨姜、煨木香、煨葛根等。

---

① 宋·唐慎微《重修政和经史证类备用本草》卷14"诃梨勒"，人民卫生出版社1957年出版，342页。

特殊煨法先在围灶圈内地面上铺一薄层糠灰,灰上铺一层净药材(多为润后晾干者),药材上平盖草纸数张,纸上又铺一层糠灰,灰上再铺薄层干稻草,干稻草上再平铺干糠(可分次加入干糠)。至此以稻草圈点燃干糠,煨至糠烬灰冷,取出即成。每净药材100kg,用干糠80~100kg。常用本法者多为大量加工的煨制附子、煨木香、煨葛根等。

煨法的工艺流程:生净药材→湿纸包裹药材(或隔灰、隔纸放药)→投糠(以糠为燃料)→埋药→煨制(稻草点燃,至糠烬灰冷)→取出→去灰杂→煨制成品。

## 四、煅法

煅法是一种古老的炮炙药法。《雷公炮炙论·序》中就有"硇砂、硝石二味,於乳钵中研作粉,同煅了"的记载。煅法可酥松药材,如质地坚硬的贝壳类药材及矿物类药材煅后酥松,易于粉碎成末,去除杂质,便于调剂煎煮。明矾煅成枯矾,可除去药材内结晶水,增强药物燥湿收敛、固涩之效。血余炭煅后可矫味矫臭,纯洁药材。

1. 煅法的种类　煅法又可分明煅、暗煅两法。

(1)明煅:又称"直火煅",建昌帮明煅法系将净药材(或制成小块)直接放于无烟炭火或糠火、锯屑火中,或置耐火容器内高温煅烧。其特点为煅制药材一般不加盖,不须与空气隔绝。耐火容器包括无釉陶器罐、坩埚。若药材易爆裂,或为防炭灰污染,亦可加盖,但不须密闭。须炒煅去水分或油分者,宜用铁锅煅烧。

明煅法习用于质地坚硬的动物贝壳类和矿物类药材。易爆裂或破碎、溶化者选用无釉陶器罐、坩埚或铁锅盛装,容器周围及底下用炭火不断加热。煅烧至一定程度时,取出药材,或将容器离火,防止灰化,待冷后粉碎。或出药后趁热醋淬(或反复煅淬)。常用明煅法的药材有龙骨、牡蛎、石决明、紫石英、寒水石、石膏、瓦楞子、石燕、石蟹、海蛤壳、自然铜等。

(2)暗煅:又称"焖煅法""密闭煅法""扣锅煅法",系将药材置密闭容器内煅烧成炭。其特点是必须与空气隔绝。暗煅容器多为两口小铁锅(口径略小的锅反扣在上)。煅时取干燥净药材置小铁锅内,两锅结合处用湿盐泥(黄泥与食盐末的重量比为6∶1,加水调成糊泥,习称"六一泥",有不易烧裂的特性)密闭封严,以防漏气,药材灰化。上面的盖锅上贴一张草纸。盐泥稍干后,将锅置炉灶上,炭火加热,煅烧至盖锅上滴水成沸,纸变焦黄为度。离火待冷后,去泥揭开盖锅,取出药物,敲成小块或研末即得。暗煅法适用于植物类或动物类质地疏松、炒炭易于灰化的药材,如血余炭、棕榈炭、灯心炭等。

2. 煅法的工艺流程

(1)明煅法:干燥净药材(或敲成小块)→置炉火上(直接入围灶或炉灶上炭火中,或入耐火容器内)→明煅(不加盖,至药材微红或红透)→取出→摊晾后粉碎(或趁热醋淬,必要时反复煅后醋淬)。

(2)暗煅法:干燥净药材(必要时剪碎)→投药(入铁锅内)→密闭(上扣一锅,锅底部贴一纸,盐泥密封结合处)→待盐泥晾干→将锅置炉灶上,炭火煅烧两锅之中的药物(至上锅纸焦,滴水则沸)→离火(待锅冷,去盐泥开上锅)→取出→粉碎(或打成小块)。

## 五、蒸法

蒸法系将净药材(或加辅料)置蒸制容器内,于水锅上加热蒸至一定程度的方法。古代属水火共制法。此法能改变药物性能,增强药物滋补疗效,又可缓和药性,或消除、降低药物毒性,减少副作用。如生大黄峻下性猛,蒸制的熟大黄则性缓,泻下力减弱;附子、川乌、草乌、姜半夏等经高温蒸制后则减毒。某些药材蒸后可添香、矫味、矫臭、赋色。如地黄反复蒸后色黑如漆,味甘如饴。此外,蒸法尚能软化药材,杀死虫卵,方便切制、贮藏,如三棱、莪术、桑螵蛸、木瓜等。

1. 蒸法的种类  蒸法可分清蒸和加辅料蒸两大类。

(1)清蒸:系将净药材单纯蒸制,可利用蒸气软化药材或杀死虫卵。其法取净药材(或预先润透),置木甑(或蒸笼、蒸屉)内,待锅内水沸将甑隔水坐锅上,武火蒸至一定程度时取出,再按具体炮制要求进行加工炮制。常用此法者有茯苓、木瓜、薏苡仁、鹿茸、红参、象皮等。

(2)加辅料蒸:辅料可以是酒、醋、盐水、姜汁。具体蒸法是先将净药材放入容器内,再加辅料(如药材系干燥或吸水性强者,要在辅料中掺10%~20%的水)拌和均匀,麻布遮盖。闷润至药透汁尽时,取出。后面的程序同清蒸。

1)酒润蒸制:每净药材100kg,用黄酒10~30kg。常用于蒸制黄连、大黄、肉苁蓉、黄精、木瓜、黄芩、熟地黄、川芎等。

2)醋润蒸制:每净药材100kg,用醋10~20kg。常用于蒸制延胡索、郁金、三棱、莪术、五味子、乌梅等。

3)盐水润后蒸制:每净药材100kg,用食盐末2kg,掺沸水6~8kg。常用于蒸制桑螵蛸等。

4)姜汁润后蒸制:每净药材100kg,用10~25kg生姜,掺水与姜的重量比为1:1。常用于蒸制天麻、黄连等。

另外,传统古法中尚有加生姜片共蒸法。其法取净药材用水(或矾水)处理后,与净生姜长片(用量如姜汁润后蒸法)分层放置(一层药一层姜片)于木甑内,待锅中水沸,隔水坐锅上,武火蒸至一定程度时取出,拣去姜片,再按各药具体炮制要求进行加工炮制。常用于蒸制川乌、草乌、天南星、姜半夏、白附子、阴附片、煨附片等。此法有不易入味的缺点,故近代多改用姜汁润后再蒸法。

2. 蒸制成品的标准  通常根据各种药物的形色气味或具体炮制要求而定。

(1)蒸至上气:又称"蒸热""蒸软""气软",以蒸至气往上冲为度,时间约20~30分钟。上气后宜立即起甑出锅,以保原色。蒸气可使某些易软化药材便于切片,减少损耗,或保存药性,不易虫蛀。适宜的药材有黄芩、黄连、木香、红参等。

(2)蒸至上大气:又称"蒸熟",即蒸至甑盖边沿有汽水下滴为度,时间约1~2小时。上大气后宜立即起甑出锅。"蒸熟"可充分软化药材以利切制,或使其质地内含物产生变化(如淀粉粒糊化等),不易腐败变质。适宜蒸熟的药物有升麻、天麻、三棱、莪术、鹿茸、菟丝子、狗脊、女贞子、淡豆豉、木瓜、山萸肉等。

(3)蒸至熟透:又称"连续蒸",须蒸2~8小时或2~10小时,中途要求不能停火,锅内水量减少时,应及时添加沸水,以防停火蒸气下竭,饮片无光泽。熟透的程度根据各药性味、质地及炮制要求掌握。如质地特别坚实的药材,切开内无白心;毒性药或含麻性、刺激性药,舌尝无或微有麻辣味。其作用主要用于软化角质药材及某些毒性或刺激性药材,如鹿角、白附子、姜半夏、大黄、鲜茯苓、肉苁蓉、延胡索、郁金、阴附片、川乌、煨附片、天南星等。

(4)反复蒸:每次蒸4~6小时停火,留甑内密闭焖一夜。隔日如上再蒸,反复多次。至药材内外色泽乌黑发亮为度。反复蒸焖可使药材(如熟地黄、制首乌、制黄精等)熟透味厚。

3. 蒸法的注意事项

(1) 蒸制靠蒸气传热,宜武火,火力要求不停顿,须密封,令少漏气,不得中途揭盖,以保证蒸气持续充足,温度高,药材才能熟透均匀。要求药材蒸至颜色乌黑者,可停火出锅后留甑内密闭焖一定时间。

(2) 蒸制时装有药材的蒸器待锅水沸滚时再坐锅(木甑坐锅上后,甑的下沿应吃水2~2.5cm),方便掌握蒸制时间。锅内水量要保证适当高度,必要时应添加开水,切不可添加冷水,使温度突然下降,影响饮片光亮。

(3) 清蒸时,体质坚硬不易软化的药材,应先润制软化至一定程度再蒸,以节省燃料。

(4) 蒸器内药材堆放密度大时,可竖放 1~2 个通气竹筒于中间,令上下四周蒸气均匀。

4. 蒸法的工艺流程　净药材(或先润透软化)→入甑(需加辅料者,与药材拌和闷润)→水锅烧开(武火)→坐锅蒸制(将甑放在锅上,不停火蒸,必要时添加沸水)→蒸至一定程度时→起甑出药→蒸至成品(或再按具体炮制要求继续加工,或停火密焖。或反复蒸焖,再最后起甑出药)。

## 六、煮法

煮法系将净药材放入锅中,加入清水或特定辅料同煮的制法。《雷公炮炙论》"直录炮、熬、煮、炙,列药制方",可见煮法是早期制药基本方法,属水火共制范畴。煮法可消除或降低药材的毒性或副作用,如煮制硫黄、藤黄等;去除油腻,纯净药材,如煮制珍珠、玄明粉等;软化药材,便于切制,如煮制干个茯苓、莪术、三棱等。

煮法比较简单,取净药材放入锅内,加入清水或再加特定辅料,一般水液以过药面3.5~7cm 为度。武火煮沸后改文火,中途将药材上下翻动,煮至一定程度时取出,再按各药具体炮制要求继续加工。常用此法者除上述举例外,还有建昌帮古法制元胡(延胡索)、郁金、川乌、白附子、三棱、莪术等。

1. 煮法的注意事项

(1) 煮制水量必须适当。水量过多则流失药性,使药物还未进处方即成"药渣";过少则难以熟透,甚至会烧焦药材。

(2) 煮制的火候主要是文火。一般先用武火将水烧开,然后转文火,勿令火歇。如武火煮到底,火力过大,则干水太快,药材不易熟透心,且易烧焦药材。

(3) 煮制中途不要屡揭锅盖,以防减少气味和锅内温度。

(4) 煮制法药材起锅程度,视各药具体要求而定。如干个茯苓煮至茯苓钻插入中心不费力为度。硫黄煮至豆腐浆水变黑绿,青松针叶黑烂。其他无毒药材亦宜煮至药透汁干。

(5) 煮制毒性药的剩余药汁要妥善处理,以防人畜误染。

2. 煮法的工艺流程　净药材→入锅(加清水或辅料适度)→煮药(武火煮沸后改文火)→药透汁干→出锅→煮制成品。

## 七、炆法

炆(wén),《集韵》有此字,即没有火焰的微火。炆法系将净药材润透后,装入陶制炆药坛内加水和辅料,置糠火中用文火慢慢煨煮至熟的制法。晋·葛洪《肘后备急方》载:"合安罂中密封,以糠火烧四边,烧令三沸,待冷出,温服。"此即水火共制法。炆法为建昌帮药界炮制滋补药材的特殊方法,其法不同于铁锅煮法,不同于隔水炖法,也有别于糠火直接将药干煨法。它取法于食品烹调技术中的炆法(又称煨煮法),其特点是一要容器盛装,二要容器有水。以陶器炆制食品由来已久。新石器时代就已发明的陶器是烹饪食物的主要用具。用陶器为炊具,古朴简便,所制食品,味道最为纯正。所以,陶罐炆汤至今仍被保留。建昌府民间小吃或大型宴席崇尚古食,如砂锅或陶罐炆鸡、炆团鱼、炆猪脚、炆肉、炆排骨、炆大豆、炆绿豆、炆莲子等。此类食品有原汤原味、醇香浓郁、厚而不腻等特点。陶器炆制滋补药,优点亦然。

明代南城医家王文谟《济世碎金方》中"炆"字出现了 30 多次,如"菟丝子二两,炆过,制饼,焙了""将此药入精猪肉内,炆熟去渣,只吃汁与肉,犹妙""入鸡肚内,用老酒炆熟至烂,吃即愈。效甚,效甚""一两生姜汁炆,一两皂角水炆"。由此可见,"炆"法在建昌有着悠久的历史。清代建昌府南丰名医李铎《医案偶存》一书中,也载有"炆药"法。诚如清代品味大师袁枚《随园食单》所称"煨煮宜砂罐",实际也是炆法。清代炮制学家张叡《修事指南》云"砂锅制者取煎熬而味真",亦属炆法。

1. 炆法的特色　方便炮制某些忌铜铁的药材。其容器为无釉陶器,大量加工用陶器坛,少量加工用砂罐,能使药材真味不失。火用糠之微火,坛(或罐)口加盖,可保纯香气味不散,味厚不腻,滋补力胜。若加液体辅料,更易深入药材,兼具浓缩厚汁之功。

2. 炆法的操作　炆制操作亦不难:取净药材先润透,放入坛内,装药高度以坛高的 2/3 处为宜。再加入适量清水和辅料,水离坛口约 7cm,加盖。坛置围灶内,底部两边以砖架起,数坛同炆时,每坛间隔 5~10cm。坛底与四周置少量干稻草和定量木炭,方便导燃。围灶内及坛四周堆围定量干糠。以稻草点燃糠火,煨煮 4~6 小时或 10~48 小时,至药熟糠烬。待糠灰变冷起坛,取出药材,再按各药具体炮制要求继续加工。每净药材 100kg,用干糠50~100kg,木炭 5kg。常用此法的药材有熟地黄、何首乌、黄精、巴戟天、远志等。

3. 炆法的注意事项

(1) 注意观察糠火燃烧情况及坛内水量,如炆至药熟汁尽(坛内无水响声)时,应及时扒开糠火残余火力或及时起坛,以免烧焦药材,烧裂炆药坛。

(2) 燃料以糠火为佳,缺糠地区可用木屑代。

(3) 坛内装药不能过多,药材炆制前要先润透,以免装药过多,软化后胀破坛肚。坛口不能密封,方便添水,并可防胀破坛肚。

(4) 药材吸水性强的,炆制过程中可酌情添加沸水,以防炆药不透。

(5) 炆首乌、熟地黄、黄精类质地柔软的药材时,如坛底留有少量药汁,应将药材取出晾晒至半干,再吸尽原汁;炆巴戟天、远志等留有的少量原汁可弃之。

4. 炆法的工艺流程　净生药材(先润软化)→装药入坛→加水(或辅料)→将坛入围灶内(底部以砖架起,以稻草点燃坛四周糠、炭)→微火炆(糠火炆 10~48 小时,药熟糠烬灰冷为度)→起坛出药→炆制成品(按各药具体要求继续加工炮制)

## 八、熬法

《说文解字》:"熬,干煎也。"在本草古籍中,"熬"最为多用的意义就是火干,与"炒"同义。现代各地炮制规范里一般不载"熬法"。现代实际运用多见于熬胶,故亦可称"熬胶法"。这是将动物类的皮、骨、角、甲等药材久炆滤汁后,入锅中文火慢慢收汁浓缩胶质的一种制法,属水火共制,与古代属火制不同。各地药界熬胶方法均是将药材放入锅中直接煎煮,浓缩收胶。建昌帮药界取炆法之长,先用炆药坛糠火炆制后再滤汁入锅收汁成胶,有别于外地。动物胶类(龟甲、鳖甲、驴皮、鹿角等)多能滋阴补血,又无其原药材的腥膻之气,故病家乐意服用。

建昌帮的熬胶法,乃取小块净药材润透后,放入炆药坛内,按炆制法用糠火炆2天,取出用绸缎滤汁,药渣加清水再炆1次,取出滤汁。然后合并2次滤汁,加定量明矾末[药汁与明矾末重量比为1 000∶(2~3)],不断搅拌,待渣沉淀,滤出澄清药液,放入锅内。先武火加热,至沸后转文火久熬,至胶汁起大"被头花"(整锅一个大水气泡,又称"牵被"),逐渐稠浓,再改微火。必要时加入辅料(如黄酒、冰糖等),一边用木勺在锅内不断舀沥(即以勺舀起,又从稍高处倾匀慢慢倒出)。加速水分蒸发,一边用竹铲将锅沿的胶汁铲入锅中,以防边缘胶汁烧焦。至木勺舀沥呈"挂旗状"(可成平面流淌)时,熄火,立即舀出,置搽有麻油的锡模型(或锡盆)内(今用其他金属模型代替),待凝固后取出。无模子者可切片。

熬胶法的工艺流程:净生药材(润透软化)→入坛(按炆药法加水)→置围灶内(按炆药法架坛、点火,炆制2天)→滤汁(药渣加水再炆制1次,滤汁)→合并2次滤汁(加矾)→取清汁加热(先武火,至沸转文火,久熬)→熬汁至起"大被头花",转微火(以木勺舀沥)→收胶(至胶汁"挂旗"时)→熄火→舀入模型→出锅定形→摊晾(凝固后取出)→切块→熬制成品。

## 九、淬法

淬法在宋代颇为盛行,乃持烧烤的药物,趁热迅速点沾于液体(醋或酒)中,借热胀冷缩之力崩裂药材,以便煎煮或粉碎。建昌帮淬法系将净药材通过砂炒(烫法)或火煅,乘热投入(或喷淋)醋液中,使之骤然冷却而酥松。此法水火皆用,是炒、煅法的延伸制法。其主要作用是使药材酥脆,有利于粉碎和煎出药味,常用于淬制磁石、自然铜等矿物药材及龟甲、鳖甲、穿山甲及其他动物骨骼、贝壳类药材。由于此法前半段实为烫、煅法,故也可矫味。醋淬之后,也可发挥醋的引经及增强活血消肿功能。

醋淬法的烧烫、火煅同前述,关键是乘热将药物迅疾投入醋盆,或以定量醋液均匀喷淬,不断翻簸,使药材吸尽醋汁为度,再晾干即得。每净药100kg,用醋10~20kg。醋浸淬法与上法的区别是将煅烧极热(微红或红透后)的药材乘热投入醋液盆内,淬至无声时才取出。必要时可反复煅、淬。每净药100kg可用醋30~40kg。常用此法者为矿物类药材磁石、自然铜、煅赭石、紫石英、寒水石等。

淬法的工艺流程:净药材→砂炒法制过(或按明煅法)→煅烧至鼓起酥脆(或微红、红透)→乘热入醋盆(或醋喷淋,必要时反复煅、淬)→晾干(或粉碎)→淬制成品。

## 十、霜法

"霜"本来是秋冬季水汽凝华于地物上的冰晶。但在中医药书中,很多白色的粉末状物都可以称之为"霜"(如粉霜、糖霜、砒霜、柿霜、巴豆霜、百草霜、鹿角霜等)。中药炮制中的"霜法",系指药材经过去油、风化、烧熏等过程制成松散粉末或析出细小结晶的方法。其中,去油取霜法尤为多用。《雷公炮炙论》中有去油的方法:"其药不出油,其效力短。若要出油,生杵作膏,用三重纸裹,用重物覆压之,取无油用。"但没有将制取物称为"霜"。宋代方书已经有很成熟的压油取霜法,至《太平惠民和剂局方》才明确将所得白粉称之为霜:"巴豆……

研为粉,用纸数重裹搧,油透再易纸,至油尽成白霜为妙。"[①]去油制霜最主要的作用是去除能引起副作用的油质,缓和药性,降低毒性(如巴豆制霜)。其他制霜法则主要是增强药物疗效、改变剂型,方便给药。如西瓜、苦瓜制霜后,能增强清凉解毒作用,可用于局部吹喉用。由于霜的内含不同,其制取法也随之不同。

1. 霜法的种类

(1) 去油制霜法:取净药材(有壳者去壳),用铁碾槽碾为粗末(以后经烫后反复碾为细末),再用洁净的吸油纸(草纸)2~3张包裹粗末,用热烫斗上下来回压烫。烫的过程中,药末要反复翻拌再烫,吸油纸要常调换,反复多次,至吸油纸上无油迹,细末外表黄白色,手握松散不成团为度,取出过马尾筛即得。古代有用炭火烧热的平石板压烫制去油法等多种方法。常用此法的种子类药材有肉蔻霜、巴豆霜、杏仁霜、千金子霜、瓜蒌仁霜等。

(2) 风化制霜法:于夏秋季取新鲜、外皮青色、无损伤的成熟瓜类药材,切开近柄处的顶头盖,挖去内瓤和种子,装入净芒硝至满,用柄盖原样盖好。柄盖朝上放入疏眼网兜内,悬挂于避风雨阴凉干燥的檐下,下面置一容器盛装瓜上滴下的水液。待瓜皮外面析出白色结晶物,随即收集扫刮下的和容器内的析出物,至无结晶物析出为止。常用此法者有西瓜霜、苦瓜霜等。

(3) 其他:如升华制霜法(如制砒霜等)、熬煎制霜法(如制鹿角霜等)、烧熏制霜法(如制百草霜等)、日晒夜露法(如柿霜)。

2. 主要霜法的工艺流程

(1) 去油制霜法:净药材(去皮壳)→碾末(先研粗末,逐步研细)→吸油纸包裹(2~3层)→烫制(反复热烫斗压烫、中途翻动药末,用纸吸去油,换纸)→至油尽(纸上无油迹,粉末松散不成团)→取出→过马尾筛→制霜成品。

(2) 风化制霜法:净选瓜类(青、鲜、熟、整者)→切顶为盖,去瓤→投料(满装净芒硝)→盖严悬挂(顶向上,下置容器盛滴液)→风化成霜(扫尽其霜,至无析出)→风化霜成品。

## 十一、曲法

"曲"(麴),用现代语言描述,此为含能发酵的活微生物或其酶类的发酵剂或酶制剂。严格地说,"制曲"不属于药物炮制法,因为它使用的药物往往是多种,其成品与原料形性均相差甚大,可以作为一种制剂法。但古代也有将今造曲列入炮制法者,例如明·张四维《医门秘旨》卷15"锻炼门"就收录了"造神曲"法。明·罗周彦《医宗粹言》卷4"诸药制法"也收录了"造半夏曲法、造神曲法"。现代《中华人民共和国药典》收录的"发酵"法,即是古代曲法。故本书仍据建昌帮炮制传统,收入"曲法"。该法系将曲方药材配全(或再研末)后,加入辅料定形,在容器内保持一定的温度和湿度,使其发酵,制成一定形状的方法。此法改变了药材性状,扩大了药用范围,增强了药物疗效,方便调剂服用。常见者有神曲等药。

各地制曲的方法或有不同。建昌帮制曲法为:按曲方配齐净药材,必要时研成粗末或细粉,加入辅料(如曲方粉末加面粉和清水,初步制成一定条块状形状;淡豆豉于净黑豆内加入桑叶、青蒿叶,转变药性),置适当容器内用一定方法保持一定湿度和温度(30~37℃),使之发酵。至曲块或药材表面布满黄白色霉衣,内部生有斑点时取出,有的品种须用硫黄

---

[①] 北宋·太平惠民和剂局《太平惠民和剂局方》,人民卫生出版社1985年出版,131页。

熏 1 次。切制一定形状后,日晒(晾)、夜露至干,即得。常用此法者有神曲、沉香曲、半夏曲、淡豆豉等。

曲法的工艺流程:调配曲方(或研粉末)→投料(加面粉、清水,定形,或加药汁润)→入容器内(盖严,保持一定湿度、温度)→发酵(至表面布满黄白色霜衣)→取出熏制(定量硫黄熏 1 次,或切一定形状)→日晒(晾)夜露(干燥为度)→制曲成品。

## 十二、芽法

芽法,又称制芽法、发芽法。古人称某些谷物的芽为"蘖",故芽法又称"蘖法"。此法系将成熟的果实及种子,在一定温度和湿度条件下,促使萌发幼芽的方法。李时珍记载:"麦蘖、谷芽、粟蘖,皆能消导米、面。""穬麦……作蘖温中消食。"故芽法最主要的作用是改变药物性状,产生新的药效、扩大药用范围。常用芽法的药材有麦芽、谷芽、大豆黄卷等。

1. 芽法的操作方法

(1) 将成熟饱满的种子置容器内,加入清水,水过药面 17~33cm,用棍搅拌,捞去上浮空粒及杂质,滗干水。

(2) 换清水浸一定时间(根据具体种子确定浸泡时间)至种子透心为度,取出。

(3) 将浸过的种子置麦芽篓内,冬季装篓 2/3 的量,夏季装 1/3 量。用稻草或湿麻袋遮盖。每日淋水 2~3 次,保持湿润,冬季适当采取增温措施。

(4) 待种子生幼芽,芽长至一定程度时,取出干燥即得。

2. 芽法的工艺流程　成熟种子(入容器内)→净选(加清水,去杂质)→浸泡(换清水,浸泡至透为度)→入篓发芽(用稻草或湿麻袋遮盖,日淋水 2~3 次,保持一定湿度、温度)→发芽(芽长至规定程度为止)→出篓(掰散)→晒干(筛去灰屑)→发芽成品。

## 十三、复制法(附:露法)

现今一般地方炮制法中,罕见列"复制"法者,但此法大量存在于古医籍中,现代也有用此法者。此法多见于明清时期,或称"法制",即利用不同的辅料对同一药物先后进行炮制,或将一药分成数份,分别炮制后再混合在一起使用。最常见的药物有香附、半夏、补骨脂、黄连、黄芪、陈皮、苍术等。故香附可有"四制香附""七制香附"等。"法制"的另一含义,是运用独特方法对一种药物进行炮制。例如创始于明代的"法制半夏"(简称"法半夏")就有多种不同制法,如 2015 年版《中华人民共和国药典》所载"法半夏"即是生甘草、生石灰的炮制品,而 1977 年版采用的是姜矾腌制或姜矾煮法制半夏。半夏有一定毒性,运用适宜的制法可以消除毒性,保证疗效。"复制""法制"运用的辅料极多,制取方法几乎一药一个样,故此法包含的方法难以尽述,可参各论诸药项下。

**附:露法**

"露"是明·罗周彦"炮制十七法"之一,其原义是要经过"夜露",即夜晚在露天放置,以承受露水的浸润。例如,柿霜的制法需要日晒夜露,以便析出柿霜。更常见的露法是将药材或饮片置室外露天,不分昼夜,任其吸风饮露。常用于香附、马钱子、胆南星、人中白、人中黄、神曲、豆豉等浸漂发酵后露尽异气;何首乌、熟地黄等制后日晒夜露以加强药物滋阴之功。这样的露法,须选晴天,用箩盖(古用金银器)等适宜器具薄层盛装药材或饮片,置室外木架上,白天摊晾或日晒,夜间吸风饮露。天雨要及时收进,以防淋雨变质。另外,要注意防虫蝇、灰尘污染。露制时间古今不同。《瑞竹堂经验方》要求曝露十昼夜,老药工据具体药材,有"露一宿""露七日七夜""露四十九夜,阴雨不计"等不同规定。

另外,后世将药物用蒸气蒸馏,集其馏出的水液,亦谓之"露"。如"蔷薇露""银花露"等。此法五代末已经传入中国。明清以后,尤其是西洋医学大举传入中国时,尤为多见。清《本草纲目拾遗》多载露制。但建昌帮的露法不包括这种制取花露的蒸馏法,故略而不述。

# 第五章 传统中药养护保管方法

中药质量的优劣，直接影响到中医疗效。有"药之不存，医将焉附"之说。中药质量与多方面因素有关。除了药材的品种、产地、采收季节和加工、炮制等环节外，药材和饮片的变异、养护、贮藏保管，亦应十分重视。中药保管技术是一门专门的技术。养护保管人员必须认真掌握药材和饮片变异规律，做好养护和保管工作。

## 第一节　中药的变异

### 一、变异原因

常见中药变异现象有发霉、虫蛀、泛油、变色、走气、风化、潮解等。造成变异的原因主要有两方面。一为内因：中药和炮制辅料种类繁多，性味各异。生药材含糖、含水、含淀粉、含油、含特异气息，炮制后还往往含各种液体辅料的气味，具各种颜色，同时还有横片、直片、斜片、厚、薄、段、角、丝、粉等不同规格的片形。对这些不稳定的成分和因素，养护保管不妥，随时都可受外界各种因素影响而发生变异。二为外因：其中有自然因素，如冬寒、夏暑、秋燥、春雨四季的变化，库房结构，地貌条件，以及温度、湿度、空气、日光等方面的影响。其次是人为因素，如养护保管人员工作懒惰，业务技术生疏，加工炮制失度，养护保管不当，购销调存盲目等，都可导致中药的变异现象。

### 二、变异现象

1. 发霉　生药材或饮片含水量过高，或受潮后易发生霉变，出现颜色变化、气味走失等变异现象，严重时则使药材变质失效。俗话说："霉药不治病。"发霉的药材不能使用，会更增疾病。

易发霉的药材：防风、白芷、葛根、大黄、天花粉、赤芍、银柴胡、泽泻、木通、防己、独活、木瓜、川乌、天麻、橘皮、橘络、莲心、栀子、佛手、牛膝、郁金、藕节、天南星、桔梗、金银花、山药、黄精、冬虫夏草、何首乌、当归、白芍、白木耳、天冬、麦冬、玉竹、山茱萸、薄荷、桑叶、夜交藤、紫菀、百部、党参、黄芪、甘草、炙麻黄、桑白皮、款冬花等。

2. 虫蛀　亦称"生虫"，是药材沾染和产生害虫而被蛀蚀的现象。轻则结串，蛀成孔洞，重则蛀空变成粉末，使药性降低或丧失疗效。

易虫蛀的药材：生地黄、熟地黄、浙贝母、川贝母、藕节、佛手、天麻、川乌、草乌、酸枣仁、桂枝、防风、羌活、白芷、藁本、菊花、葛根、柴胡、升麻、大黄、郁李仁、甘遂、商陆、天花粉、赤芍、玄参、金银花、射干、胡黄连、银柴胡、厚朴花、茯苓、泽泻、薏苡仁、防己、赤小豆、独活、木瓜、桑寄生、千年健、蕲蛇、白花蛇、乌梢蛇、干姜、高良姜、肉豆蔻、九节菖蒲、柏子仁、地龙、蜈蚣、陈皮、香附、川楝子、甘松、山柰、川芎、桃仁、红花、牛膝、三棱、莪术、郁金、延胡索、谷芽、麦芽、半夏、天南星、前胡、胖大海、杏仁、款冬花、人参、党参、黄芪、白术、山药、扁豆、甘草、紫河车、黄精、鹿茸、巴戟天、肉苁蓉、蛤蚧、冬虫夏草、海马、海龙、何首乌、当归、白芍、北沙参、枸杞、芡实等。

3. 泛油　亦称"走油"。药材受热或受潮后会出现泛油变异现象。药材外表返软,发黏,色泽变深,油状物外出,发出油腻气味(北方称"哈喇味"),性质改变,影响疗效。

易泛油的药材:瓜蒌仁、柏子仁、郁李仁、巴豆、鸦胆子、薏苡仁、羌活、蕲蛇、白花蛇、乌梢蛇、酸枣仁、地龙、蜈蚣、川芎、桃仁、牛膝、杏仁、百部、党参、巴戟天、肉苁蓉、锁阳、当归、北沙参、麦冬、天冬、玉竹、枸杞、肉豆蔻、使君子等。

4. 变色　各种药材均有其固有颜色,因此,色泽是衡量质量的标志之一。变色即药材原色消失或色泽由艳转暗。

易变色的药材:麻黄、白芷、菊花、赤芍、金银花、槟榔、白芍、通草、木通、玫瑰花、梅花、代代花、红花、藏红花、茉莉花、凌霄花、鲜竹沥、黄芪、参叶、枸杞、山药、莲须、款冬花、月季花、扁豆花、莲心、槐花等。

5. 走气　药材的气味是药材成分的一部分。走气是指药材受热、受潮、生霉或虫蛀后,原来的气味散失或淡薄,从而降低了药物疗效。

易走气的药材:桂枝、苏叶、薄荷、藿香、香薷、细辛、花椒、佩兰、肉桂、茴香、麝香、甘松、玫瑰花、代代花、茉莉花、沉香、丁香、檀香、砂仁、蔻仁、厚朴等。

6. 风化及潮解　指固体结晶药材,经风吹、潮气或高温等影响后,失去水分,或返潮溶解、淌水,失去原有形态和药用价值的变异现象。

易风化的药材:芒硝、朴硝、玄明粉、硼砂、绿矾(皂矾)、西瓜霜、苦瓜霜等。

易潮解的药材:秋石、青盐、硇砂、胆矾、海带、海藻等。

7. 熔化、挥发、升华　药材受热变软成液体的现象,称"熔化"。液体药在常温下转变为气体散失的现象,称"挥发"。固体药不经过液体阶段,直接转变为气体的现象,称"升华"。

易熔化的药材:芦荟、松香、乳香、没药、儿茶、藤黄、安息香、鸡血藤胶等。

易挥发的药材:竹沥、苏合香、阿魏、水银等。

易升华的药材:樟脑、冰片等。

# 第二节　传统养护方法

根据生药材或饮片的性味、色泽、质地、片形,以及可能出现的变异现象,在不同季节、不同环境中,要有针对性地运用养护方法。常见中药传统养护方法如下。

## 一、摊晾

摊晾,亦称"阴干""低温干燥",系指将药材或饮片摊放在阴凉、通风、干燥的地方,进行干燥、降温、去除异常气息的一种养护方法。摊晾有如下作用:

1. 降低火制(如炒、炙、煨、煅等)药材的温度,使饮片干爽酥脆,兼去火毒,防止复燃。

2. 减少水制(如洗、漂、泡、润等)或水火共制(如蒸、淬等)后药材的湿度,使药材紧缩,切片光亮,内外湿度均匀,防霉烂等。

3. 对含油或芳香挥发性药材,以及色泽鲜艳、片形极薄、不耐日晒的花、叶、果皮类药材或饮片进行干燥、防霉,可减少药性挥发,确保原色鲜艳,片形不变。

适合摊晾的药材:白芍、槟榔、防风、木通、木香、川芎、当归、茉莉花、玫瑰花、酸枣仁、瓜蒌仁、火麻仁、杏仁及炒杜仲、炮姜炭、艾炭、炙麻黄、炙款冬花、炙甘草、炙黄芪、炒乳香、煅龙骨、煅牡蛎、蒸附子、蒸延胡索、蒸郁金、蒸姜夏、尿浸马钱子、胆南星、人中白等。

## 二、日晒

日晒,古称"曝"。将药材或饮片日晒至干称"曝干""阳干"。日晒可使湿润药材或饮片达到一定的干燥程度,便于炮制(如炒、炙),或吸收液体辅料。须粉碎的药材均要求干燥至一定程度。日晒可防潮、防霉、防腐、防虫。晒后水分减少,有利于养护、贮藏保管。干燥后的饮片,用量准确,便于调剂:

常用日晒干燥者主要是根与根茎类、藤木类药材或饮片。根据日晒程度又可分为微晒或曝晒两种。

1. 微晒  又称"晾晒"。即将生药材或饮片薄层摊放于洁净席垫或笸盖上,置微弱阳光下,或较强阳光下短时间日晒,至一定干燥程度。易变色者,亦可上面覆盖白纸,避免阳光直接照射。

微晒主要用于:①油性重,气味浓,原色鲜艳,而又易泛油、走气、变色(泛红、变黑等)的生药材或饮片;②薄或极薄、易干燥、脆裂、卷翘的饮片;③需炒、炙、吸收液体辅料或露制的药材或饮片。

2. 曝晒  适宜曝晒的药材一般是不怕变色融化、脆裂、卷翘、走油等的品种。曝晒宜选晴天、温度较高的时间(9—17时),将鲜药材或饮片薄层摊放于洁净席垫或笸盖上,接受阳光直接照射,中途注意上下翻动。干燥到一定程度,筛去灰屑后贮藏。贮藏前应摊晾散热。

曝晒主要用于:①含水量较多的形体大而新鲜的药材或厚饮片;②经过长时间水制(洗、浸、漂、润、泡、飞)、水火共制(蒸、炆、煮等)后含水量多的净药材或饮片;③需要炒、炙、吸收液体辅料,晒酥以便粉碎研末的净药材或饮片;④预防或处理易霉、易虫蛀的药材或饮片。

## 三、烘焙

烘焙亦称"烘烤""烘干""焙干""火干",系采用加热增温方法使药材或饮片达到杀虫治霉、干燥至一定程度的养护方法。宜在夏秋(5—10月)或阴雨天气,对少量或中等量体积、太阳热力不易晒透、或易泛油的完药材及饮片进行烘焙。烘焙受天气(如阴天、雨天、雪天)限制,干燥后可防治虫蛀、发霉。细料药或饮片若恰当运用烘焙法,可减少损耗,保证质量。

1. 烘焙的操作方法

(1) 阴阳瓦焙法:极少量药材或饮片可取净陶瓦2块,两凹面相对合拢,以砖架起瓦中间,放上待焙药,瓦两端可自然通风,瓦下以炭火加热烘焙,至干燥或酥爽时取出即得。

(2) 烘笼焙法:烘笼结构详见前炮制工具内。将少量药材或饮片,薄层铺放于烘笼内铁丝筛上的疏眼红麻布或白纸上,加盖以防害虫逃逸。其下用木炭微火加热烘焙 5~6 小时,烘焙时要注意火力大小,上下翻动的动作要轻巧,留心观察各药色泽深浅变化,以防烘焦。

(3) 烘箱烘焙法:传统烘箱结构详见前炮制工具内。根据烘箱使用方法,点燃堆放的木炭火,木炭数量视药材多少和烘焙时间而定。根据药材或饮片多少设置数层箱格。将药材或饮片铺放于箱格内疏眼红麻布垫上,箱格顶上用麻布加盖,按法烘焙至一定干燥程度时取出。虫霉季节药材干燥后要及时换出箱格,以免停火后日久返潮。

2. 烘焙的注意事项

(1) 虫蛀药品仅用日晒的温度不足以杀虫,烘焙的火力(45~50℃)才可达到杀虫目的。

(2) 虫霉药品宜先晒或先烘焙至干燥,再置适宜容器内撞刷或直接用软毛刷刷去霉及虫卵等杂质。亦可根据具体药品特性,选用硫黄熏 1 次。饮片无法刷霉者,可抢水擦洗 1 次。无色泽要求者,洗后晒或烘干即可。旧时需药品白泽者,洗后用硫黄熏 1 次,再晒或烘干。含糖多、肉质类、根茎类药材,宜用温矾水抢水洗后再晒或烘干。含液体辅料的饮片洗去霉迹,宜用液体辅料稀释的水液洗,如酒水洗当归、山茱萸等药,醋水洗五味子、郁金、延胡索等药的霉迹。洗后再晒或烘干。

(3) 各种中药贮藏前都必须干燥。干燥处理后的饮片均要摊晾退热,筛去灰屑再收贮。否则易导致积热、回潮、泛油腐蚀等变异。

(4) 为了提高干燥工效,减少劳动量,近代饮片加工必备以蒸气管道干燥大量原药材和饮片的设备。

### 四、密封

利用密封材料,在一定范围内,使药材或饮片与外界隔绝封闭。此法作用为:①隔绝外界潮湿空气的侵入,防潮、防霉;②隔绝外界高热、强光、大风的侵害,可避热、防熔化、防泛油、防变色走失气味,防风化潮解;③隔绝外界虫鼠侵害;④为其他养护法(如熏蒸法、吸潮法等)提供密封条件。

1. 密封材料

(1) 干糠:具吸湿性能。用时以麻袋盛装 2/3 袋干糠,药材置防潮地面上,四围以糠袋堆埋。

(2) 用油纸、蜡纸、棉纸(或其他防潮纸)密封包装,或裱糊门窗空隙。

(3) 用干沙防潮、防虫。或用干沙埋藏药材。沙上洒水,还可用于假植。拌土可用于保管鲜药材。

(4) 生石灰具吸潮、干燥、杀虫作用,可埋藏有包装的药材。

(5) 其他:黄泥、六一泥(即 6∶1 的盐、泥)、蜡、布条等均可用作密封材料。

2. 密封形式

(1) 库房密封:用密封材料将整个仓库密封起来,只留进出门,或用密封材料小范围夹层包固药材。

(2) 货堆密封:为方便药材随时进出,以货堆形式,上下四周以密封材料包固埋藏药材。

(3) 箱件密封:用防潮纸或猪血、生石灰,或加桐油与水拌匀,裱糊木箱内壁及缝隙,亦可内外均裱糊。铁箱箱盖衬垫橡皮边。陶器加盖后以盐泥或黄泥拌石灰封口密封。

(4) 小件密封:少量贵重药材置玻璃瓶内,或小瓷器盛装,均可用蜡封口。

3. 密封注意事项

（1）严格检查准备密封的药品，必须达到一定干燥程度，并无变异现象，发现问题应如法处治，达到质量标准后才可进行密封。

（2）所有密封工具、材料、场地，在密封前均要达到干燥、无虫害、清洁等标准。

（3）密封器具或空间的底层要注意隔潮。

（4）定期检查，防范意外变异现象。

（5）吸潮用的生石灰要定期检查，注意更换或撤出，以防影响药材质量，或因增温引起火灾。

### 五、硫黄熏制法

硫黄熏制系将生鲜药材或饮片置熏房或熏橱内，用硫黄燃烧产生的气体熏制到一定程度的方法。建昌帮药业又称"硫黄煾[1]"，为旧时建昌帮药界传统中药加工炮制和养护保管过程中不可少的一种制法。

硫黄熏制法在中药炮制与食品加工方面均可运用。食品加工制造业中，蜜饯、果脯、蜜枣、果干、饼干、菜干、白木耳、粉条、豆豉、罐头、糖及糖果等食品均广泛运用了硫黄熏制法。《营养与食品卫生学》[2]认为："硫黄是一种使用已久的防腐剂，也是很好的漂白剂，经处理还可使某些水果保持原有的鲜艳色泽。对细菌和霉菌作用较强，能抑制微生物的繁殖。对人体安全无害，适用于对植物食品的防腐、漂白、保色和防止抗坏血酸破坏的作用。"硫黄熏制法在建昌帮药界相传已久，沿用至今，对提高药材和饮片质量起了很大作用。

硫黄熏制：可赋色增亮；以白色为原色的药材或饮片，熏后更加洁白，无漂白要求的药材或饮片则可保原色鲜艳，同时都能增加饮片光亮；可祛除药材加工产生的涎滑物，保持药性，有利于加工和干燥；还可防霉防腐，防治虫蛀；对肉质、粉性、香浓、味甜的药材，防虫和杀虫效果较好。具体操作方法如下：

1. 在熏房或熏橱中，放入装有根茎类生药材的疏眼筐篓，饮片薄层（约 7~10cm）铺于通风筛盖上，筐篓和筛盖均可分层放在熏房内木架上，四周上下注意留通风道，整件药材之间距不得小于 0.1m，药堆最高距顶以不小于 0.3~0.5m 为宜。

2. 取定量的硫黄（每立方米空间用硫黄 100~150g，或按每药材 100kg 用硫黄 0.3~1kg）小块，分次投入盛放硫黄的无釉耐火陶器钵（或用铝制容器代）内，背风点燃，放入底层或烟道下。

3. 关门密闭，封贴会透气的孔缝。饮片熏 2~4 小时，生药材可熏 1~2 天，视药材熏制的程度决定是否要翻动。

4. 硫黄燃尽或熏至预定时间，停火后密闭 1~7 天。湿货密闭时间宜短，取出再烘晒至干，干货密闭时间宜长些。

5. 选天晴有风的日子，避毒气开门窗或掀开篷顶，通风排毒 1~2 小时或 1~2 天，以气体散尽为度，取出药材或饮品。

适合硫黄熏制的中药品种很多，如山药、白芍、天麻、郁金、延胡索、半夏、淡附片、天南

---

[1] 煾：方言借字。详见第一章第六节"熏制设备"下的"硫黄煾"注解。

[2] 武汉医学院．营养与食品卫生学．北京：人民卫生出版社，1981:217.

星、金银花、菊花、羌活、贝母、怀牛膝、白芷、沙参、桔梗、葛根、藕节、薏苡仁、芡实、川楝子、白术、苍术、泽泻、天花粉、三棱、莪术、川乌、草乌、银柴胡、北柴胡、板蓝根、千年健、山豆根、田三七、赤小豆、仙茅、刺猬皮等干鲜药材或饮片。

不宜熏制的药品：易变色、泛油、变味的药材，易脱落花瓣并变色的花类药材，易脱鳞甲或头脚翅的动物类药材，以及需发芽的种子类药材。如甘草、黄柏、黄连、牛黄、槟榔、红参、枸杞、柏子仁、款冬花、梅花、玫瑰花、蜈蚣、蕲蛇、乌梢蛇、麦子、谷子等。其他凡不需漂白赋色，不需祛涎滑物，不易生虫霉变的药材，均不必熏制。

熏制的注意事项如下：

1. 待熏药的干湿度要求　①凡要求漂白赋色、祛涎滑物的药材及饮片，一般用湿药（二氧化硫遇水形成亚硫酸，有漂白作用）先熏后晒，或低温焙至干燥；②凡不需要漂白赋色，以防霉防腐、防治虫蛀为主要目的药材及饮片，宜干燥到一定程度再熏，以免熏后漂白而失去原色。

2. 熏制时间及次数　①生药材防虫霉宜在南方梅雨季前（农历三月）预防性先行干燥熏制1次；②霉、虫季节（在夏秋之间，农历五月为霉季，八月为虫季）可熏1次；③药材或饮片漂白赋色及祛涎滑物可随时熏制，一般选晴天为最佳；④熏制次数视药材品种和虫霉情况而定，易虫蛀又易走油的品种以火焙为主，只宜稍熏，如独活、当归、川芎、党参、白参等。

3. 硫黄用量　视药材多少、熏房空间大小，以及熏制品种、目的、时间而定。①一般防治虫蛀的干燥药材用硫量偏小，每药材100kg用硫黄0.3~0.5kg，可熏3~4小时；②为漂白、祛涎滑物的湿药材用硫量偏大，每药材100kg用硫黄0.5~1kg，可熏4~8小时；③有特殊炮制要求的药材，用硫量可加大，如山药100kg用硫量可达2~3kg；④硫黄一次燃烧不完则可分次投放，或用数个容器同时分装点燃，因故烧剩的硫黄仍可再次利用。

4. 硫黄点燃方法　①传统习用块硫黄熏制，亦可用升华硫。点燃前，块硫黄不必敲之过碎。②点火用火柴，或少量酒精棉球从下部点燃。不宜用樟脑丸或煤油点火，以防异气污染串入药材，影响药材质量。也不宜用报纸、棉花条、稻草、竹片、木炭、锯屑点火，以防烟灰污染，且这些杂物易被硫黄熔融的液体浸没导致灭火。

5. 硫黄盛装器具　习用耐火无釉阔口陶器钵（习称"硫黄钵"）。不宜用铁制容器。铁器易被燃硫产生的高温及硫黄腐蚀力穿透损坏。即使铁器内底层垫以砂子，也会因硫黄液渗入砂内熄火，使硫黄用量无法核准。

6. 药材包装　如竹、木、藤类的疏眼包装品（箱、篓、桶等）均宜干燥后用硫黄熏制1次，以防再次污染。不通气的纸箱、布袋、麻袋、塑料包装等均不宜入熏房盛装药材。

7. 预防中毒　硫黄有毒，熏制时如能按正规要求操作，决无中毒可能。其预防措施：①工作时应戴防毒面具、防毒口罩、工作手套。②仔细检查密闭程度，如有漏气的孔、缝，应及时用纸贴严。③硫黄燃烧产生的二氧化硫气体具有刺激性，操作时要注意避风、避烟、避硫黄气，尤其是点燃和开门窗操作时要注意。若有中毒症状，如在熏制过程中出现咳嗽、流泪、鼻痛、打喷嚏、胸闷痛、气喘头胀等，均为中毒初步症状，甚者可出现咯血、昏迷、窒息等危重症状。此时应从速解救：立即将中毒者移开现场，至空气新鲜处，用凉开水洗脸、漱口，服用润喉、宽胸、止咳、解毒之剂。亦可采用食疗法：如以瘦猪肉100g氽汤，喝汤食肉解之。咯血者，以猪油与蜂蜜各10g，隔水同炖制，冷服。或猪油100g隔水炖制烊化，调净蜂蜜10g，冷服，日1~2次，一般1~3次即可止血。如症状较重者，应及时护送至医院治疗为宜。

8. 防火灾措施  严格掌握建筑规程,按法熏制,则不易发生火灾。一般硫黄焰最高不超过 0.3m,底层木架距地 0.7~1m。药筐、篓一般距硫黄钵 0.3~0.5m。有时还隔以烟道,因而火焰及高温不易漫燃底层及药材。为防意外,操作时还应勤加注意。

# 第三节  贮藏保管方法

中药贮藏保管工作与贮藏保管人员、业务管理人员直接相关。经验证明,做好这一工作的关键在于"勤于查治,掌握行情,谙熟药性"。

## 一、勤于查治

1. 库房清洁  库房宜经常打扫卫生,清除尘土、废料、杂药碎屑、垃圾等一切潜伏和孳生害虫的杂物,保持库房洁净、干燥。

2. 药材必须经常查治,"以防为主,以治为辅"  具体工作包括入库时检查、库存期检查、临时性检查、季节性检查、针对性检查、出库时检查等多种内容。

(1) 入库时检查:一般根据药材或饮片变异规律进行检查。对已经虫蛀、霉腐、变色、走失气味、风化潮解或熔化、挥发、升华的药材要及时检清,及时处理。做好登记、隔离堆放工作,并采取必要的养护救治措施。

(2) 库存期检查:要做到临时性和经常性相结合,既注意特殊季节天气的变化规律,又熟悉各种变异现象的象征。重点品种每周检查 1 次,一般品种每半月检查 1 次,每月全面检查 1 次。

(3) 临时性检查:一般在日常工作中,如打扫卫生、堆垛、调进调出时,临时发现某个品种或某种变异迹象,则进行个别抽样检查。在上级业务部门组织检查前,也应事先配合进行一次全面检查。

(4) 季节性检查:四季气候温度的变化,与药材或饮片库存期质量关系密切。气温变化有规律和不规律两种。规律性变化,如霉虫季节(农历五月至八月)最易发生霉腐或虫蛀现象;无规律变化,如台风、暴雨、风雪及寒潮暖流等,届时均要仔细检查、养护。

(5) 针对性检查:主要针对各类药材或饮片可能发生的变异,临时性和经常性地进行检查。这类检查有如下几种:

1) 易虫蛀药材的检查:一是从外观上查看货堆四角,包装品下层或阴暗面,有无虫卵、虫丝、蛀粉。二是拆包取样,采取剖开、折断、打碎、摇动等方法,查看各药易生虫部位。如发现生虫时,应隔离存放,并运用烘焙、硫黄熏杀等方法,避免扩大危害。

2) 易发霉、泛油药材的检查:一是从货堆四周以及药材外露部位检查,有无潮湿、蕴热现象。二是拆包抽样,采取眼看、鼻闻、手捏、折断、敲开、掰开等方法,查看易霉部位和易泛油者颜色有无变异,有无油质渗透外表或油腻异味,是干脆还是潮软、黏腻。发现霉变时,应结合各药特性及霉变程度,选用通风、撞刷、淘洗、吸潮、烘焙、日晒、熏蒸等方法及时处理。易泛油者,应以防为主。

3) 易变色走失气味药材的检查:主要根据药材新陈,通过眼看、鼻闻、手捏等方法查看药材原色原气味是否变异,查看存放地方及药材干燥程度是否适宜。对变异者及时救治,并做到先进先出,易变先出,以防为主。

4）易风化和潮解药材的检查：主要查看包装和存放地点是否合理，抽样查看药材有无反潮、风化现象。干燥气候时多查看药材上层，阴雨潮湿气候多查看药材外层、底层。

5）易熔化、升华、挥发药材的检验：主要检查包装是否完整严密，存放处温度是否合适，药材有无气味散出等，并抽样查看药材有无变形、粘连、熔化或分量损耗。

对剧毒药材的检查除上述相应检查方法外，还要注意账物相符；对鲜活药材的检查也有相应的一些检查方法。

## 二、掌握行情

1. 了解需求，药为医用　保管人员和业务管理人员要掌握医药行情，做到"了解需求，药为医用"。不同时令有不同的时令病，不同地方有不同的地方病。故药材要顾及时令与地区的需求，掌握行情。如疫情期间特需用药（如麻黄、法半夏、藿香等），春季的祛风湿、治伤药，夏令避暑、清热解毒药，夏秋季肠道病治疗药，冬令的滋补强壮药，冬春季的麻疹药、化痰药，以及特殊地方病的治疗药等，都应及时组织采购加工、出库，为临床服务。

2. 调销有度，进出有时　药材和饮片长期库存积压，是保管经营不善的重要表现。药材和饮片的进出库时间、加工调销的数量，要有计划性，克服盲目性，不仅要建立账目，还应每件货上要挂牌，标明进货日期和质检日期，并做到经常检查、调节，做到"按时令进出""先进先出""易变先出""陈货先出"。

## 三、谙熟药性，规律保管

在谙熟药物性味特性基础上，要"因地制宜"地选择库房环境条件，"因药制宜"地运用各种保管方法，做到中药保管规律化。

1. 因地制宜　库房方位不同，温度、湿度、光照、通风条件也不一样，一般药保管均宜选择干燥通风处，加盖密闭贮藏保管。而东南方位及走道、门窗边易受潮，西北方位易干燥，西晒方位光照时间长、温度亦高。因地制宜，保管药材通常要求做到以下几点：

（1）易生虫、霉变、泛油、变色等变异药材要重点养护，放于条件较好的方位，库内货架高于35cm，离墙35cm，保管工具用硫黄熏过，木箱内宜猪血棉纸贴缝，用桐油刷内外板，容器底层宜垫防潮纸。

（2）易走失气味的药材，应放阴凉、避光、干燥处，密封贮存，先进先出。易串味污染的，应隔离放置。

（3）易泛油的药材，应放阴凉、干燥处，避强光高温、潮湿。

（4）易生虫的药材，应放干燥、通风、洁净处，密封贮藏。入库前严格检查，已生虫的要及时处理后入库。贮藏处要定期消灭各种仓虫，以防污染。

（5）易霉变药材，应放阴凉、干燥、通风处，库内货架下地面应铺吸潮生石灰（近代已改防潮水泥地面）。

（6）易变色、风化药材应放干燥阴凉、避风避光处，不宜放于门窗、走道口。

（7）易潮解药材，宜放有釉陶器内密封，置温度较高的干燥处。

（8）易熔化、挥发、升华的药材，应放低温干燥处，密闭贮藏。

（9）毒剧药材，应按国家规定，专人专柜（或专库）、专门标签、专账，加锁，明显标志，隔离保管。贵重细料药材，亦应专人专柜、专账，密封保管。

（10）易燃药材应单独用缸、坛等密封隔离贮藏，或专库安全贮藏，远离火源、电源，贮存处要有灭火器材装置。

2. 因药制宜　各药所含成分不一，所用辅料不同，保管处置因而有异。

（1）蜜炙品见风受热，遇潮易转软、粘连成团，甚至霉变，故宜缸、罐内密闭贮藏，置阴凉干燥处，防高热、防潮、防虫伤鼠咬。

（2）盐制品遇热返盐，遇湿回潮，宜陶器密闭贮藏，置通风干燥处。不能用铁器贮藏，否则生锈。

（3）酒、醋制品宜缸、罐内密闭贮放，置阴凉干燥处。

（4）种子类药多炒香，宜缸、罐内密闭贮放。防虫伤鼠咬。

（5）煅制品多为末，易吸潮，宜置干燥处，防尘贮藏。

（6）胶类药易熔化、碎裂，宜在容器内铺垫生石灰，石灰上垫纸，纸上再放药，密闭置阴凉干燥处贮藏。胶类药失水易碎裂，受潮受热易软。石灰不易久放，要定期更换。

（7）动物类药易返潮、泛油、虫蛀、鼠咬，宜干燥后与花椒（去目）拌和密闭同贮，有防虫、霉作用。

（8）树脂类药不宜用铁、木容器贮藏，宜有釉陶器贮藏，置阴凉干燥处。

（9）鲜活植物药材宜放沙土箱内假植、埋藏。

（10）根与根茎类、果实种子类含淀粉或含糖多者，可用干燥净白中砂掺 20% 的生石灰拌匀，将麻袋装药置其中，较长时间内有防腐防潮作用。石灰受潮后要及时撤换。

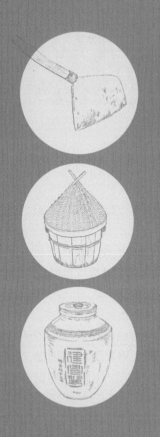

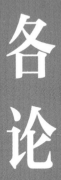

各论

# 第六章　根与根茎类

## 1. 人参

【用名·应付】　白参、生晒参(以上付生晒参)、朝鲜参、高丽参、别直参(以上均付高丽参)、红参、白糖参、参须。若写米炒红参或米炒白参,多临时小锅炒制再付。旧时处方或写吉林参、石柱参,现在处方一般不用此名。野山参极为罕见,且价格昂贵,处方亦少出现。其余生产过程中的某些名称一般不作处方用名。

【来源】　本品为五加科植物人参 *Panax ginseng* C. A. Mey. 的干燥根。野生者称"野山参",野山参幼苗经人工移植者称"移山参",栽培者称"园参",栽培人参种子撒播深山老林自然生长者称"林下参"。主产于我国吉林、辽宁、黑龙江等地及朝鲜、日本、俄罗斯等地。多在 8 月中旬至 10 月上旬采收。出土后洗净,去除茎叶泥土即为"水参""鲜参"。"园参"剪去小支根,主根用硫黄熏后晒干即为"生晒参",其小支又称"皮尾参",带小支根者则称"全须生晒参";剪下的小支根及须根晒干即为"白参须"。培植 5~6 年的净园参鲜根,剪去小支根,蒸制后烘或晒干即为普通"红参",具芦短、体粗、腿(支根)细而多的特征;培植 7~9 年的带较长支根者,又称"边条红参",具芦长、体长、腿长的"三长"特征。剪下的支根称"直须";须根称"弯须";蒸熟干燥后统称"红参须"。鲜参经刷洗、水扎、浸糖汁后烘或晒干,其粗壮者称"白人参""白参";其形劣,浆汁少者,再经浸糖处理,称"白糖参""糖参",质次。产于朝鲜者称"朝鲜参",又称"高丽参""别直参"。朝鲜红参过去按支头分"天、地、人、翁"4 字等级,力猛价贵。

产于美国、加拿大的五加科植物西洋参 *Panax quinquefolium* L. 的干燥根称"西洋参""洋参""花旗参"。我国引种栽培者称"种参"。西洋参味甘微苦,性凉,用于补气养阴,清热生津。其形性与我国人参有差别,故今《中华人民共和国药典》作为另种药物收载。

人参药材以芦长、条粗、体丰满坚实、支大、腿长者为佳。

【制法实录】

1. 生晒参　①取原药材,除去芦头,喷洒少量清水,用湿毛巾包裹润 1~2 小时,以润软为度,取出。②切或刨斜薄片,晾成烘干即得。或去芦头后直接捣粉。损耗 5%~10%。

2. 糖参　除去芦头,切斜中片或捣碎。损耗约 5%。

3. 红参　①取原材料,除去芦头,入甑或其他器具内,待锅中水沸,隔水坐锅上,武火蒸 5~10 分钟。以蒸软为度,不停火起甑,取出摊晾。②切或刨斜薄片,晾,烘干。少量亦可用微火隔纸小心烘软,趁热切斜薄片,或去芦头后直接碾为粉。损耗约 5%。

4. 参须 去除扎线,切 1.6cm 段。损耗约 2%。

【成品性状】 ①生晒参:为斜薄片,表面灰黄白色,显菊花纹,粉性,体轻质脆,有特异香气,味微苦、甘;②红参:形如上,表面红棕色或深红色,质硬而脆,半透明,角质样,气微香,味甘、微苦;③糖参:形如上,为斜中片,表面淡黄色,粉质,淡黄白色,具特异香气,味甘而微苦;④参须:为小段。

【炮制机理】 去芦者免吐,人参芦与人参功效不同,宜区分用药。制熟可转变性味,增强疗效;切片后易煎出药味,并方便调剂。

【性能剂量】 白参类:甘、微苦、平。红参类:甘、微苦、温。入脾、肺经。大补元气,固脱生津,安神;治劳伤虚损,食少,倦怠,反胃吐食,大便滑泻,虚咳喘促,自汗暴脱,惊悸,健忘,眩晕头痛,阳痿,尿频,消渴,妇女崩漏,小儿慢惊,及久虚不复,一切气血津液不足之征。补气养津用白参;振奋阳气用红参;气阴两虚不耐峻补者用参须。

煎汤(另炖兑服):人参使用宜从小剂量开始,一般日服用量 3~9g,用于虚脱危证须用大剂 20~30g/次,或采用注射剂。以空腹为好,可在早晨或晚上睡前 1 小时左右服用。

嚼服(含服、嚼化):把人参切片,放口内慢慢嚼,用量一般不大,日 1~3g。这种服用方法,也是古代养生常用方法。

药酒:将 30~50g 人参,以上好白酒 500ml 浸泡,15 天后,可将人参捞出再泡,也可一直浸泡。

药膳:3~5g,与食材同蒸、煮。

胶囊或研粉:1~2g/次,2~3次/d。温开水送服。

忌口:上火或感染期不服。反藜芦,畏五灵脂。

【贮藏】 一般均宜贮存于密封箱盒内,置通风、干燥、阴凉处,在清明至寒露期间经常检视。人参在贮存过程中,易受潮、发霉、返糖及虫蛀,必须保持干燥。

建昌帮药界习以罐藏法贮存,有防潮、防霉、防蛀、防鼠咬及防灰尘污染等作用。其法:①根据人参干湿度,清明前后入烘箱或烘笼,用 60℃ 左右的炭火烘焙或低湿干燥 1 次,约 4~6 小时。②取定量柴灰(人参 100kg 用柴灰 10kg)过滤淋去碱水,取灰晒干,备用;根据药材多少用窄口瓦缸,用茶油(或菜油)在缸内周围搽抹 1 次,晾 1~2 天至干,每只缸反复搽油 1~2 次,摊晾至干。③取备用缸灰垫缸底约 17cm,灰上覆盖 1~2 张白纸或防潮纸,纸上铺放人参(可铺 17cm 左右),再用定量的干燥洁净完整北细辛(每人参 100kg 用北细辛 5kg),薄层平铺于人参之上,可照此多层存放,人参顶面再铺一层北细辛,密封贮藏。④高温季节可每月定期揭盖通风检查 1 次,且罐藏法适宜长期保管,不易霉烂虫蛀。

【注意事项】

1. 人参利用日晒的温度并不能达到防蛀目的,防蛀只宜烘焙,温度以 45~50℃ 为宜。

2. 白参、糖参必要时可用少量硫黄短时间熏。红参熏制则红色变淡,参芦易脱落,甚则味变酸。

3. 用干石灰防潮宜慎。石灰早期吸水力强,易使人参过于干燥造成损失;后期石灰已潮,吸水力减弱,甚至全无吸水力,人参易霉变。

4. 人参不宜用有异臭的樟脑、冰片、薄荷脑、花椒、烟叶等防虫,以免沾染异臭。

5. 人参在高温季节不宜用塑料袋贮存,易闷气返潮,发生虫霉现象。

6. 习称参芦有"催吐"作用,与人参功效不同,应分别使用。

7. 服用人参时忌食浓茶、铁剂。

8. 人参系贵重细料药材,应专柜专锁专人,专账保管。

【文献摘粹】

《高丽图经》:"高丽人参:生熟二等,生者色白体虚,药用味全,然经夏暑易蠹之。若经汤釜熟者,耐久则贮之。"

《海药本草》:"人参……用时,去其芦头,不去者吐人,慎之。"

《洪氏集验方》:"人参……洗净,去芦,薄切,焙干。"

《黎居士简易方论》:"人参(去芦)……(切片)。"

《本草求真》:"人参……用皆忌铁,久留经年,须用淋过灶灰晒干,及或炒米同参纳入瓷器收藏。"

# 2. 三棱

【用名·应付】　三棱、荆三棱①、醋三棱(以上均付醋三棱。)

【来源】　本品为黑三棱科植物黑三棱 *Sparganium stoloniferum* Buch.-Ham. 的干燥块状根茎,多系野生,其药材形似小鲫鱼,圆锥形或扁卵形,表面有刀削痕迹,体重质坚。此种三棱主产于我国北部至长江流域,江西有分布。古代还有一种三棱,药材名"黑三棱""泡三棱",为莎草科植物荆三棱 *Bolboschoenus yagara*(Ohwi) Y.C.Yang & M.Zhan 的块茎;其药材小、圆如乌梅,体轻,入水浮起;此种今《中华人民共和国药典》未收载,局部地区亦用此为三棱。建昌所用为黑三棱科植物,其药材以体重、质坚实、去净外皮、表面黄白色者为佳。

【制法实录】　醋三棱分醋润蒸法、醋润煮法两种。

1. 醋润蒸法　①取原药材去净杂质,大小分档,入容器内用清水洗净,置容器内。②取定量的醋液和沸水(每净三棱 100kg,用醋 10kg,掺沸水 10kg),混合均匀后倒入三棱内,加盖密闭闷润,中途翻动 2 次,闷润 2~3 天,或中途撒入定量明矾末(每净三棱 100kg,用明矾 1kg)拌匀继续闷润,至吸干醋液,切开内无干心为度,取出。③入木甑内,待锅中水沸,隔水坐锅上,用武火蒸 1~2 小时,至三棱熟透,切开内无白心时,不停火起甑。④取出,切圆顶头薄片或刨长薄片,晒至全干,筛去灰屑即得。耗损 10%~15%。

2. 醋润煮法　①取原药材去净杂质,大小分档,入容器内用清水洗净,置容器内。②将定量醋液和沸水混合后(每净三棱 100kg,用醋 10kg),倒入三棱内,拌匀,麻布遮盖,闷润 2~3 天,待透心后取出。③倒入锅内,加少量沸水(未被吸进的醋水也应加入),水平药面,加盖,文火焖煮至汁干药熟时,取出。④切圆薄片或刨长薄片,晒至全干,筛去灰屑即得。耗损 10%~15%。

【成品性状】　醋三棱为类圆形薄片或不规则长薄片,周边棕黄色,边缘有残留须根,表面黄白色,粗糙(图 6-1),微有醋气,味淡,嚼之微有麻辣感。

【炮制机理】　醋制引药入肝,可增强散瘀止痛功效;蒸制或煮制均有软化药材之力。

【性能剂量】　辛、苦,平。入肝、脾经。破血、行气、消积、止痛。治癥瘕积聚,气血凝滞,

---

① 荆三棱:此是药材名,或作"京三棱"。古代另有药材"黑三棱",其原植物是莎草科荆三棱,此"荆三棱"是植物名。

心腹疼痛,胁下胀痛,闭经痛经,产后瘀血腹痛,跌打损伤,疮肿坚硬;均用制品。内服:煎汤,5~10g。孕妇忌用。

【贮藏】　入容器内置阴凉干燥处,密闭贮藏,防霉、防蛀。

【注意事项】

1. 建昌帮药界炮制醋三棱有两法,一为醋润蒸法,一为醋润(或再加米汤)煮法。一般认为三棱药材坚硬,软化方法过去习用醋润煮法,为保饮片形色美观,近代已多用醋润蒸法。蒸制前用醋液润的时间宜长些,要润至透心。煮制前润制时间可短些,润制六七成透即可。煮法锅中水量要精密掌握,不能水量过多,过多则吸不尽,有流失药汁之弊;过少则药材煮不透心,易被烧焦。蒸出的药材清爽,便于切刨操作。煮制时用米汤者往往黏糊,不便操作。

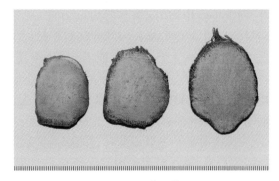

图 6-1　醋三棱

2. 蒸煮前用醋液加少量沸水浸泡闷润药材,比加冷水能缩短软化时间,方便辅料吸收。

3. 建昌帮药界三棱饮片为不规则类圆薄片,薄片不宜入锅炒制,炒法易使饮片破碎,三棱截面原色为黄白色,炒后易变黑色,影响饮片外观。

4. 三棱植物名称与药材商品名称恰好相反,黑三棱科植物黑三棱的根茎,药材商品名称为“荆三棱”;莎草科植物荆三棱的根茎,药材商品名称为“黑三棱”。建昌帮药界习以前者为正品,前者质重,后者质轻,应注意鉴别。

【文献摘粹】

《太平惠民和剂局方》:“京三棱……醋煮令透,切焙。”

《黎居士简易方论》:“京三棱(煨热,切片)。”“三棱(炮)。”“炒三棱。”“三棱(煨香,切)。”

《医学入门》:“京三棱……入药醋煮熟剉,焙干或火炮用。”

# 3.　大黄

【用名·应付】　大黄、生军、生大黄、西庄、锦纹、将军、川军(以上均付生大黄)、酒大黄、酒军(以上均付酒大黄)、熟军、熟大黄、制大黄、酒熟大黄(以上均付熟大黄)、大黄粉、生大黄粉(以上均付生大黄粉)、大黄炭。

【来源】　本品为蓼科植物掌叶大黄 *Rheum palmatum* L.、唐古特大黄 *Rheum tanguticum* Maxim. ex Balf. 或药用大黄 *Rheum officinale* Baill. 的干燥根及根茎,野生或栽培。主要产于我国青海西宁、四川、甘肃等地。习以青海西宁产者为道地药材。四川产量最大,为通用正品。9—10月间,地上部分枯萎时,挖取根茎,除去茎叶,支根刮去粗皮和顶芽,洗净泥土,切段,风干或烘干。药材以质坚实、断面红棕色、锦纹及星点明显、有油性、气清香、味苦而微涩、嚼之发黏者为佳。

【制法实录】

1. 生大黄　①取原药材,筛去灰屑,用清水抢水洗净,大小分档(大段切段块,大块者切开,使大小段块均匀),置容器内。②加入适量清水(每大黄 100kg,用清水 15~20kg。气候或药材潮湿时,约用 15kg;天气或药材干燥时,约用 20kg),湿麻遮盖,闷润 2~3 天,每天翻动 2 次,润至切开内无干心为度,取出。③切横薄片,晾晒至全干,筛去灰屑即得。损耗 5%~10%。

2. 酒大黄  ①取原药材,净选分大小段如上,置容器内。②加入定量温黄酒(每大黄 100kg,用黄酒 15kg),麻布遮盖,闷润 2~3 天,每天翻动 2 次,以药透汁尽为度,取出。③切、晒同上。损耗 5%~10%。

3. 熟大黄  ①取原药材,净选分档及温黄酒润制,方法与辅料用量同上。②入木甑内待锅中水沸,隔水坐锅上用武火蒸 6~8 小时,停火密闭焖一夜,以转黑褐色、熟透为度,起甑取出。③切横薄片,晾晒至全干,筛去灰屑即得。损耗约 20%。

4. 大黄炭  ①取原药材,净选分档及清水润制同生大黄。②取出,切横中片,晒至全干为度。③倒入热锅内先武火后文火,不断翻炒,锅内出火星时,分 2 次喷洒少量清水,灭尽火星,再炒至外表焦黑色,内呈棕褐色为度。④立即出锅,倒入窄口瓮中密闭 1 天,取出筛去灰屑即得,或出锅后置净石板地上摊晾去火毒,筛去灰屑即得。损耗 30%~40%。

5. 生大黄粉  ①取原药材,筛去灰屑,用清水抢水洗净,捞出,沥干余水。②切碎片,晾晒至全干。③碾或粉碎成极细粉末,过 80~100 目筛即得。损耗 10%~15%。

【成品性状】①生大黄:为不规则横薄片,表面棕黄色,断面有明显散在或排列成环的菊花形星点状的"锦纹"或虎斑纹,有空隙,质坚脆(图 6-2),气清香,味苦而微涩;②酒大黄:形如生大黄片(图 6-3),有特异香气,微有酒气;③熟大黄:形如生大黄片,色黑褐(图 6-4),微有酒气;④大黄炭:为不规则横中片,表面焦黑色,内呈棕褐色(图 6-5),有焦香气,味苦涩;

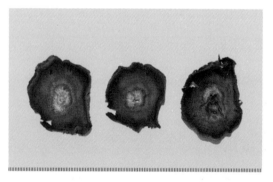

图 6-2    生大黄

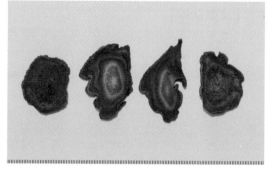

图 6-3    酒大黄

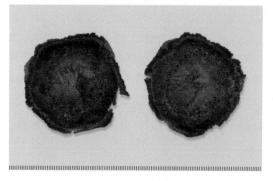

图 6-4    熟大黄

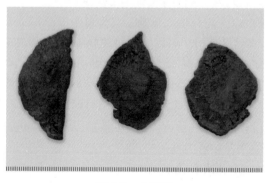

图 6-5    大黄炭

⑤生大黄粉:为黄棕色极细粉末,气清香,味苦微涩。

【炮制机理】 生大黄峻下泄热之力强,酒制能引药上行,清上焦实热;蒸制可缓和峻下之力,减其苦寒沉降之性,免伤胃气、阴血;大黄制炭,有清热收敛、通瘀止血之功;生大黄粉有泄热通瘀、止血之功,便于服用,且易于吸收。

【性能剂量】 苦,寒。入脾、胃、大肠、肝、心包经。泻热毒,破积滞,行瘀血;治实热便秘、谵语发狂、食积痞满、痢疾初起、里急后重、瘀停经闭、癥瘕积聚、时行热疫、暴眼赤痛、吐血衄血、阳黄水肿、淋浊溲赤。生品外治痈疡肿毒、疔疮、烫火伤;生品内服适用于正盛邪实者;酒大黄适用于上焦头面实热;熟大黄适用于正弱邪实,不耐峻攻者;制炭适用于肠中积热大便下血者;生大黄粉除用于外治,还用于消化道出血等。内服:煎汤,3~15g;研末吞服。孕妇、哺乳期妇女忌用,月经期慎用。取泻宜用生品后下或药汤泡约14分钟,去渣服汁。

【贮藏】 干足入容器内,大黄粉置瓷器或玻璃瓶内,置阴凉干燥处,防霉、防虫蛀。

【注意事项】

1. 大黄体大质坚实,应切开润制。软化过程中不宜水浸漂,否则易流失药性,降低药效。

2. 生大黄片切后不宜高温曝晒,否则饮片原色变为红黑,清香消失,药效下降。

3. 熟大黄炮制数量大时,不宜先切片后蒸,否则在木甑内大黄片张层叠紧密,蒸气不易上升,易造成闭气现象,使药材上下生熟不一致。甑底离水太近,底层药片易糊。

4. 少量加工熟大黄,建昌帮药界亦有隔水炖法。其法系将原药材净选切片后用温黄酒润过,置容器内,容器上不加盖,坐沸水锅内,外加锅盖,用武火蒸至熟透后,停火密闭闷一夜,转黑褐时出锅。

5. 大黄药材枯朽或有木质部者,为生长年限过久,不堪入药。

【文献摘粹】

《金匮玉函经》:"大黄……皆破解,不㕮咀,或炮或生。"

《金匮要略》:"大黄三两,酒浸。"

《黎居士简易方论》:"大黄(炮)……(微炒)……(或生用)。""大黄(剉,面裹煨,去面,切,焙)。""大黄(酒蒸)。""大黄(米下蒸,切,焙)。""大黄(湿纸裹煨)。""川大黄(去粗皮)。"

# 4. 山药

【用名·应付】 山药、怀山药、淮①山、生山药(以上均付生山药)、炒山药。

【来源】 本品为薯蓣科植物薯蓣 *Dioscorea opposita* Thunb. 的干燥根茎,均系栽培。产于河南(古怀庆府,今沁阳一带)、山西(平遥)、江西、广东、广西、湖南等地。习以河南产者为道地药材,为著名的"四大怀药"(怀山药、怀牛膝、怀生地、怀菊花)之一。范崔生《中药采集收购鉴别手册》②记载:"怀山药条粗,质坚实,粉性足,色白,为山药中的优品。江西南城县产的山药质量与怀山药近似,品质亦佳。"其产地加工方法如下:

1. 用鲜山药加工毛山药的方法 立冬后采挖,切除根头,洗涤泥土,用竹刀刮去外皮,

---

① 淮:乃"怀"之音误。然积重难返,南方多称"淮山",非谓产于"淮"(淮河流域,主要指安徽、江苏)。

② 范崔生. 中药采集收购鉴别手册. 南昌:江西科学技术出版社,1985.

刮皮后放入水中浸洗 2~3 小时(刮皮时要避阳光,否则皮会紧缩变黄),然后立即大小分档,入硫黄熏房用硫黄(每药材 100kg,用硫黄 1kg)密闭熏 48 小时(每天烧硫黄 2 次),至内无涎滑黏液、全白心为度。取出用木板加重堆压 1~2 天,除去部分水分,取出晒干为度(不能用火高温烘焙,否则变黄)即为"毛山药"。

2. 用鲜山药加工"光山药"方法　①切除根头,清水洗净泥沙,用竹刀反复 2 次刮去外皮,放入清水中浸 2~3 小时,捞起,大小分档。②用小稀眼篓(每篓 5kg 左右)直竖装入,沥干余水,入硫黄柜内用定量硫黄(每药材 100kg,用硫黄 2~3kg)分次燃烧连续熏 96 小时,取出。③晾干表皮水分,用刀削去凹凸不平面,切齐两端,用硫黄熏 3~4 小时,取出。④摊晾至六七成干,用厚木板反复搓紧,呈圆柱形,晒干,按规格分档装箱。

3. 用干毛山药加工"光山条"方法　①取干毛山药,拣去杂质,大小分档,用清水洗净后换清水浸 1~3 天,水过药面 33cm,浸软以无硬心为度,取出沥干余水。②放入丝篓内,用硫黄(每山药 100kg,用硫黄 1kg)连续熏 48 小时,取出。③刮去外皮,用刀削去凹凸不平面,切齐两端,用硫黄熏 3~4 小时,取出。④摊晾至六七成干,用厚木板反复搓紧,呈圆柱形,晒干,按规格分档装箱。

药材以条粗、质坚实、粉性足、色洁白者为佳。

【制法实录】

1. 生山药　①取毛山药或光山条(毛山药要去净杂质,拣去焦枯者),大小分档。②入容器内,清水洗净后换清水浸 1~3 天(夏秋宜浸 1 天,冬春 2 天,大个 3 天),水过药面 33cm,以浸软、内无硬心为度。③捞起后直立入丝篓内,沥干余水,入硫黄柜用适量硫黄(每山药 100kg,用硫黄 1kg)密闭熏 8~10 小时。④取出切圆厚片,或斜竹叶厚片,晒干,筛去灰屑即得。损耗约 10%。

2. 炒山药　①取毛山药或光山药加工成干燥山药片,方法同上。用武火将锅底烧至微红。②立即倒入定量预制蜜糠(每次入锅药材与蜜糠的重量比为 100∶50。),快速翻炒,至冒青烟时,用药铲将蜜糠铺平锅底,并向四周铺开,立即倒入干燥生山药片,用四边的蜜糠覆盖药材,盖上锅盖,密闭半分钟后,立即揭盖,快速翻炒 3~5 分钟,至药片呈淡黄色时迅速取出。③筛去蜜糠及灰屑,趁热入容器内,密闭取色,至转金黄色时即得。损耗 10%~15%。

【成品性状】　①生山药:为类圆形厚片,或斜竹叶厚片,表面白色洁净,质坚脆性(图 6-6),无臭味干;②炒山药:形如生药片,表面淡黄或金黄色(图 6-7),略具香气。

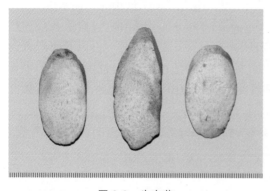

图 6-6　生山药

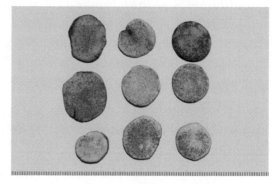

图 6-7　炒山药

【炮制机理】　硫黄熏制有祛涎滑、赋色、防霉、防腐、防蛀作用。生用补肾生精,益肝肾之阴。蜜糠炒后可增其温性,助其厚脾胃、固肾阴之功。

【性能剂量】　甘,平。入脾、肺、肾经。补脾养胃,生津益肺,补肾涩精。治脾虚食少,久泻不止,肺虚喘咳,肾虚遗精,带下尿频,虚热消渴。入肺、肾经及补脾阴用生品;炒山药补脾健胃,用于脾虚食少,泄泻便溏,白带过多。内服:煎汤,10~30g;作单方食疗用,用量可至250g。

【贮藏】　入容器内,置通风干燥处,防霉、防蛀、防鼠食。

【注意事项】

1. 山药粉性足,含糖多,水浸漂后离水即泛红色,生涎滑物,贮藏过程易霉、易腐、易虫蛀;加工炮制时恰当地运用硫黄熏制,取硫黄之气,弃其味,可克服上述各种质量变异现象。

2. 建昌帮炮制山药旧法,有用定量明矾(每药材50kg,用白矾2kg),水浸漂软化后再烘焙1次者。因明矾苦涩,会引起药材性味改变,近代已弃。

3. 干燥山药药材或饮片受潮后或堆闷过久,会出现泛红或虫蛀现象,可用清水洗净后沥干水,用硫黄熏1次,再晒干,有漂白防霉等作用。

4. 建昌帮药界认为炒山药用蜜糠为辅料,比用麸炒者有气更香、色更艳等特点。炒制出锅后密闭取色,工艺性强。

5. 江西南城县历代均盛产山药,质量甚佳。近年有一定数量"光山条"远销东南亚各地。

【文献摘粹】

《雷公炮炙论》:"薯蓣……凡使……用铜刀削去上赤皮,洗去涎,蒸用。"

《儒门事亲》:"干山药:去皮,白矾水内湛过,慢火焙干用之。"

《黎居士简易方论》:"干山药。""山药(姜炙)。""山药(炒)。"

《世医得效方》:"山药(炒)。""山药(炮)。""脾胃虚弱:山药一味,剉如小豆大,一半银石器内炒熟,一半生用,为末,米饮调下。""山药(刮去皮)。""山药(姜汁浸,炒)。""山药(洗净,姜汁制)。""山药(酒浸)。"

《本草求真》:"山药……入滋阴药中宜生用,入补脾内宜炒黄用。"

# 5. 川芎

【用名·应付】　川芎、芎䓖、川芎䓖、酒川芎(以上均付酒川芎)。

【来源】　本品为伞形科植物川芎 *Ligusticum chuanxiong* Hort. 的干燥根茎。多系栽培,主产于四川、贵州、云南等地。习以四川(都江堰、崇州)产者为道地正品。平原所产者小满后4~5天,山地所产者8—9月当茎上的节盘显著突出,并略带紫色时采收,挖取根茎,除去茎叶及泥土,洗净,晒或烘干,撞去根须。药材以个大、质坚实、断面黄白色(图6-8)、油性大、香气浓者为佳。

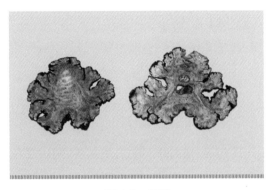

图6-8　川芎

【制法实录】　酒川芎:①取原药材,大

小分档用冷水抢水洗净灰屑,沥干余水,入容器内。②加入定量黄酒(每川芎100kg,用黄酒15kg),翻簸均匀,麻布遮盖,闷润1~2天,中途反复翻动3~4次,至酒汁吸尽,内无干心为度,取出。③药材倒入甑内,待锅中水沸,隔水坐锅上,用武火蒸1~2小时,至上大气为度,立即起甑取出。④摊晾至六七成干时,对"乳"(茎状物)切或刨成蝴蝶薄片,晾晒干,筛去灰屑即得。损耗10%~15%。

**【成品性状】** 酒川芎:为不规则蝴蝶形薄片,表面黄白色,隐现不规则筋脉纹,散有棕色小油点(油室),切面光滑,周边粗糙不整齐,质坚硬(图6-9),具浓郁的特异香气,味微苦辛,稍有麻舌感,微回甜。

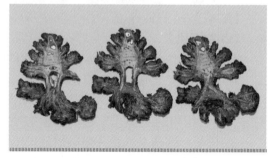

图6-9　酒川芎

**【炮制机理】** 酒润制,取酒性活血通络、引药上行之力,助其上行头目,蒸后可缓其辛烈之性。

**【性能剂量】** 辛,温。入肝、胆、心包经。活血行气,祛风止痛。治月经不调、经闭痛经,癥瘕腹痛,胸胁刺痛,跌仆肿痛,头痛,痈疽疮疡;均用制品。内服:煎汤,3~10g,大剂可至15g。

**【贮藏】** 入容器内,置阴凉干燥处,防重压、防霉、防蛀。

**【注意事项】**

1. 建昌帮药界川芎饮片系蝴蝶形薄片(厚片不易出味),不易炒,炒制则饮片易碎。其油性大,受铁锅高热影响,易出现走油、变棕褐色的现象。

2. 川芎生品辛烈,燥性重,易虫蛀,蒸制法不但可缓其辛烈燥性,蒸熟后尚有软化、杀菌、防蛀作用,便于切制和贮藏,饮片颜色鲜艳,具光泽。

3. 本品油性大,香气浓,只宜晾晒,不宜曝晒,否则色变淡,易泛油,走失气味。

4. 药材商品中,另有一种"抚芎",产于江西九江地区(武宁、瑞昌、德兴一带),其性味辛温,无毒,具开郁宽胸、上行祛风止痛之功,然活血行气力薄,产地民间今仅用以泡开水喝,故又称"茶芎"。治感冒头痛、开郁。应注意区别使用。

**【文献摘粹】**

《证类本草》:"《经验后方》……川芎……用净水洗浸,薄切片子,日干或焙,杵为末。""《斗门方》……用京芎细剉,酒浸。"

《黎居士简易方论》:"大川芎(炮去皮脐)。""川芎(不火)。""川芎(洗,焙)。""大块川芎(今多用大块,㕮咀,洗,焙,切)。""川芎(炒)。"

《笔花医镜》:"酒蒸川芎。"

# 6. 川乌

**【用名·应付】** 川乌、川乌头、制川乌(以上均付制川乌)、西附片①、炒西附(以上付西附

---

① 西附片:建昌帮药界川乌的炮制品有两种,蒸制者称"制川乌",砂炒者习称"炒西附",功用相同。

片或制川乌)。生川乌,须经医师在处方上该名旁签字后方可付给。

【来源】　本品为毛茛科植物乌头 *Aconitum carmichaeli* Debx. 的干燥块根(母根)。多系栽培。主产于四川(江油、平武、巴中诸县市)及陕西、云南、贵州等地。习以四川产者为道地药材,故称"川乌"。夏至到小暑间挖取全株,挖出后,将母根与附子分开(母根为川乌,子根为附子),洗净泥土,晒干即得。药材以个均、肥满、质坚实、无空心者为佳。

【制法实录】

1. 生川乌　①取原药材,拣去杂质,大小分档。②用清水搅拌冲洗后,入缸内换清水浸漂(水过药面 17cm)1 天后捞起,沥干余水,入容器内,湿麻布遮盖,闷润 1 天,以胀为度。③取出纵切 3mm 厚片,晒干筛去灰屑即得。损耗 5%~10%。

2. 制川乌　①取原药材拣去杂质,大小分档。②入缸内用清水搅拌冲洗后,换清水,水过药面 17~20cm,漂 7~10 天(夏秋约 7 天,冬春约 10 天,个大者多漂几天,个小者少漂几天)。每日换水 2~3 次(夏秋 3 次,冬春 2 次)。换水前用木棍搅拌 1 次,换水后水过药面 17cm。③漂至中途,滗干水,加入定量明矾末(每川乌 100kg,用白矾 5kg),翻簸均匀,腌 24 小时,再从缸边徐徐加入清水浸漂至预定时间,捞起原药材。④晒干,入容器内,加入定量生姜汁(生姜 25kg,掺沸水 25L,榨得生姜汁 30~35L),翻簸均匀,麻布遮盖,闷润 24 小时,至吸尽姜汁为度。取出。⑤入木甑内,待锅中水沸,隔水坐锅上,用武火连续蒸 8~10 小时,至川乌熟透,口尝无或微有麻舌感时,不停火起甑,取出。⑥日摊夜闷至约六成干后,刨或纵切为薄片或极薄片,晾晒干,晒去灰屑即得。损耗 20%~25%。

3. 炒西附　①取原药材,分档。漂腌操作方法及辅料用量同制川乌①~③项。②沥干余水,晾干表皮水分,纵切 3mm 厚片,置筛内,离地架起,晾至全干。③取定量净白中砂(砂子与每次入锅药材的重量比为 5∶1),入锅内用武火炒至烘热或轻松流利,倒入适量川乌厚片,不断翻炒约 3~5 分钟,至药片断面鼓起,变白黄色为度,快速出锅。④用铁丝筛筛去砂子及灰屑,摊晾即得。损耗 20%~25%。

【成品性状】　①生川乌:为不规则卵圆形 3mm 纵厚片,外表棕褐色,断面灰白色,中间有白心,粉性足(图 6-10),无臭,味辛辣而麻舌,有大毒;②制川乌:为不规则卵圆形,薄片或极薄片,外表黑褐,同灰黑色,透明,具蜡样光泽(图 6-11),无臭,味淡,微辛,口尝不麻舌或微麻舌;③炒西附:为不规则卵圆形纵厚片(图 6-12)。

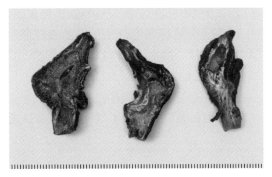

图 6-10　生川乌

【炮制机理】　生川乌有大毒,用姜、矾为辅料,经浸漂、蒸或砂炒后,均可降低其毒性,使之既有效,又安全。

【性能剂量】　辛、苦,热,大毒。入心、肝、肾、脾经。散寒止痛,祛风除湿;治风寒湿痹,历节风痛,麻木不仁,心腹冷痛、疝痛,跌仆剧痛。一般均用制品。特殊病证,须生品入药者,用量宜轻,且宜久煎。外治阴疽肿毒用生品。内服:煎汤,1.5~6g。孕妇慎服。反半夏、瓜蒌、贝母、白蔹、白及。外用:生品适量,研末调敷,或用醋磨汁涂,皮肤破损处不宜外用。

【贮藏】　生品易虫蛀,宜常熏晒,并按毒剧药管理方法保管。制品入容器内,置阴凉干

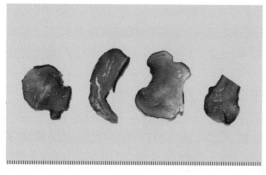

图 6-11　制川乌

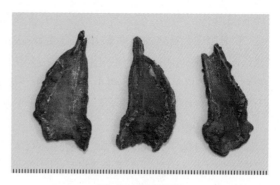

图 6-12　炒西附

燥处,防霉,防蛀。

**【注意事项】**

1. 制川乌的建昌帮古法,系在漂制后按一层川乌、一层生姜片的方法入甑蒸制。近代认为,姜片与药共蒸,易闭气(较难上气),且吸收辅料姜汁较难,故多改为姜汁润后再连续蒸制法。

2. 与白附子、天南星、姜半夏这些粉性特别足的药材比较,川乌较少出现泻缸腐烂现象,故只须下 1 次明矾,即有解毒、缩水作用。

3. 制川乌薄片只宜晾晒,曝晒易使饮片卷翘、破裂。

4. 川乌浸漂液有毒,换水时不应用手直接搅拌,浸漂液应妥善处置,以免人畜误染。

**【文献摘粹】**

《博济方》:“川乌头:一斤,用东流河水浸二七日,每日三度换水,日满,取出黑皮,并脐尖,切作柳叶片,入牵牛子一合,同炒,候香熟,去牵牛子不用。”“川乌头:五两,逐日三度换水,浸令透软,去皮脐,细切,用好酒三升,渐渐下熬成膏,更细研。”

《太平惠民和剂局方》:“川乌,去皮尖,乌豆蒸三次。”

《黎居士简易方论》:“川乌(炒去皮脐)。”“川乌(炮裂,去皮尖,切片)。”“川乌(用河水浸半月,三日一换水,切作片,焙讫,用盐一两炒黄,去盐)。”“大川乌(以向东多年壁土,水和如糊,炮、浸七次,剉,焙干)。”

《普济方》:“川乌:切片,姜汁浸晒。”

《本草汇》:“川乌:倘不修治,误用令人心隔闷乱,言语不出……”

# 7. 川牛膝

**【用名·应付】**　川牛膝、川膝、酒牛膝、酒川牛膝(以上付酒川牛膝)。生川牛膝。

**【来源】**　本品为苋科植物川牛膝 ①*Cyathula officinalis* Kuan 的干燥根。栽培或野生,主

---

① 川牛膝:古代医药书最晚在宋代已出现此名,但在医方书中将川牛膝、怀牛膝区分用药则晚到明末清代始逐渐增多。古本草中关于川牛膝、怀牛膝形态记载比较粗放,难以区分植物种属。现代学者始考证川牛膝原植物为 *Cyathula officinalis* Kuan。

产于四川(天全、雅安等地)。习以四川产者为道地正品。秋冬两季均可采挖。挖得后,去净泥沙,切去残基及须根,烘或晒至半干时,经发汗后再晒至足干。药材以身干、支粗、条匀、分支少、无芦头、纤维少者为佳。

**【制法实录】**

1. 生川牛膝　①取原药材,除去扎绳、残余芦头、须根,去除黑色油支,大小分档。②用清水抢水洗净,捞出置丝箩内,沥干余水,湿麻布遮盖,闷润3~4小时,略软为度。③切或刨柳叶形长薄片或中片,晾晒干,筛去灰屑即得。损耗10%~15%。

2. 酒川牛膝　①取原药材如上加工成净生片,置容器内。②用定量黄酒(每川牛膝100kg,用黄酒10kg)均匀喷酒,拌匀,麻布遮盖,闷润约1小时,以吸尽黄酒为度,晾干。③武火将锅底烧至微红,倒入定量预制蜜麸(每次入锅药材与蜜麸的重量比为2:1),快速翻炒至热或冒青烟,将麸铺平锅底,并向四周铺开,立即倒入酒川牛膝,快速不断翻炒至川牛膝转深棕黄色时,取出。④筛去麦麸及灰屑,摊晾即得。损耗15%~20%。

**【成品性状】**　①生川牛膝:为柳叶形薄片或中片,表面黄棕色散有浅黄色筋脉点,排列成同心轮(图6-13),质柔软,气微味甜。②酒川牛膝:形如生片,表面深黄棕色(图6-14),微有酒气。

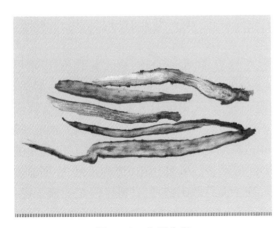

图 6-13　生川牛膝

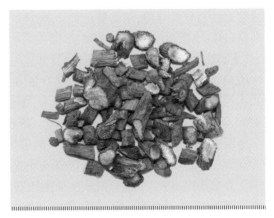

图 6-14　酒川牛膝

**【炮制机理】**　去芦头、残余须根及黑色油支,可纯洁药材。生品活血下行力强,酒制后增强祛风胜湿、通经活络作用。

**【性能剂量】**　甘、微苦,平。入肝、肾经。逐瘀通经,通利关节,利尿通淋;治经闭,癥瘕,胞衣不下,关节痹痛,足痿筋挛,血淋尿血,跌打损伤。引血下行用净生片,祛风胜湿用酒制品。内服:煎汤,6~15g。孕妇禁用。

**【贮藏】**　入容器内,生品置通风干燥处,酒制品置阴凉干燥处,密闭贮藏。

**【注意事项】**

1. 川牛膝与怀牛膝临床功效不一样,炮制品的片形也不一样,从饮片即可鉴别。

2. 川牛膝忌高温,遇热易泛油,遇潮易变红甚至变黑色。受潮者可晒。

3. 药材商品中偶有以川产同属植物麻牛膝(头花杯苋)的根伪充者。其根味苦涩,略具麻味,不宜代用,应予注意。

【文献摘粹】

《仙授理伤续断秘方》:"川牛膝(六两,去芦)。""牛膝(十两,酒浸焙)。"

《黎居士简易方论》:"川牛膝①(剉,酒)。""川牛膝(酒浸一夕)。""牛膝(去苗,酒浸一宿,焙干,剉)。"

《济世碎金方》:"川牛膝(熬膏)。""川牛膝(盐酒炒)。""川牛膝(酒浸炒干,为细末)。""川牛膝(甘草水煮,除去芦)。"

《本草纲目》:"牛膝……大抵得酒则能补肝、肾,生用则能去恶血,二者而已。"

# 8. 天麻

【用名·应付】　天麻、明天麻、姜天麻、制天麻(以上均付姜天麻)。

【来源】　本品为兰科植物天麻 *Gastrodia elata* Bl. 的干燥块茎,野生或栽培。主产于四川、云南、贵州、湖北、陕西等地。冬春两季采挖。冬季采者名"冬麻",质佳;春季采者名"春麻",质次之。挖出后,除去地上茎、须根及密环菌丝,洗净泥土,清水稍泡,竹片刮去外皮,用干糠擦去残余粗皮,再用白矾水浸泡,以防发黑。捞出后蒸熟,至中心无白点为度,取出,用丝笋或笋盖盛装硫黄熏房,用适量硫黄(每药材 100kg,用硫黄 0.5~1kg)熏 3~4 小时,取出,晾晒干。药材以体大、肥厚、色黄白、质坚实、断面明亮、无空心者为佳。

【制法实录】　姜天麻:①取原药材拣去油支,去除残茎,大小分档,放入容器内,用水抢水洗净,沥干水,入容器内。②将定量生姜汁(每天麻 100kg,用生姜 12kg,沸水 12kg 榨汁)倒入容器内,拌匀后,麻布盖,闷润 2 天,中途翻簸均匀,撒入定量明矾末(白矾末 1kg),拌簸均匀,以吸尽姜矾汁、中心无干心为度。取出,晾干表皮水分。③入木甑内,待锅中水沸,隔水坐锅上,用武火蒸 1~2 小时,上大气时取出。④入硫黄柜用定量硫黄(每药材 100kg,用硫黄 0.5kg)熏 2~3 小时,取出。⑤切斜薄片或长薄片,晾晒干。⑥如用刨,则熏后,数层平铺排列于方木桶内,用小于桶口的木板加重压扁定形,约 1 天后取出铺开,日摊夜闷至七成干后,刨直薄片,晒干,筛去灰屑即得。损耗 10%~15%。

【成品性状】　姜天麻:为不规则柳叶斜薄片,角质样,质脆,半透明,有光泽,表面黄白色,或淡黄色(图 6-15,图 6-16),微具姜辣味。

【炮制机理】　薄片便于入煎出味,姜汁制可增强祛痰息风、定眩止痛之功。加矾制可增加祛痰功效,缩水,并使饮片光亮。

【性能剂量】　甘,平。入肝经。平肝息风,祛风止痉。治头痛眩晕,肢体麻木,半身不遂,小儿惊风,癫痫抽风,破伤风等;均用姜制品。内服:煎汤,6~10g。

【贮藏】　入容器内,置阴凉干燥处,防潮、防霉、防蛀。

【注意事项】

1. 建昌帮药界天麻炮制习用生姜制、蒸制、硫黄熏制,使饮片形色气味俱佳。

2. 刨片者在蒸制、熏制后,加压定形,可使饮片无气孔,药材无卷翘,便于刨片。

3. 硫黄熏制可减少涎滑物,并有赋色、增亮、防霉、防蛀作用。

---

① 川牛膝:该书另有"牛膝",却无"怀牛膝"。但牛膝炮制法亦同川牛膝。

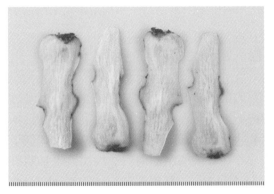

图 6-15　姜天麻 1

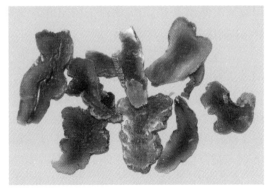

图 6-16　姜天麻 2

4. 天麻伪充品有紫茉莉的干燥根、菊科植物大丽菊的干燥根茎、天南星科植物芋的干燥块茎（即芋头）、美人蕉植物芭蕉芋的干燥根茎。茄科植物马铃薯的干燥块茎、商陆科植物垂序商陆的干燥块根等，其形色气味均与正品不同。注意进货渠道应正规，药材宜先鉴别，以防伪品混充。

【文献摘粹】

《黎居士简易方论》："天麻（去芦，细剉）。""天麻（炒）。""天麻（去苗）。""天麻（酒浸一夕）。"

《瑞竹堂经验方》："天麻（一两，酒浸，焙）。"

《本草品汇精要》："天麻……初取得去芦，乘润刮去皮，蒸之曝干用。"

《济世碎金方》："天麻（锅煮）。""晒干天麻（炒）。"

《幼幼集成》："明天麻（姜制）。"

《药物出产辨》："天麻……用姜汁渍，蒸热，吹爽开片，名曰制麻。"

# 9. 天南星

【用名·应付】　生南星（须经医师在药名旁重复签字后方可给付）、天南星、制南星、泡南星、泡星（以上均付制南星）、胆南星、胆星（以上均付胆南星）。

【来源】　本品为天南星科植物天南星 *Arisaema erubescens*（Wall.）Schott.、东北天南星 *Arisaema amurense* Maxim.、异叶天南星 *Arisaema heterophyllum* Bl. 的干燥块茎。栽培或野生，主产于四川、河南、云南、辽宁等地。秋冬两季采挖，除去残茎、须根及外皮，晒干。或晒至半干时，用硫黄熏 1 次，则色白、易干。药材以体大、色白、粉性足者为佳。周围有侧芽（虎掌）者亦被作为佳品，此乃天南星科植物掌叶半夏（虎掌）*Pinellia Pedatisecta* Schott 的干燥块茎；古代虎掌比天南星早出，形态、功用近似，古今长期混用。现代研究显示，两者植物来源同科不同属。《中华人民共和国药典》2015 年版天南星条下未收虎掌，然天南星药材主产地（河南禹州、安徽亳州、河北安国）的栽培品基本都是虎掌南星，药材市场也多为虎掌[①]。从历史运

---

① 金世元 . 金世元中药材传统鉴别经验 . 北京：中国中医药出版社，2012:128.

用及临床使用来看,用虎掌作天南星并不为错。

**【制法实录】**

1. 生南星　①取原药材,去净杂质,大小分档。②倒入缸内,用清水搅拌冲洗净,晒干,筛去灰屑即得。损耗约5%。

2. 制南星(泡南星)　①取原药材,大小分档,入缸内,用清水搅拌冲洗后换清水,水过药面17~20cm。②漂7~10天(夏秋约7天,冬春约10天),每日换水2~3次(夏秋3次,冬春2次),换水前用木棍先搅拌翻动1次,换水后水过药面17cm,漂1~2天后,捞起。③沥干余水,切开(大小切六开或四开,中等个切二开,小个不切),漂制期间分2次加入定量明矾末(滤干水分,每天南星100kg,每次用明矾末5kg),拌入原药,翻簸均匀。④腌24小时,然后从缸边徐徐加入清水,继续浸漂至规定时间,取出。⑤晒干,入容器内,取定量生姜汁和明矾末(每天南星100kg,用净生姜25kg,掺沸水25kg,取生姜汁35~40kg,加明矾2.5kg),调匀,倒入天南星内,翻簸均匀。⑥腌24小时,至吸尽药汁。⑦切开南星块,以无干心为度,取出晾干表皮水分。⑧入木甑内,待锅中水沸,隔水坐锅中,用武火蒸6~8小时(蒸时注意锅内水量,必要时添加热水),至切开内无白心,口尝无或微有麻舌感为度,不停火起甑取出,置丝箩内。⑨入硫黄柜内,用定量硫黄(每天南星100kg,用硫黄1kg)熏约4小时,取出。⑩用筛日摊夜闷至约七成干后,刨或切类圆形极薄片。⑪离地架起晾晒干,筛去灰屑即得。损耗约20%~25%。

3. 胆南星　宜秋冬季节制作。①取原药材,酒制与姜矾腌制操作及辅料用量同上。②取腌制过的天南星,切片晒干,研为细末,过60~80目筛,入容器内。③将定量滤净的新鲜牛胆汁(每天南星100kg,用牛胆汁20kg)倒入药末内,拌湿吸尽为度。④用箩盖推开,日晒夜露49天(中途勿遇生水,否则易生虫蛀)。⑤置盆内,待锅中水沸,隔水坐锅内(或入蒸笼、蒸屉内)用武火蒸1~2小时,以软透为度,取出摊晾。⑥搓条定形,切小方块,晒干即得。

**【成品性状】**　①生南星:呈扁球形,外表乳白色或淡棕色,同白色粉质(图6-17),质坚硬,气微辛,味辣麻舌;②泡南星:为类圆形极薄片,断面角质,半透明,有蜡样光泽,质脆易碎,色黄白色(图6-18),微臭味涩,无或微有麻舌感;③胆南星:为不规则小方块,表面棕黑色,质坚实,微有腥臭气,味苦,不麻舌。

**【炮制机理】**　生南星辛、微燥烈,有大毒。泡南星用姜、矾为辅料,通过浸漂,蒸制可去

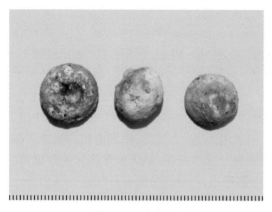

图6-17　生南星

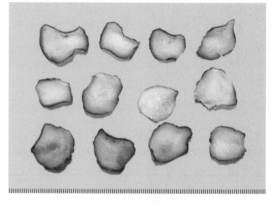

图6-18　制南星

毒,并可增强温化寒痰功效。胆汁制可去其燥性及毒性,使药性由温转凉,具有清热解毒、镇痉息风作用。

【性能剂量】　生南星:味辛、苦,温,有毒。制南星:微辛,温。胆南星:苦、微辛,凉。入肺、肝、脾经。燥湿祛痰,祛风解痉,散结消肿。治顽痰咳嗽,中风痰壅,口眼㖞斜,破伤风,半身不遂,癫痫,肩背酸痛,疮疖肿痛。外治用生品,治阴疽痈肿,风湿痹痛,蛇虫咬伤,口角流涎。散风寒,燥湿化痰,通经络,治中风瘫痪,多用制南星。清化热痰,镇痉息风,治热痰惊痫、破伤风,多用胆南星。内服:煎汤,3~6g;外用:生品适量,研末以醋或酒磨汁,涂或调敷。传统认为,孕妇忌服。

【贮藏】　入容器内,置阴凉干燥处,防蛀。生天南星有毒,应按毒剧药管理方法保管。

【注意事项】

1. 天南星完药材体质较大而坚实,一般软化方法不易透心,解毒辅料亦不吸入,大个原药往往去毒不全,故宜在漂制 1~2 天后,切开,方便软化和吸收辅料。

2. 漂制可去除部分毒性,但漂制时间宜长些,否则药材不宜透心。

3. 天南星浸漂液有毒,宜妥善处置。换水勿用手直接搅拌,否则易致皮肤瘙痒。漂 1~2 天后切片,也应戴手套操作。

4. 对于制天南星,建昌帮古法有用腌制后的天南星与生姜片分层入甑蒸制的方法,近代多改为姜、矾液腌润后再蒸,有易于吸收辅料、加强去毒的作用。亦有用矾水焖煮制天南星者。因天南星粉性足,高温蒸制后,切刨成极薄片,干爽不碎,片形美观,易煎出味,加工损耗亦少。

5. 漂制期间如发现起泡沫,应提前撒入定量明矾末,以防药材变质。

6. 硫黄熏制可使饮片色白、光亮,并有祛涎滑、防霉、防腐作用。

7. 制胆南星,建昌帮药界习用加液体辅料制法,所用辅料为鲜牛胆汁,如缺,可以猪胆汁代。亦可用胆汁膏,每 100kg 天南星粉,用胆汁膏 30kg,用水 200kg 加热熔化,鲜胆汁均应先用后 3 层纱布过滤,除去杂质,加热至沸。晒露要注意防蝇,以免污染药材。

【文献摘粹】

《黎居士简易方论》:"南星(腊月酸米醋浸,阴干百日,如无,只以生者去皮脐,剉,炒熟用)。""天南星(为末,用黄牛胆一个,入天南星末,令满,挂当风处风干,腊月造,如要用,临时旋取)。""南星(洗浸,薄切片,姜汁浸一夕)。""天南星(去外皮,湿纸包,灰火煨香熟)。""南星(每个切作十余块,焙干)。"

《丹溪心法》:"南星:二两,切作片,用白矾末五钱,水浸一二日,晒干。"

《医彀》:"天南星:制须多泡生姜汤(七八次佳),或研,填入牯牛胆(腊月黑牯牛胆一个,用南星研末取汁拌匀填入内)。"

《济世碎金方》:"南星(牙皂水煮熟)。""南星(姜汁同捣烂,浸一宿后,用牛胆煮)。""南星(童便煮)。""南星(水漂七日)。"

《得配本草》:"南星……白矾汤或皂角汁浸三日夜,晒干,再酒浸一宿,蒸至不麻而止。"

# 10.　木香

【用名·应付】　木香、广木香、云木香、川木香、酒木香(以上均付酒木香)、煨木香。

【来源】　本品为菊科植物木香 *Aucklandia lappa* Decne. 的干燥根,多系栽培。旧以进口的"广木香"为道地正品,今已不进口。引进的同种植物"云木香"已能满足国内药用,今为通用正品,主产于云南(丽江、迪庆)等地。秋冬两季采挖,以霜降前收完为佳。洗净泥土除去残基及须根,切段(过粗者再纵剖成瓣),晾晒干,待干燥后撞去粗皮。药材以色黄白、质坚实、油性足、香气浓者为佳。

【制法实录】

1. 酒木香　①取原药材,去除杂质,拣去黑色油支,大小分档。置容器内,用清水抢水洗净,沥干余水后,入容器内。②将定量黄酒(每木香 100kg,用黄酒 15kg)倒入木香内,麻布遮盖,闷润 1~2 天,经常翻动,至吸尽酒液、内无干心为度,取出。③入甑内,待锅中沸水,将甑隔水坐锅上,用武火蒸 30 分钟,即上气为度。不停火起甑立即取出,摊晾。④切或刨柳叶形斜薄片或长薄片,晾晒至全干,筛去灰屑即得。损耗约 10%~15%。

2. 煨木香　①取原药材去除杂质,用湿草纸 2 张包裹。②将药材分层排列埋入大小适宜的围灶内,投入定量干糠(每木香 100kg,用干糠 40~50kg),用稻草或茅柴点燃干糠,文火煨制。至糠烬灰冷,取出。③去除渗有油迹的白纸,取出,切柳叶形斜薄片或刨长薄片。损耗约 10%~15%。

3. 砂烫木香　将切制好的木香投入炒至烘热的砂内(大档用中砂,小档用细砂),不断翻炒至颜色转深,出锅后筛尽砂子即得。

【成品性状】　①酒木香:为柳叶形斜薄片,周边外皮显棕黄色至灰褐色,切面有灰褐色与灰黄色相间而成的环纹,中部有明显菊花心状的放射状纹理(图 6-19),有特异香气,味苦;②煨木香:形如酒木香,色泽转深(图 6-20),香气减弱;③砂烫木香如图 6-21所示。

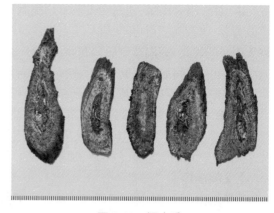

图 6-19　酒木香

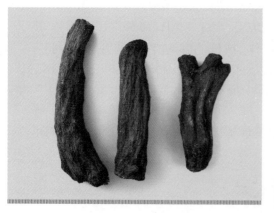

图 6-20　煨木香

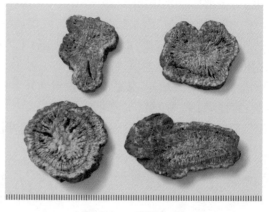

图 6-21　砂烫木香

【炮制机理】　酒制能增强理气、止痛、活血之功。煨制可去除部分油质,缓其辛散,增强止泻痢之功。砂烫温度均匀可保持饮片片形,不破碎;可去除部分油质,缓其辛散,增强止泻痢之功。

【性能剂量】　辛、苦,温。入脾、胃、大肠、三焦、胆经。行气止痛,温中和胃;治中寒气滞,胸腹胀痛,呕吐泄泻,下痢里急后重,寒疝。行气止痛用酒木香,醒脾止泻或阴气虚弱而需要用木香者则用煨木香。阴虚津液不足者慎服。内服:煎汤,3~10g,大剂可至15g,宜后下。研末或磨汁兑服,0.5~1.5g。

【贮藏】　入容器内,置凉而干燥处密闭贮藏,防香气散失,防霉、防蛀。

【注意事项】

1. 水润要控制水量、时间,蒸制不得过久,过久则走失药性。水润、蒸制之后要立即摊开,否则易生黏涎。

2. 木香有特异香气,易走油、发霉。干燥法只宜晾晒,并贮于干燥、凉爽处,不能曝晒或焙,亦不得贮于库房高温处,以防走油,香气挥发,导致药效降低。

3. 古有"香药不可见火"之训。木香气香,且系薄片,故不宜炒制,否则药性挥发,饮片破碎,影响药质,增加损耗。

【文献摘粹】

《黎居士简易方论》:"木香(不见火)。""木香(湿纸裹,煨)。""木香(纸裹,炮,切碎)。"

《医学入门》:"木香……行气,生磨刺服,不见火;止泻实大肠,用湿纸包,灰火中煨。"

《寿世保元》:"木香……用陈酒浸过一宿。"

《本草从新》:"木香……磨汁用……亦有蒸用、面裹煨用者。"

# 11.　牛膝

【用名·应付】　牛膝、怀膝、怀牛膝、盐牛膝(以上付盐怀牛膝)、淮牛膝("淮"当作"怀")、牛夕("夕"当作"膝")。

【来源】　本品为苋科植物牛膝 *Achyranthes bidentata* Bl. 的干燥根,均系栽培。主产于怀庆府(今河南沁阳)等地,自古以怀庆产者为道地正品,为著名的"四大怀药"(牛膝、山药、地黄、菊花)之一。冬季茎叶枯萎时采挖,除去地上茎及须根,刷去泥土,晒至皱皮,捆成小把,用硫黄熏 2 次,将顶端切齐,晒干。药材以根粗长、皮细、坚实、色灰黄者为佳。

【制法实录】　盐怀牛膝:①取原药材除去扎绳,用清水抢水洗净,沥干余水。②切去芦头后,再切 10~15mm 长小段,晾干后入容器内。③取定量食盐水(按怀牛膝 100kg,用食盐 2kg,掺沸水 4kg),均匀喷洒麻布遮盖,闷润约 1 小时,中途翻动,待吸尽盐水为度,晾干。④将定量预制蜜麸(每次入锅,牛膝与蜜麸的重量比为 2∶1)置热锅内,武火快速翻炒至热或冒青烟时,铺平锅底并向四周铺开,立即倒入盐牛膝段,快速不断翻炒,至牛膝颜色加深时,立即出锅。⑤筛去麦麸及灰屑,摊晾即得。损耗约 10%。

【成品性状】　盐怀牛膝:呈圆柱形小段(10~15mm),表面淡黄色,周边外皮有细皱纹,切面平坦,中心有小木心,木部黄白色,外周散有筋脉点排列成 2~4 轮,角质半透明状(图 6-22),质坚脆,受潮变柔软,气微,味微或涩。

**【炮制机理】** 去芦头及地上茎,可纯洁药材。盐制增加壮肾益筋骨之效。

**【性能剂量】** 苦、酸,平。入肝、肾经。补肝肾,强筋骨。治腰膝酸痛,筋骨无力,肝阳眩晕。均用炮制品。内服:煎汤,5~15g。孕妇慎用。

**【贮藏】** 入容器内(如用箱桶木器装,应垫防潮纸),置阴凉干燥处,密闭贮藏,防潮,防高温,防霉,防蛀,防走油变色。

**【注意事项】**

1. 牛膝有怀牛膝、川牛膝之别。民国初曹炳章云:"牛膝计有三种,功用各有专能。河南怀庆产者曰怀牛膝,根长二三尺,肉肥色黄白,皮光洁,性糯,枝粗者佳……四川产者曰川牛膝,根茎粗,无芦,色黄黑,枝粗软糯者良,去头梢用。浙江各地出者曰杜牛膝,紫梗绿叶,对节而生,叶颇类苋,根细短,含有滑汁,治喉症能引吐恶痰毒痰,利小便。怀牛膝补筋健骨,滋肝肾……川牛膝祛风利下焦湿。种类不同,效用亦异。"现代学者考川牛膝、怀牛膝为同科不同属植物,中医临床多区别应用,所用炮制辅料亦有不同

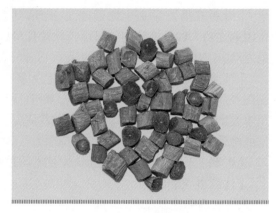

图 6-22　盐怀牛膝

2. 药材商品中还有一种"土牛膝",习称杜牛膝,系同科植物的野生品。土牛膝入药无补益之力,功偏泻火解毒,多用于咽喉肿痛。亦有其他以"土牛膝"为名的植物,与怀牛膝不同科属,形态与功效都不相同,不可混用。

3. 怀牛膝既怕潮湿,又怕高温,易变红或黑,亦易走油、虫蛀。故忌久洗伤水,抢水洗去灰屑即可。干燥时不宜高温、曝晒,只宜晾干。

4. 防治怀牛膝虫霉,可用硫黄熏制 1 次。

**【文献摘粹】**

《罗氏会约医镜》:"怀牛膝……酒蒸用能补,生用散血。"

《医学入门》:"牛膝……长大柔润者佳,酒洗用。"

《本草纲目易知录》:"怀牛膝……酒蒸久服,轻身耐老……葆按:川牛膝色微红,粗如拇指,气温味苦,故虽理血而破血,坠胎,滑窍。怀牛膝色黄,细如灯草,能和经脉而补血气,产自怀庆,故名。《本草》未分,而近用者多,故补之。"

《增广验方新编》:"牛膝:盐水炒。"

# 12.　升麻

**【用名·应付】** 生升麻、绿升麻(以上均付生升麻)、升麻、川升麻、酒升麻、炒升麻(以上均付炒升麻)。

**【来源】** 本品为毛茛科植物升麻 *Cimicifuga foetida* L.、兴安升麻 *Cimicifuga* dahurica(Turcz.) Maxim. 和大三叶升麻 *Cimicifuga heracleifolia* Kom. 的干燥根茎。均系野生。主产于四川、黑龙江、辽宁、河北、山西、湖北等地。习以四川产者为道地。春秋两季采挖,除去地上茎苗和

泥土,晒干须根,用火燎或剪去须根,再晒干。药材以体大、质坚、外皮黑褐色、断面绿黑色、无细根者为佳。

【制法实录】

1. 生升麻　①取原药材,拣去杂质,用刀劈去芦头,剪去残余须根,大小分档。②用温水抢水洗净泥沙,捞出,置丝箩内沥干余水。③入木甑内,待锅中水沸,隔水坐锅上,用武火蒸1小时,以上大气为度,起甑取出。④切斜中片,晒至全干,筛去灰屑即得。损耗15%~20%。

2. 炒升麻　①取原药材,如上加工成净干燥生升麻片,置容器内。②洒入定量黄酒(每升麻100kg,用黄酒10kg),拌匀,麻布遮盖,润1~2小时,以吸尽酒液为度,取出晾干。③用武火将锅底烧至微红,倒入适量预制蜜麸(每次入锅,升麻片与蜜麸的重量比为2∶1),快速翻炒至冒青烟时,将麸铺平锅底,并向四周铺开。④立即倒入酒升麻片,武火快速翻炒1~2分钟,至升麻转微黄色时立即出锅。⑤筛去麦麸及灰屑,趁热入容器内,密闭取色,转棕黄色或棕褐色时即得。损耗20%~25%。

【成品性状】　①生升麻:为不规则斜中片,表面黄白色或淡棕黑色,有裂隙,纤维性,皮部薄,中心有放射状、网状条纹,髓部有空洞(图6-23),质脆,味微甘;②炒升麻:形如生升麻片,色转棕黄或棕褐色(图6-24),味微甘。

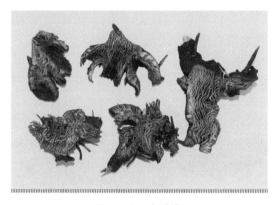

图6-23　生升麻

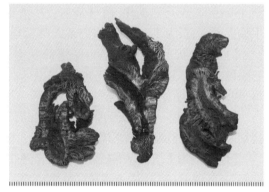

图6-24　酒升麻

【炮制机理】　生者解毒透疹力强。酒润蜜麸炒制,药性偏温,引药上行,增强升脾阳之功。

【性能剂量】　辛、微甘,寒。入肺、脾、胃、大肠经。升阳发表,解毒透疹;治时气疫疠,头痛寒热,喉痛口疮,疹透不畅,中心下陷,久泻久痢,脱肛,崩漏,子宫下垂,痈肿疮毒。发表透疹,清热解毒,用净生品;补中升举阳气,用酒炒品。内服:煎汤。3~10g。

【贮藏】　入容器内,生品置通风干燥处,炒制品置阴凉干燥处,防霉。

【注意事项】

1. 升麻净选时只宜温水抢水洗,不能久浸,否则流失药汁。

2. 酒润后蜜麸炒制,要求入锅药材干燥,与蜜麸的重量比例恰当,否则饮片易粘麸,色泽变焦。

【文献摘粹】

《瑞竹堂经验方》：“川升麻。”“升麻（去芦）。”

《医学入门》：“升麻……发散生用，补中酒炒，止咳汗者蜜炒。”

# 13. 巴戟天

【用名·应付】　巴戟天、巴戟、巴戟肉、盐巴戟、炆巴戟、制巴戟（以上均付炆巴戟）、巴吉（“吉”乃“戟”之音误）。

【来源】　本品为茜草科植物巴戟天 *Morinda officinalis* How 的干燥根，栽培或野生，主产于广东、广西、四川等地，福建南部亦产。今习以广东产者为道地药材。冬春季采挖，洗净泥土，除去须根，用木槌轻轻将鲜药捶扁，晒干，或先蒸约半小时后再捶扁，晒干。药材以条大、肥壮、连珠状、肉质厚、色紫者为佳。

【制法实录】　炆巴戟：①取原药材，拣去杂质，用清水洗净，去除泥沙，捞出。②置容器内，加入温水，以水过药面为度，浸泡4小时。③将巴戟天和未吸干的水同放入炆药坛内，加温水平药面，并投入定量食盐末（每净巴戟天100kg，用食盐2kg），拌匀，加上坛盖。④将坛放围灶内，坛底两边用砖架起，用定量干糠（每药材100kg，用干糠50kg）堆埋坛四周，点火炆制4~6小时，至药熟糠烬，药材基本吸尽汤水为度。⑤待灰冷，起坛倒出药材，稍摊晾，即用手抽去木心，折为1.5cm段，将巴戟肉晒至全干，筛去灰屑即得。损耗30%~35%。

【成品性状】　炆巴戟呈扁圆形筒状空心小段，粗糙，具纵皱纹，质坚韧，肉厚，易剥落，切面淡紫色（图6-25），味甘而微咸涩。

【炮制机理】　巴戟天为强壮补肾之品，盐制引药入肾，炆制可增强温补之功。

【性能剂量】　甘、辛，微温。入肝、肾经。补肾阳，壮筋骨，祛风湿。治阳痿，少腹冷痛，小便不禁，子宫虚冷，风寒湿痹，腰膝酸痛；均用制品。内服：煎汤，5~15g。

【贮藏】　入容器内，置阴凉干燥处，防霉、防蛀。

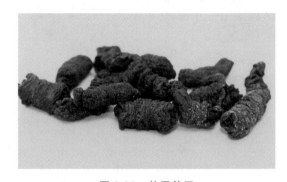

图6-25　炆巴戟天

【注意事项】

1. 巴戟天的木心，即木质部，为非入药部分，去心可纯洁药材，保证用药剂量。

2. 据现代学者考证，古本草传统药用的巴戟天已难考为何物。当今所用巴戟天正名是晚近新兴的品种，主产广东、广西等地。其他地区或有称作“建巴戟”“土巴戟”者，皆无根呈念珠状的特点，应注意区别。

【文献摘粹】

《太平惠民和剂局方》：“巴戟（去心）。”“巴戟天，凡使：先去心，以酒浸一昼夜，锉，焙干使。如急用，不浸亦得。”

《医学入门》：“巴戟……盐水煮，去心。”

# 14. 甘草

【用名·应付】 甘草、生草、生甘草、粉甘草(以上均付生甘草)、炙甘草、炙草、蜜甘草、蜜炙甘草(以上均付炙甘草)、炒甘草、甘草梢。

【来源】 本品为豆科植物甘草 *Glycyrrhiza uralensis* Fisch.、胀果甘草 *Glycyrrhiza inflata* Bat. 或光果甘草 *Glycyrrhiza glabra* L. 的干燥根及根状茎,野生或栽培。秋季采挖,除去茎基、枝杈及须根等,截成适当长短的段,晒至半干,打成小捆,晒干。今或以内蒙古为中心,将主产于内蒙古西部及陕西、甘肃、青海等地者称"西草",将主产于内蒙古东部及东北、河北、山西等地者称"东草"。"西草"条粗、皮细、粉性足为优;"东草"条细、不去头斩尾,纤维多、粉性差,质次。①

【制法实录】

1. 生甘草 ①取原药材,去除芦头、黑条及杂质,大小分档,形体过大者剖开,末梢细根拣出作甘草梢用。②夏天用冷水,冬天用温水,抢水洗 10~20 分钟,沥干水入容器内,湿麻布遮盖,闷润 1~2 天(热天少润些时间,冬天或大根多润些时间),取出。③刨或切成柳叶或竹叶形斜薄片。④晾晒至干,筛去灰屑即得。损耗 5%~10%。

2. 甘草梢 ①由生甘草去杂,大小分档时拣取末梢部的细根。②去除黑条及杂质,切中段片。③用清水抢水洗净,沥干水,入容器内,湿麻布遮盖,闷润一夜,晾晒至干,筛去灰屑即得。损耗 5%~10%。

3. 炒甘草 ①取原药材,如上洗润切制成斜中片,晾晒干,筛去灰屑。②用武火将锅底烧至微红,倒入预制蜜糠(每次入锅,甘草与蜜糠的重量比为 2∶1),快速翻炒。至冒青烟时,用炒药铲将蜜糠铺平锅底,并向四周铺开。③立即倒入干燥生甘草片,并用四周的蜜糠覆盖甘草,约 10~30 秒。快速抢火翻炒约 2~5 分钟,至甘草转米黄色时,迅速出锅,筛去糠及灰屑,趁热入容器内,密闭,转黄色即得。损耗约 5%。

4. 炙甘草 ①取定量炼蜜和沸水(用炼蜜 20~25kg,掺沸水 4~5kg),置容器内,拌和溶化为蜜水溶液。②从原药材中拣取粗条甘草洗润如上,切竹叶形斜中片,大小分档,晾晒干,筛去灰屑,置容器内。③倒入蜜水溶液(每净甘草 100kg,用炼蜜总量 25~30kg),拌匀后,密闭闷润 1 天,经常翻动,以药透汁尽为度。④取定量干燥净糠,入热锅内,用文火不断翻炒至热,再边炒、边淋,入定量的、一定浓度的蜜水溶液(炼糠用炼蜜 5kg,掺沸水 1kg),拌匀后向四周铺开蜜糠。⑤蜜水润过的甘草片投入蜜糠(每次入锅,甘草与蜜糠的重量比为 2∶1),先文火后转微火,不断翻动,慢慢炒炙,约 2~3 小时,至甘草内外转金黄色,微粘手时出锅。⑥筛去糠及灰屑,摊晾至干爽、酥脆,不粘手时,及时入陶器内,密闭贮藏。损耗无。

【成品性状】 ①生甘草:为柳叶或竹叶形斜薄片,表面黄白色,边缘红棕色,略显纤维性,中心有一明显的环及放射状纹理,有裂隙,周边外皮松紧不一,粗糙,棕色(图 6-26),具粉性,质松泡,气微味特殊甜,微苦;②甘草梢:为外皮红褐色的中段片(图 6-27);③炒甘草:形如生甘草,表面金黄色,内部淡黄色,气香味甘;④炙甘草:为竹叶形斜中片,内外金黄色(图 6-28),质坚酥,略有光泽,见风后微有黏性,味甘,具蜜香气。

---

① 金世元. 金世元中药材传统鉴别经验. 北京:中国中医药出版社,2012:56.

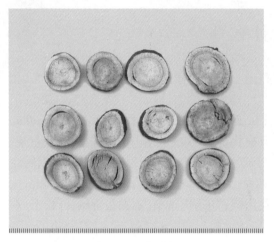

图 6-26　生甘草

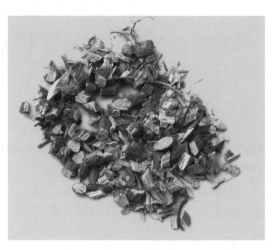

图 6-27　甘草梢

【炮制机理】　生甘草性偏凉,炒或灸后性转温,能增强甘缓润燥和补脾益气作用。

【性能剂量】　甘,平。入心、肺、脾、胃经。补中益气,清热解毒,缓急止痛,祛痰止咳,调和诸药。治脾胃虚弱,脘腹、四肢挛痛,热痰咳嗽,心悸气短,脉结代,咽喉肿痛,疮疡肿毒。缓解毒物及食物毒性。清热解毒用生甘草,尿痛淋浊用甘草梢,健脾益气用炒甘草,补中益气复脉用灸甘草。内服:煎汤 3~5g,作主药用 15g,重剂可达 30~60g,甚至 120g。古本草载反大戟、芫花、甘遂、海藻,但临床亦有辨证配合用药反取良效者。

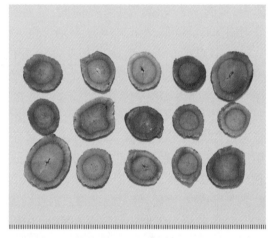

图 6-28　灸甘草

【贮藏】　生甘草、甘草梢入容器内,置通风干燥处;炒甘草、灸甘草入容器内,密闭贮藏,置阴凉干燥处。防霉、防蛀、防鼠食。

【注意事项】

1. 生甘草常用于泡服,故切片时不宜用植物油擦刀,只用清水擦拭切药刀。如此则生甘草泡出的药汤水清味纯,无油汁味和油沫上浮。

2. 生甘草不宜曝晒,否则颜色由黄转淡白,失去原色。

3. 建昌帮炒甘草与灸甘草操作及辅料均不同,应予以注意。

4. 蜜灸甘草要求出锅的饮片摊晾后,转酥爽不粘手即得。如灸至药材不粘手时出锅,则药材焦黑老化。

5. 如作甘草绿豆解毒汤用,生甘草和生绿豆均宜碾成粉末,再用沸水冲泡或微煮用。

【文献摘粹】

《伤寒论》:“甘草四两,灸。”

《金匮要略》："甘草一两,炙。""甘草半两,炒①。"

《雷公炮炙论》："甘草……又,先炮令内外赤黄用,良。"

《黎居士简易方论》："甘草(炙赤)。"

《汤液本草》："甘草……《象》云:生用大泻热火,炙之则温,能补上焦、中焦、下焦元气……去皮用。"

《本草纲目》："方书炙甘草皆用长流水蘸湿炙之,至熟刮去赤皮,或用浆水炙熟,未有酥炙、酒蒸者。大底补中宜炙用,泻火宜生用。"

# 15. 甘遂

【用名·应付】　甘遂、醋甘遂、制甘遂、制甘遂粉、制甘草末(以上均付醋制甘遂末)、生甘遂。

【来源】　本品为大戟科植物甘遂 *Euphorbia kansui* T. N. Liou ex T. P. Wang 的干燥根,均系野生。主产于陕西(渭南、三原、韩城)、山西(闻喜、夏县)、河南(洛阳、渑池、灵宝)等地。习以陕西产者为优。春季开花前或秋末苗枯后采挖根部,洗净泥土,除去须根、外皮,以硫黄熏后晒干。药材以肥大、质坚、表面洁白或黄白色、连珠形、断面粉性足,无纤维者为佳。

【制法实录】

1. 生甘遂粉　①取原药材,拣去杂质,入容器内,用清水抢水洗净,捞起后沥干余水,晒至全干。②粉碎成极细粉末,过 80~100 目筛即得。损耗 15%~20%。

2. 制甘遂　①取原药材,拣去杂质,入容器内,用清水抢水洗净,捞起后沥干余水,晒干。②入容器内,取定量醋液(每甘遂 100kg,用醋 25kg),均匀喷洒,麻布遮盖,闷润 4~6 小时,中途翻动,至醋汁吸尽后取出,晾干。③入热锅内,用文火不断翻炒至转棕黄色时取出。④粉碎成极细粉末,过 80~100 目筛即得。损耗 15%~20%。

【成品性状】　①生甘遂粉:为黄白色粉末,味苦;②制甘遂粉:为棕黄色粉,略有醋气,味苦。(图 6-29,图 6-30)

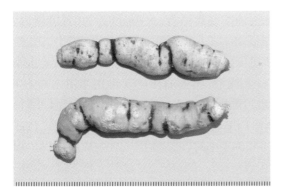

图 6-29　生甘遂(未粉碎前)

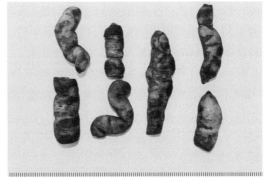

图 6-30　制甘遂(未粉碎前)

---

① 炒:仅出现 1 次,其余皆为"炙"。

【炮制机理】 生甘遂毒性及泻下作用均较强,不宜内服。醋制能降低毒性,缓和泻下作用。生品研末,方便外治敷用。制品研末,方便调剂及小剂量冲服。

【性能剂量】 苦,寒,有毒。入肺、肾、大肠经。泻水饮,破积聚,通二便。治水肿胀满、留饮、结胸、癫痫、噎膈、癥瘕积聚,二便不通;外治肿毒。外治用生品,内服均用制品。内服:制甘遂片煎汤,2~3g;冲服为宜,每次0.3~0.5g,最多0.9~1.5g;反甘草。孕妇忌服。外用:以生品或鲜品捣研用,适量调敷。

【贮藏】 生品入容器内,置通风干燥处,按毒剧药管理方法保管;醋甘遂置阴凉干燥处,密闭贮藏,粉末用瓶或陶器装,防潮、防霉。

【注意事项】 甘遂反甘草,一般不宜与甘草同用,临床特殊需要同用者,需医师在药名旁重复签字后方可付给。

【文献摘粹】

《圣济总录》:"甘遂:醋炒干。""甘遂(炒微黄,捣为末)。""甘遂(与脂麻同炒,不用脂麻)。""甘遂(湿纸裹煨)。""甘遂(麸炒,微烟生,复于地上候冷,出火毒)。"

《黎居士简易方论》:"甘遂(炮)。""甘遂(去心)。"

# 16. 白术(附:白术膏)

【用名·应付】 白术、於术、冬术、生晒术、漂白术(以上均付漂白术)、炒白术、土炒白术、焦白术、白术膏。

【来源】 本品为菊科植物白术 *Atractylodes macrocephala* Koidz. 的干燥根茎,栽培或野生。主产于浙江,为著名的"浙八味"(浙贝母、延胡索、白术、麦冬、杭菊花、白芍、玄参、白芷)之一。此外,湖南、江西、四川、湖北、福建、安徽等地也产。霜降至立冬,下部叶枯黄,上部叶变脆时,选晴天时采挖,除去茎叶、须根、泥土和杂质。烘干者称"烘术",晒干者称"生晒术"。药材以个大、身长、有"云头"(根茎下面两侧膨大成如意状)、无空心、体重结实、表面灰黄色、断面黄白色、香气浓者为佳。

【制法实录】

1. 漂白术 ①取原药材去净杂质、残茎,拣去油支及焦枯者,大小分档。②置容器内,加入清水,水过药面33cm,夏秋浸24小时,冬春浸48小时,以浸胀、透心为度,捞出。③带耳①(云头)切3mm长厚片(习称"云头片",带耳切可减少碎屑)。④第2次下缸加入清水漂4小时,水过药面17cm,换水时用木棍搅拌,水往上淘清,滗去油汁。⑤再用米泔水漂6~8小时(每白术100kg,用100kg米的米泔水),米泔水过药面10cm。⑥捞起后用清水漂4小时,水过药面17cm。⑦然后用丝箩捞出,用清水冲洗1次,滤干,入丝箩内。⑧入硫黄熏房(或熏橱),用定量硫黄(每药材100kg,用硫黄0.5kg)熏3~4小时,取出晒干,筛去灰屑即得。损耗30%~35%。

---

① 带耳:乃建昌帮切制白术饮片的术语。白术根下部有若干膨大突起,大而言之似"云头""如意",其突起则似"疣瘤""疙瘩""小耳"。切片时顺着突起之"耳"直切,就能切出边缘"带耳"的长厚片。片形具有白术的鉴别特征,又不会使突起"小耳"或"疙瘩头"脱落。此是建昌帮白术饮片的特色。

2. 炒白术 ①取干燥漂白术片,大小分档。②用武火将锅底烧至微红,立即倒入定量预制蜜糠(每次入锅,白术片与蜜糠的重量比为 2∶1),快速翻转炒至蜜糠冒青烟时,将蜜糠铺平锅底并向四周铺开。③立即倒入干燥白术片,并向四周的蜜糠覆盖,半分钟后快速翻炒3~5 分钟,至药片松脆易折,呈色,透香气。④立即取出,筛去蜜糠及灰屑,趁热入容器内密闭转橘黄色时即得。损耗约 5%。

3. 土炒白术 ①取干燥漂白术片,大小分档。②将定量的土(灶心土或赤石脂细粉。每白术 100kg,用土 30kg)放入锅内,不断翻炒至土面起小泡,轻松流利,在土面悬空、手探有烘热感时,向锅内倒入干燥白术片,用文火不断翻炒 10~20 分钟,至药片挂土,呈土黄色为度。③取出,筛去余土及碎屑,摊晾即得。损耗约 2%。

4. 焦白术 ①取干燥漂白术长片,大小分档。②用武火将锅烧热,倒入白术片,转文火慢炒 10~20 分钟,其间喷淋少量清水 3~4 次,炒至药片外焦黑,内黄褐色,具焦香气为度。③取出,筛去灰屑,摊晾即得。损耗约 30%。

附:白术膏[①]:为白术的制剂品,常入配方中用。其工艺精细,操作方法为:①取干燥漂白术片倒入炆药坛内,占药坛体积的 2/3。②加入清水,水面离坛口 7cm,加盖。③将药坛置围灶内,坛底两边各用砖架起,取定量干糠(每药材 100kg,用干糠 150kg)堆置坛四周,点火炆制 48 小时,其间注意维持坛内水量。④至白术片成焦糊状,糠烬灰冷时,取出待冷,滗出药汁,去除药渣。⑤将药汁倒入锅内,武火熬煎至八成干时,转文火继续慢慢煎熬,不断用竹铲在锅周围收膏,将浓汁铲入锅中。⑥待汁转稠后,加入定量茯苓粉,拌搓均匀,取出,用紧眼篓盖摊晒,使之成黄白色小立方颗粒状即得。

【成品性状】 ①漂白术:为不规则云头片状、带耳(疣状突出物)长厚片,粗糙不平,质坚实,周边外皮灰棕色或灰黄色,断面黄白色(图 6-31),起小孔,气清香,味甘微辛;②炒白术:形如漂白术,外表橘黄色,无焦斑(图 6-32),质坚硬,具香气;③土炒白术:形如漂白术,断面附有灶心土,或赤石脂细粉,呈土色(图 6-33),略具香气;④焦白术:形如漂白术,外表焦黑色,有焦斑,内色褐黄(图 6-34),体松脆,具焦香气;⑤白术膏:为外表黄白色,不规则小立方

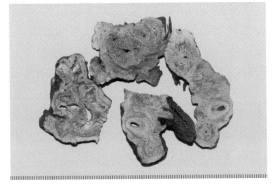

图 6-31 漂白术

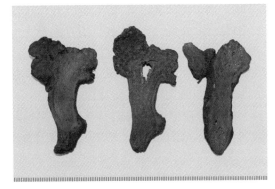

图 6-32 炒白术

---

① 白术膏:明·李梴《医学入门》卷 7 "白术膏"乃用白术、陈皮两味药煎膏。单味白术熬膏,可见于《摄生众妙方》卷 2,乃用瓷锅熬白术膏。《本草纲目》引《千金良方》之白术膏,则用瓦锅熬膏,与建昌帮炆法熬白术膏有所不同。

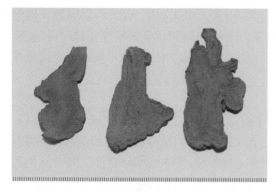

图 6-33　土炒白术

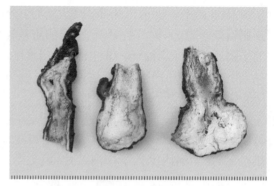

图 6-34　焦白术

颗粒状,体松、捏之易碎,味微苦。

【炮制机理】　漂制:白术经清水漂后,可祛白术中的油质。加米泔水漂制,有增强去油、去燥性之功,并使饮片白色洁净。炒制借谷糠之气以增强芳香醒脾和胃作用。土制借土气助脾,增强燥湿止泻之功、固涩止血作用。焦制可增强健脾消导作用。制膏可制其燥性,取其气味纯厚,服食滋补,止久泻痢。

【性能剂量】　苦、甘,温。入脾、胃经。补脾益气,燥湿利水,固表止汗,安胎;治脾虚泄泻,脘腹胀,倦怠乏力,痰饮眩悸,水肿自汗,胎动不安。补脾益肺,固表止汗,多用漂白术;温中补脾和胃,多用炒白术;健脾祛湿,消肿止泻,多用土炒白术;脾虚食滞,多用焦白术;安胎,多用漂白术,或灶心土炒白术。内服:煎汤,3~10g。

【贮藏】　入容器内,置通风干燥处,防霉、防蛀。

【注意事项】

1. 漂白术去油是关键。白术含油,不去油,服之碍脾生胀(俗称"拦中"),多服令泻,故须反复浸漂,冲洗去除油质。祛油要注意以下几点:①用清水漂制时,油性易上浮,故换水时要从上滗去油质。②米泔水(以糯米泔最好)性味甘寒,有吸油作用。故用米泔水漂制能减轻燥性,增强去油和赋色作用,使饮片白色洁净。③夏季用米泔水浸漂,时间不能过长,否则令药材变馊,经浸、漂、泔制后,有油质及米泔水中的淀粉黏附饮片上,需经长流水冲洗净,可增强去油作用,并防饮片霉变。

2. 炒制白术出锅时色泽不宜过老,炒嫩色出锅后不必摊冷,宜迅速密闭,可减少饮片气味挥发,令色泽自然转深和鲜艳。

3. 土炒白术所用的辅料土,古法多用灶心土、陈东壁土,因原料难寻,不利于大量加工炮制。近代多用赤石脂。赤石脂性味甘酸涩、温,具有固肠胃、收敛之功,用于止泻止血,有增效作用。又因赤石脂有下胎之虑,孕妇所用土炒白术仍应用灶心土炒。

4. 白术粉性足,易回潮、生霉、虫蛀。传统漂白术晒干即得。近代习用硫黄熏制1次,有赋色增白、干燥防霉、防腐、防蛀作用。

5. 建昌帮药界亦有以土炒白术代焦白术用者。

【文献摘粹】

《博济方》:"白术……米泔浸一宿,洗净。"

《黎居士简易方论》:"白术剉,以绿豆一合同炒令香,去绿豆,白术纸裹煨,切片。"

《瑞竹堂经验方》:"白术(四两,煨)。""白术(一两,剉,炒干)。"

《医学入门》:"白术……米泔浸半日,去芦。泻胃火生用,补胃虚土炒。"

《本草从新》:"白术……有火者宜生用……用糯米泔浸,借谷气以和脾。陈壁土炒,借土气以助脾;或蜜水炒,人乳拌用,润以制其燥。凡炒白术,止宜炒黄,若炒焦则气味全失。熬膏良。"

# 17. 白芍

【用名·应付】　白芍、白芍药、杭芍、生白芍(以上付生白芍)、炒白芍、酒白芍(以上付炒白芍)、白芍炭、焦白芍(以上付白芍炭)。

【来源】　本品为毛茛科植物芍药 *Paeonia lactiflora* Pall. 除去栓皮的干燥根,均系栽培。主产于浙江(杭州、东阳、磐安、缙云)、安徽(亳州)、四川等地。习以浙江产者(杭白芍)为道地药材,为著名的"浙八味"之一。安徽产者(亳白芍)亦为道地药材。夏秋采挖,以生长 3~5 年的根为宜,挖出根后,洗去泥土,除去头尾及须根,竹刀刮去外皮,入沸水并加入少量明矾末(每白芍 100kg,用明矾 5kg)略煮(煮制的汤水不能复煮),微沸,捞出后摊开,晾晒后入硫黄橱,用定量硫黄(每药材 100kg,用硫黄 1kg)密闭熏 4 小时即得。药材以条粗长、匀直、质坚实、粉性足、断面淡棕白色、表面整洁、两端齐者为佳。

【制法实录】

1. 生白芍　①取原药材,除去杂质,大小分档。②入容器内,用清水洗净后,换清水浸泡 6~8 小时,浸 3~4 小时后,加入明矾末(每白芍 100kg,用明矾 5kg),用木棍搅拌均匀,至药材手折略弯,约六七成透时取出。③滤干水,用丝箩装入硫黄橱,用定量硫黄(每药材 100kg,用硫黄 1kg)密闭熏蒸 3~4 小时,取出。日摊晾夜闷润至七成干。④刨或切成柳叶薄片,晾晒干,筛去灰屑即得。损耗约 10%。

2. 酒炒白芍

(1) 酒炒白芍之一,离火炒法:①取干燥生白芍薄片,用定量黄酒(每白芍 100kg,用黄酒 10kg)喷淋拌匀,待黄酒吸尽后取出,摊晾 4~6 小时,至干。②每次取白芍半斤放入簸药铁撮斗中,待用。③用武火将锅底烧至微红,倒入定量预制蜜糠(每次炒制,白芍与蜜糠的重量比为 2:1),不断翻炒,至蜜糠冒青烟时,立即取出倒入铁撮斗内。④将药片和蜜糠不断翻簸 4~5 分钟,至白芍呈淡黄色时用筛筛去蜜糠及灰屑。⑤立即倒入容器内趁热密闭,使之自然转米黄色。损耗约 5%。

(2) 酒炒白芍之二:①取干燥生白芍薄片入容器内,加定量黄酒(每白芍 100kg,用黄酒 10kg)喷淋拌匀,待黄酒吸尽后,取出,摊晾 4~6 小时,至干。②取定量预制蜜糠(每次入锅,白芍与蜜糠的重量比为 2:1),入热锅内用武火炒热,至冒青烟时,将蜜糠铺平锅底并向四周铺开。③立即倒入白芍片,将四周的蜜糠覆盖于白芍片上,盖上锅盖,密闭 10~30 秒,立即揭开锅盖,快速翻炒几下,以转淡黄色为度,立即出锅,筛去糠及灰屑。④趁热密闭,入容器内,待药材转米黄色即得。损耗约 5%。

3. 白芍炭　①取生白芍如上加工,切中厚瓜子片,晒干。②用武火将锅底烧至微红,倒入白芍片,转文火不断翻炒,至药材冒黄烟或冒火星时喷淋少量清水,灭尽火星,再炒至药材外表焦黑色存性,断面黄褐色,手折易断时立即取出。③立即入窄口瓮内,密闭1天,取出,筛去灰屑即得。或出锅后薄层摊放于洁净石板上,去火毒,筛去灰屑即得。损耗30%~40%。

【成品性状】 ①生白芍:为柳叶形薄片,表面类白色,有环纹及放射状纹理,平滑,角质样(图6-35),质坚脆,气微味微苦酸;②炒白芍:形如生白芍,淡黄色(图6-36),质脆,易断,略具酒香;③白芍炭:中厚瓜子片,外表焦黑色,内呈棕褐色(图6-37),略具焦味。

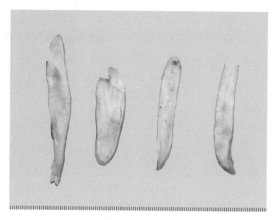

图 6-35 生白芍

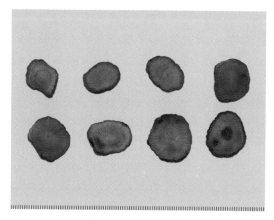

图 6-36 酒白芍

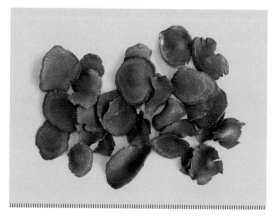

图 6-37 白芍炭

【炮制机理】 生白芍,性较寒凉,酒润糠炒制能降低酸收寒凉之性。入肝补血,并借酒活血通络,冬月产后尤宜。制炭止血,多用于崩中下血。

【性能剂量】 苦、酸,微寒。入肝、脾经。柔肝止痛,养血敛阴,平肝抑阳。治血虚肝旺,头痛眩晕,胸腹胁肋痛,泻痢腹痛,四肢挛痛,阴虚发热,盗汗自汗,月经不调等。养血柔肝,平肝滋阴,用生白芍;调理肝脾,行血活血,或须用白芍而虑其寒者,用炒制品;敛血止血用炭品。内服:煎汤,6~30g;白芍炭,6~10g。不宜与藜芦同用(反藜芦)。

【贮藏】 生白芍、白芍炭入容器内,置通风干燥处,防霉防蛀;酒白芍入容器内,密闭贮藏,置阴凉干燥处,防霉防蛀。

【注意事项】

1. 白芍在加工炮制时由白泛红,反映了内在质量的变化。建昌帮药界防白芍变红的措施主要有:①原药材不能用温水浸泡。②浸泡后不能大量堆放,若蕴积发热则易发红,生涎滑物。③不能用烘干或高温曝晒法干燥。一般用晾晒法,或用一张薄纸遮盖放阳光下晒。④古有白芍忌铁之说,故有用铜刀、铜锅加工炮制者。⑤加工炮制时分2次运用明矾和硫黄熏的方法,使白芍不生涎滑物,干爽,方便加工。无涎滑物则易干燥。硫黄熏制有漂白、防霉、防蛀作用。

2. 炒白芍"离火炒法"的操作方法,与元代《瑞竹堂经验方》"离火炒"法相似,其法用热辅料(蜜水溶液炼过的糠)离火离锅和酒润过的白芍片在铁撮斗内不断翻簸烫炒制成。此与烹调中的先武火、后离火翻锅连续翻炒各种菜肴,在控制温度,确保制品色泽等方面,有异曲同工之妙。

【文献摘粹】

《经效产宝》:"芍药:炒黄。"

《瑞竹堂经验方》:"木贼……先将锅子烧热,取离火炒①。"

《医学入门》:"白芍……酒浸,炒或煨。"

《本草纲目》:"芍药……今人多生用,惟避中寒者以酒炒,入女人血药醋炒耳。"

《本草蒙筌》:"白芍药……能补能收,酒炒才妙(若补阴,酒浸日曝,勿见火)。"

# 18.  白附子

【用名·应付】　白附子、禹白附、牛奶白附、制白附(以上均付制白附)。生白附(须经医师在药名旁重复签字后方可付)。

【来源】　本品为天南星科植物独角莲 *Typhonium giganteum* Engl. 的干燥块茎,野生或栽培,主产于河南、陕西、四川、湖北等地。秋季采挖,除去残茎、须根,撞去或用竹刀削去粗皮。习以河南禹州产者(禹白附)为道地正品。药材以粉性大者为佳。

【制法实录】　制白附子:①取原药去净杂质,以筛大小分档,倒入缸内。②用清水搅拌冲洗后,再换清水,水过药面 33cm,漂 7~10 天(据季节及完药大小而定,夏秋约 7 天,冬春约 10 天,大个多漂几天,小个少漂几天),每天换水 2~3 次(夏秋 3 次,冬春 2 次)。换水前用木棍搅动 1 次,换水后水过药面约 17cm 即可。③滤干水分,将定量白矾末(每白附子 100kg,用明矾 5kg)拌入原药,均匀颠簸后,腌 24 小时后,再从缸边徐徐加入清水继续浸漂至规定时间,又滤干水分,重复 1 次白矾(用量同前)拌腌过程,再入清水浸漂至规定时间。④取出,晒干,入容器内。⑤将定量生姜汁和明矾末(每白附子 100kg,用净生姜 25kg 捣碎榨汁,掺沸水再榨得生姜汁 35~40kg,加明矾末 2.5kg)调匀,倒入白附子内,翻簸均匀后腌 24 小时,至吸尽药汁。⑥切开白附子,以内无干心为度,取出,晾干表皮水分。⑦入木甑内待锅中水沸,隔水坐锅上,用武火蒸 6~8 小时(蒸时注意锅内水分,必要时添加热水,小档少蒸些时间,大档多蒸些时间),至切开内无白心,口尝无或微有麻舌感为度,不停火起甑取出,置丝箩内。⑧入硫黄橱内,用定量硫黄(每白附子 100kg,用硫黄 1kg)熏 1 次,约 4 小时,取出。⑨日摊夜闷至六成干后,刨或切圆极薄片,晾晒至干,筛去灰屑即得。损耗 20%~25%。

【成品性状】　制白附子:为类圆形极薄片,半透明状,有蜡样光泽,黄白色,周边外皮淡棕色,无臭。口尝无或微有麻舌感。

【炮制机理】　生白附子有毒,经姜、矾浸漂及蒸制后,有去毒作用,并增强祛风逐痰功效。

---

① 离火炒:引此条以明"离火炒"在元代建昌路就被用来制药。

【性能剂量】 辛,温,有毒。入胃、肝经。祛风痰,定惊搐,解毒散结止痛。治中风痰壅,口眼㖞斜,语言謇涩,痰厥头痛,偏正头痛,喉痹咽痛,破伤风。外治瘰疬、痰核、面上黑癍疵,毒蛇咬伤。内服均用制品,外治用生品。内服:煎汤,3~10g。外用:生品捣烂敷或研末调敷。孕妇慎服。

【贮藏】 入容器内,置通风干燥处,防蛀。生白附子有毒,应按毒剧药保管方法保管。

【注意事项】

1. 白附子有毒,辅料明矾末应分次投放,用矾水漂制,主要起防腐烂、去毒作用,使生药浸漂达预期日期,否则日久药材会腐烂("烂缸")。蒸制前用姜矾液腌,有收敛缩水作用,使药材蒸制后体质坚实,且增解毒作用。

2. 用硫黄熏制有赋色、防腐、防霉、防蛀作用,并使药材切片前日摊夜闷时不变质,水分均匀,切片光亮。

3. 建昌帮药界,白附子亦用明矾浸漂后再煮的制法。

4. 商品中另有一种白附子——"关白附",为毛茛科植物黄花乌头的块根,两者功效有异,炮制方法类同乌头。建昌府罕见"关白附"。

【文献摘粹】

《黎居士简易方论》:"白附子(炮)。"

《医彀》:"白附子……入药炮用。"

《增广验方新编》:"白附子:姜汁蒸。"

# 19. 半夏

【用名·应付】 法半夏、法夏(以上均付法半夏)、半夏、制半夏、姜半夏、姜夏(以上均付姜半夏)、生半夏(须经医师在药名旁重复签字后,方可付给)。

【来源】 本品为天南星科植物半夏 *Pinellia ternata* (Thunb.) Breit. 的干燥块茎。多系野生,亦有栽培者。主要产于四川、湖北、安徽、江苏、河南、浙江等地。习以四川、湖北产者(旱半夏)为道地通用正品。四川产者 7—9 月间采挖,洗净泥土,擦去外皮及须根,用硫黄熏 1 次,取出晒干即为"生半夏"。药材以个大、质坚实、皮净、色白、粉性足者为佳。

【制法实录】

1. 法半夏　①取生半夏去净杂质,以筛大小分档,倒入缸内。②加入清水,搅拌冲洗净,再换清水,水过药面 33cm,漂 7~10 天(根据季节和完药大小确定漂药时间。夏秋约 7 天,冬春约 10 天,大粒多漂几天,小粒少漂几天),日换水 2~3 次(夏秋 3 次,冬春 2 次),换水前用木棍搅拌翻动 1 次,换水后水位过药面约 17cm 即可。③漂制期间分 2 次下明矾。方法:滤干水分,每次将定量白矾粉(每半夏 100kg,用矾 5kg)拌入原药,均匀翻簸后,腌 24 小时。④然后从缸边徐徐加入清水,继续漂制规定时间。⑤捞起原药,晒至全干。⑥下缸,每缸装药 2/3 高,将 7 味中药辅料切碎成细粉[七味辅料药方:每半夏 100kg,用大皂角 3kg,干姜 3kg,薄荷 3kg,陈皮 3kg,甘草 3kg,白矾 10kg,皮硝(不研)夏秋 10kg、冬春 5kg],各药研末拌匀,用适量沸水冲泡,闷 10 分钟。⑦将药汁和渣按比例倒入半夏缸内,一边倒,一边搅拌,药汁低于缸面 1.5cm。⑧加盖放室内阴凉处,浸泡 21 天。⑨捞起入丝箩用清水冲洗,去净浮沫杂质沥干余水。⑩用定量硫黄(每药材 100kg,用硫黄 1kg)在硫黄橱内熏 1 次,约 4 小时。⑪取出切圆中片,晒至全干,筛去灰屑即得。损耗 25%~30%。

2. 姜半夏　①取原材料,漂、腌、晒的操作方法同法半夏①~⑤项,入容器内。②取定量生姜汁和明矾粉(每药材 100kg,用净生姜 25kg 捣碎榨汁,掺沸水再榨得生姜汁 35~40kg,加明矾末 2.5kg)调匀,倒入容器内腌制半夏,翻簸均匀后,腌制 24 小时,至吸尽药汁,以半夏切开内无干心为度,取出,晾干表皮水分。③入木甑内,待锅中水沸,隔水坐锅上,用武火蒸 5~6 小时(注意锅内水分,必要时添加热水),小档少蒸些时间,大档多蒸些时间,至切开半夏内无白心,口尝仅微有麻辣时不停火起甑,取出。④置丝箩内,入硫黄橱内用定量硫黄(每药材 100kg,用硫黄 1kg)熏 1 次,约 4 小时,取出。⑤日摊夜闷至约七成干,以内外水分均匀为度。⑥刨或切鱼鳞圆极薄片,晾晒至干,筛去灰屑,即得。损耗 25%~30%。

【成品性状】　①生半夏:呈扁圆球形或类圆形,大小不一,表面白色或淡黄色,下端多圆平,中间有凹窝,粉质坚实,无臭,味辛辣,麻喉舌,有毒;②法半夏:为圆中片,粉性足,质较松,淡黄白色,无臭,味淡,不麻舌;③姜半夏:为鱼鳞圆极薄片,表面有蜡样光泽,透明,淡黄白色,微有姜味,不麻舌。

【炮制机理】　生半夏性温,有大毒,食少量则口舌麻木,服多量则喉舌烧痛、肿痛,呼吸迟缓,最后麻痹而死。生品内服须遵医嘱,慎用。法半夏经 7 味辅料药汁浸漂,有去涩滑、防霉腐,解毒增效之功。姜半夏以生姜明矾制、蒸制,有解毒增效作用。

【性能剂量】　辛,温,有毒。入脾、胃、肺经。燥湿化痰,降逆止呕,消痞散结;治痰饮咳喘,胸痞脘闷,呃逆呕吐,风痰眩晕。外治痈肿痰核,用净生品;燥湿化痰,调脾和胃,用法半夏;燥湿化痰,降逆止呕,用姜半夏。内服:煎汤,3~12g;外用:生半夏研末酒调敷患处。传统认为,孕妇内服宜慎。反川乌、草乌。

【贮藏】　入容器内,置阴凉干燥处,防潮、防霉。生半夏有毒,按毒剧药方法保管。

【注意事项】

1. 关于法制辅料问题。法半夏的制法系运用药汁与药物共制的复制法。其法遵晋代葛洪《肘后备急方》以辅料(佐药)解半夏毒的经验,用当地传统 7 味辅料药汤(明矾、皮硝、大皂角、生姜、薄荷、陈皮、甘草 7 味研末,沸水冲泡成汤)浸泡。其中,明矾性味酸寒,有收敛(缩水)、燥湿、化痰、防霉、防腐、解毒等功效,为半夏解毒的主要辅料。皮硝性味辛苦咸、寒,有清热解毒等功效,用于制半夏有防腐去滑、清凉降温作用。大皂角性味辛、温,微毒,有祛风痰、祛湿痰、杀虫之效,具涤荡污垢之功,用于制半夏有增效及去滑、杀菌、防腐之功。生姜性味辛、温,有解表散寒、止呕开痰、增效作用,并制半夏毒。薄荷性味辛、凉,有疏风散热、辟秽解毒之功,为治"小儿风涎之要切药"。陈皮性味辛苦、温,有理气调中、燥湿化痰、止呕逆之效。甘草性味甘、平,有止咳化痰之功,并"解百药毒"。七药合用,有相互为制、协同拮抗作用,共奏去毒增效之功。

2. 浸漂半夏防"泻缸"问题。"泻缸"又称"烂缸",是法半夏在浸漂过程中出现的发热、酸腐、药材表面产生滑腻黏液和泡沫,内部腐烂的变质现象。防治"泻缸"的办法:①半夏用药汁浸泡,药汁要高过药面;半夏药材暴露在空气中则易发霉。②浸漂过程中,不能沾惹生水,不能随意搅拌,否则易腐烂。③浸漂半夏的缸一定要置室内通风阴凉处,避免日晒,以防增温发热致腐。④漂药过程要运用白矾防腐去涩滑,换水一般从上面滗倾,不使涩滑物或泡沫黏附于上。若未按操作炮制,已发生轻度泻缸现象,可再将定量明矾末(每半夏 100kg,加明矾 15kg)撒于药面,进行挽救。

3. 法半夏漂后捞起时,近代老药工认为晒干"胎水"(药材表面所吸生水)可防腐烂,并便于吸收辅料药汁,增强药效。

4. 姜制半夏用蒸法,法半夏用药汁浸泡,传统认为优于煮法,可免煮法去汁丧失药性之虞。

5. 姜半夏刨成 0.1mm 鱼鳞极薄片,与粉碎法比较,可免药混悬于药面或煎成糊状。

6. 法半夏、姜半夏切片晒干后,用硫黄熏 1 次,有赋色(增白)、防霉、防腐、防蛀作用。

7. 药材商品中另有一种"水半夏",产于广西、广东,系天南星科植物鞭檐犁头尖的干燥块茎,仅有止咳化痰、燥湿作用,全无止呕之功,临床应用时应注意鉴别。

8. 传统认为,半夏属"六陈"(半夏、枳壳、陈皮、麻黄、狼毒、吴茱萸)之一。据古人经验,贮存陈久比新鲜的效力好。

【文献摘粹】

《金匮玉函经》:"凡半夏不㕮咀,以汤洗十数度,令水清滑尽,洗不熟有毒也。"

《肘后备急方》:"半夏:汤洗去滑,干。""中半夏毒:以生姜汁、干姜并解之。"

《本草经集注》:"半夏有毒,用之必须生姜,此是取其所畏,以相制耳。""用半夏皆且完,用热汤洗去上滑,以手挼之,皮释,随剥去,更复易汤洗之,令滑尽。不尔,戟人咽喉。"

《雷公炮炙论》:"半夏上有陳涎,若洗不净,令人气逆,肝气怒满。"

《太平惠民和剂局方》:"大半夏,四两,汤浸洗七次,每个切作二片,用白矾末一两,沸汤浸一昼夜,漉出,别用汤洗去矾,俟干,一片切作两片,再用生姜自然汁于银盂中浸一昼夜,却于汤中炖,令姜汁干尽,以慢火焙燥,为细末,再用生姜自然汁搜成饼子,日干或焙干,炙黄勿令色焦。"

《黎居士简易方论》:"半夏(汤洗七次用)。""半夏(为末,姜汁作饼,再碎,炒)。"

《瑞竹堂经验方》:"半夏(四两,汤泡七次,晒干,研为末,用生姜自然汁捏作饼子,阴干)。""半夏生取末,以绢袋盛,安瓷器中,新水浸,日晒夜露三昼夜,每早换水,三日取出,晒干为细末。"

《医学入门》:"半夏……腊月热水泡洗,置露天冰过又泡其七次。留久极妙。"

《类编朱氏集验医方》:"半夏,汤洗白净,切作片如纸薄用。"

《丹溪心法》:"半夏……汤泡,切作片,以皂角水浸一日晒干。"

《本草求真》:"半夏……浸七日,逐日换水,沥去涎,同皂荚、白矾、姜煮熟。(半夏煨姜,偏用姜以制其毒)。或七日夜用净水淘浸(以除其涎),再用皂荚水浸七日夜(同皂荚可治风痰),又用灰水淘浸七日夜(可治脾胃痰),又用白矾水淘浸七日夜(可治清水痰),又用生姜水淘浸七日夜(可治寒痰),又用甘草水淘浸七日夜(可解其毒及调制药之性),洗净焙干用。"

# 20. 生姜、干姜

【用名·应付】 姜、生姜(以上付生姜)、姜汁、生姜汁(以上付生姜汁);生姜皮、姜皮(以上付生姜皮)、干姜、川姜、泡干姜、淡干姜(以上付泡干姜);炮姜、炮干姜(以上付炮姜)、炮姜炭、姜炭(以上付炮姜炭)、煨姜。

【来源】　本品为姜科植物姜 *Zingiber officinale* Rosc. 的新鲜或干燥根茎。均系栽培。主产于四川(犍为、沐川)、贵州、山东(莱芜)、广东、江西、湖南等地。湖北均州(今丹江口市)产者(均姜)质佳。现以四川产者为道地药材。秋或冬季采挖,除去茎叶及须根,为鲜生姜。冬季茎叶枯萎时挖取,除去茎叶、须根及泥沙,晒或微火烘干为干姜。生姜以个大、丰满、质嫩者为佳。干姜以质坚实,外皮灰黄色、内灰白色、断面粉性足、少筋脉、未发芽者为佳。

【制法实录】

1. 以生姜为原药材的炮制品

(1) 生姜片:取原药材,用清水洗净泥沙,当天切长薄片即得。

(2) 生姜汁:即鲜生姜捣取汁。

(3) 生姜皮:取生姜,用清水洗净泥沙,刮取外皮,晒干,筛去灰屑即得。

(4) 煨姜:取生姜,用清水洗净,用草纸 2 层包裹,喷水使纸湿润,置围灶内埋入定量干糠(每生姜 100kg,用干糠 50kg)中,点燃煨至糠烬灰冷、纸变焦、姜外皮微焦、中心深黄色时取出,去纸,切中片,筛去灰屑即得。

2. 以干姜为原药材的炮制品

(1) 泡干姜(淡干姜):①取干姜拣去干枯及黑支,大小分档,筛去杂质,清水洗净,放容器内。②加入沸水,水过药面约 17cm,密闭泡 1 小时。③捞出后入丝箩,沥干余水,湿麻布遮盖,闷润 4~6 小时。④取出,切或刨长薄片,晒干,筛去灰屑即得。损耗约 10%。

(2) 炮干姜(炮姜):①取原药材干姜,洗润操作同泡干姜。②取出,切约 1.5cm 段片,晒干。③取定量净白中砂(每次入锅,药材与砂的重量比为 1∶5)置锅内,用武火不断翻炒至烘热或轻松流利。④倒入干姜段片不断翻炒,至干姜发泡鼓起,手捏有弹性,表皮微黑色,折断面棕褐色为度,取出。⑤筛去砂子及灰屑,放洁净石板地面薄层摊晾即得。损耗约 25%。

(3) 炮姜炭:①取原药材干姜,洗、润、切制操作同炮干姜。②用武火将锅烧热,倒入干姜段片,转文火不断翻炒,至冒烟或出火星时,喷淋少量清水 2~3 次,灭尽火星,再炒至外表微鼓呈焦黑色,内发松呈褐灰色,存性为度。③立即取出,置窄口瓮内密闭 1 天,或出锅后置洁净石板地面薄层摊晾,去火毒,筛去灰屑即得。损耗约 30%。

【成品性状】　①生姜片:为不规则扁平薄片,表面黄白色,有环节,质脆,易折断,断面浅黄色,内皮层环纹明显,维管束散在,香气特异,味辛辣;②生姜汁:为淡黄色汁液,气味同生姜;③生姜皮:为不规则干燥薄片,黄褐色或灰棕色,辛辣气味稍弱;④煨姜:为不规则长薄片,黄褐色,表皮微焦,内部深黄(图 6-38),辛辣气味稍减,微苦;⑤泡干姜:为不规则长薄片,表面黄白色,有明显淡黄色筋脉小点,呈粉性,质坚脆,香气特异,味辛辣;⑥炮姜:为段片,表面鼓起,棕褐色,内部棕黄色(图 6-39),质地疏松,有姜香,辛辣稍减;⑦炮姜炭:形如炮姜,表面焦黑色,内部棕褐色(图 6-40),体轻,质松脆,微有焦香辣味。

【炮制机理】　生姜煨后可减其辛,留其温。泡干姜泡后气足味蓄,专于温中。炮姜、炮姜炭均可减缓其辛味,使药性不发表,转

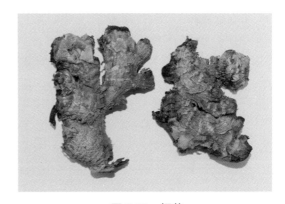

图 6-38　煨姜

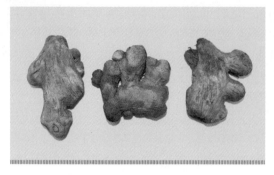

图 6-39 炮姜

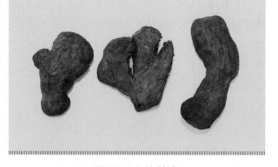

图 6-40 炮姜炭

为大热,专于温里。炮黑、制炭均可增强止血之功。

【性能剂量】 生姜:辛,微温,入肺、脾、胃经。生姜皮:辛,凉,入脾、肺经。干姜:辛,热,入脾、胃、肾、心、肺经。生姜片:气重于味,辛散之力较强,有发表散寒、止呕祛痰之功,治风寒、呕哕、痰饮喘咳、胀满泄泻,解半夏、天南星、鱼蟹、鸟兽肉毒。生姜汁:辛散胃寒之力较强,长于开痰止呕。生姜皮:辛,凉,利水消肿,治浮肿,行皮水。煨姜:苦,温,无发散之力,偏于温肠胃之寒,和中止吐泻,治呕吐、肠鸣、腹痛、腹泻。泡干姜:辛,热,守而不走,有温中祛寒、回阳通脉、燥湿消痰之功,治肢冷脉微、脘腹胀满、冷痛、呕吐泄泻、痰饮咳喘。炮姜:辛、苦,大热,走里不走表,温中散寒,温经止血,治脾胃虚寒、腹痛吐泻、虚寒性吐衄崩漏。炮姜炭:苦,温,制炭温血分之寒而止血。生姜:内服煎汤,宜后下,3~10g 或 1~3 片。姜汁:适量兑服。外用捣敷,擦患处或炒热烫。干姜:内服煎汤,3~10g。传统认为孕妇慎服。

【贮藏】 生姜晒干表皮水分,埋于干砂内,防霉,防中空。干姜类置阴凉干燥处,防霉,防走气,防蛀。

【注意事项】

1. 建昌帮药界干姜的炮制品有 3 种,即泡干姜、炮姜、炮姜炭。炮制及运用有别,应予区别。

2. 干姜炒炭一般不用辅料,净炒时要注意火候,制品不得过焦灰化,要求存性,即炒至外色焦黑、内部棕褐即可,目的是增强收敛、止血及吸附作用。

3. 炮姜炭出锅后易复燃,应及时入窄口瓮内密闭 1 天,待冷取出或置洁净石板地面薄层摊晾,去火毒。

【文献摘粹】

《金匮要略》:"干姜二两,炮。"

《妇人良方大全》:"生姜自然汁。""生姜(细切如蝇头大,新瓦炒令焦黑)。"

《医学入门》:"干姜……童便炒黑,止鼻衄、唾血、血痢、崩漏……造干姜法:取生者水淹三日,去皮,置流水中六日,更去皮晒干,酿瓷瓮中三日,内紫色乃成。"

《炮炙大法》:"生姜:不宜使熟,宜捣绞汁,待药煎成倾入,方不失生字之义。""干姜……微炒。若治产后血虚发热及止血,俱炒黑;温中,炮用;散寒邪,理肺气,止呕,生用。"

《得配本草》:"干姜……凡入药并宜炮用。入止泻药煨用,入温中药泡用,入止血药炒炭用。"

《本草求真》:"干姜……母姜晒干为干姜,炒炮为炮姜,炒黑为黑姜。"

# 21. 地黄

【用名·应付】 生地、生地黄、怀生地、干生地(以上均付生地)、熟地、熟地黄、酒熟地、炆熟地(以上均付熟地)、鲜生地、生地炭、熟地炭。

【来源】 本品为玄参科植物地黄 *Rehmannia glutinosa* Libosch. 的新鲜或干燥块根。栽培或野生。主产于河南(温县、孟州、博爱、武陟、沁阳)、陕西、浙江、江西等地。自古以怀庆(今河南沁阳)所产者为道地,乃著名的"四大怀药"之一。立秋后采挖根茎,采挖后除去芦头、茎叶及须根,洗净泥土,切片即为"鲜地黄"。鲜品捣汁,称"鲜地黄汁",将鲜地黄大小分档,用文火烘焙至八成干,取出,捏成团块,即为"生地黄"。药材以肥大、体重、断面乌黑、油润者为佳。

【制法实录】

1. 生地黄 将原药材大小分档,去除杂质,用温水抢水洗净,取出,沥干余水,入容器内,湿麻布遮盖,闷润 3~4 小时,以透心为度。取出,切圆中片,晒干,筛去灰屑即得。其大者称"大生地",细小者称"细生地"或"小生地"。损耗约 10%。

2. 炆生地 ①选取大个生地黄入容器内,用清水洗净泥沙,换清水,水过药面 10cm,浸 1~2 天(夏秋 1 天,冬春 2 天),取出沥干。②放入炆药坛内,药面约与坛高 2/3 处平。③加入清水,药面约离坛口 7cm,加上坛盖。④置围灶内,坛底两边用砖架起,数坛同炆时,每坛间隔 3~7cm,坛底和坛间放置少量稻草和适量碎木炭(每药材 100kg,用炭 10kg),坛周围堆置定量干糠(每药材 100kg,用干糠 150kg,分 2 次投入)。⑤用稻草点燃干糠,炆 1 天后加入定量的砂仁、陈皮细末(每地黄 100kg,用砂仁 1.5kg、陈皮 4kg)。⑥共炆制 2 天,至糠烬灰冷,药熟汁干时,起坛取出(如留有少量药汁,可将药晒至半干,入坛内拌润,吸尽药汁)。⑦晒至半干,入容器内,加入定量黄酒(每地黄 100kg,黄酒 20kg)拌匀,麻布遮盖,闷润 4~6 小时,以吸尽酒汁为度,取出。⑧放入甑内,待锅中水沸,隔水坐锅上,用武火蒸 4~6 小时,停火闷一夜,或反复蒸闷几次后,起甑倒出。⑨晒至六七成干时,用竹刀或铜刀,切斜长厚片,晒九成干即得。损耗 15%~20%。

3. 生地炭 ①取原药材生地黄,洗、润操作同生地黄,切厚片,晒干。②用武火将锅底烧至微红,倒入生地黄,不断翻炒,至生地黄冒黄烟或出火星时,喷淋少量清水,灭尽火星,再炒至生地黄呈炭黑色,外皮起小泡,鼓起,内有弹性,炭而不灰时,取出。③入窄口瓮内密闭 1 天,取出筛去灰屑即得。或出锅后置净石板地上薄层摊晾去火毒,筛去灰屑即得。损耗约 30%。

4. 熟地炭 取熟地黄片适量,炒炭操作方法同生地炭。损耗约 30%。

【成品性状】 ①鲜地黄:呈纺锤形、条状,外皮薄、红黄色有皱纹,肉质断面淡黄白色,中部有放射状纹理,气微,味微甜、微苦;②生地黄:为不规则类圆形中片,表面棕黑色或灰黑色,油润黏性,中间隐现菊花心纹理,周边灰黑色或棕灰色,皱缩(图 6-41),质柔软,干后坚实,气特异,味微甜;③熟地黄(炆地黄):形如生地黄,表面黑亮如漆(图 6-42),滋润柔软,味甘如饴,微有酒气;④生地炭:形如生地黄,外表微焦黑色,起泡,内松(图 6-43),具焦香气,味微苦;⑤熟地炭:形如生地炭,内色较乌黑(图 6-44)。

【炮制机理】 生地黄性寒,炆制后转微温,加入砂仁、陈皮取其辛温香窜之气,使熟地黄

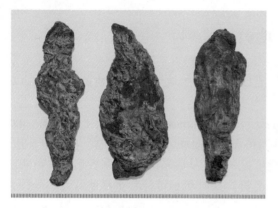

图 6-41　生地黄

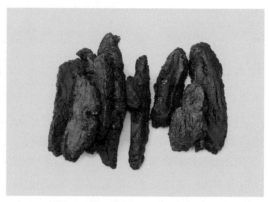

图 6-42　炆地黄

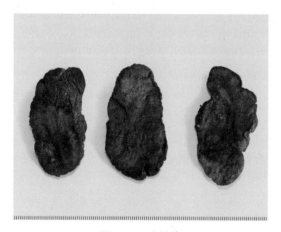

图 6-43　生地炭

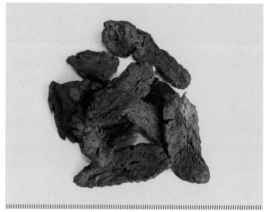

图 6-44　熟地炭

气味纯真而厚,补血而不凝滞。酒制可增其温,蒸制后色乌黑而光亮,制炭可增强止血之功。

【性能剂量】　①鲜地黄:甘、苦,寒。入心、肝、肾经。清热生津,凉血止血。治热病伤阴,舌干烦渴,斑疹吐衄,咽喉肿痛。②生地黄:甘,寒。清热凉血,养阴生津。治热病伤阴,舌干烦渴,阴虚内热,吐血衄血,尿血,便血,崩漏,消渴,发斑发疹等。③熟地黄:甘,微温。入肝、肾经。滋阴补血,益精填髓。治肝肾阴虚,骨蒸潮热,盗汗遗精,眩晕耳鸣,消渴,血虚萎黄,心悸怔忡,月经不调,崩漏下血,须发早白。④生地炭:凉血止血。⑤熟地炭:养血止血。

内服:煎汤,鲜地黄 12~30g,鲜地黄汁一小杯兑服;生地黄或熟地黄,10~15g;生地炭或熟地炭,6~10g。

【贮藏】　鲜地黄晾晒干表皮水分后,分层埋入干砂中保存,防干枯及腐烂。其他品种均干足后放容器内置阴凉干燥处,防霉,防鼠食。

【注意事项】

1. 炆制熟地为建昌帮药界独特工艺,取法烹饪术。如南方用砂锅或陶器炆肉类、豆类等清滋补品食物。其特点是以陶器为饮具,文火慢慢炆制。炆制品原汤原味,气味纯真,气香味厚,滋补力胜。与单蒸法、煮法或隔水铜锅炖法比较,炆法有独到之处。

2. 炆制时要注意火候和坛内的药量及水量。火力过大、水分太少均易烧焦药材,药量过多则易胀破坛肚。

3. 运用辅料砂仁、陈皮制熟地黄,是建昌帮特色。砂仁、陈皮不宜早下,一般在炆制1天后加入坛内。古法多以砂仁、陈皮原药材入坛炆制,近改为末。

4. 炆制使药材熟透转黑,再加蒸制则色黑如漆,具有光亮。

5. 熟地黄贮藏得当一般不会发霉。如有霉变先兆,应取出洗霉,晒干,酒润后重蒸1次,晒干即可。

【文献摘粹】

《本草经集注》:"干地黄……得……清酒良。"

《千金翼方》:"造熟干地黄法:斤数拣择一准生法,浸讫,候好晴日便早蒸之,即暴于日中,夜置汁中以物盖之,明朝又蒸。古法九遍,今但看汁尽色黑熟,蒸三五遍亦得。"

《本草拾遗》:"干地黄,《本经》不言生干及蒸干。方家所用二物别,蒸干即温补,生干则平宣。"

《本草图经》:"熟干地黄最上出同州,光润而甘美……今干之法:取肥地黄三二十斤净洗,更以拣去细根及根节瘦短者,亦得二三十斤,捣绞取汁,投银、铜器中,下肥地黄浸漉令浃,饭上蒸三四过,时时浸漉转蒸讫,又曝使汁尽。其地黄当光黑如漆,味甘如饴糖,须瓷器内收之,以其脂柔喜暴润也。"

《本草纲目》:"熟地黄……近时造法:拣取沉水肥大者,以好酒入缩砂仁末在内。拌匀,柳木甑于瓦锅内蒸令气透,晒干,再以砂仁酒拌蒸、晒,如此九蒸九晒乃止,盖地黄性泥,得砂仁之香而窜,合和五脏冲和之气,归宿丹田故也。今市中惟以酒煮熟售者,不可用。"

《医学入门》:"生地黄……生采者大寒,日干者微寒,火干者微温。脉洪实热者,生采捣汁服之;脉虚血热者,用姜汁拌炒,免致泥膈痰。""熟地黄……水洗,用生地捣汁九蒸九晒,或酒或姜汁俱好。"

# 22. 当归

【用名·应付】　全当归、当归、秦当归(以上付全当归)、当归头(归头)、当归身(归身)、当归尾(归尾)、酒当归、当归炭、油当归。

【来源】　本品为伞形科植物当归 *Angelica sinensis* (Oliv.) Diels 的干燥根,均系栽培。主产于甘肃(岷县、渭源等)、云南及四川、湖北等地,习以甘肃岷县产者(秦当归)为道地药材。秋末采挖栽培3年的根部,除净茎叶、泥沙,放通风处阴干2~3天,按大小分别扎小把,入烘箱用文火烘干令透即得,火力过大则泛油变黑。药材以主根粗长、支根少、油润、外皮色黄棕、断面色黄白、气味浓厚者为佳。

【制法实录】

1. 酒当归　①取原药材,拣出红黑色油支(洗净切顶头薄片晾晒干,作"油当归"用),用清水抢水洗净泥土,摊开晾晒干,入容器内。②用定量黄酒(每当归100kg,用黄酒10kg)喷酒,拌匀,闷润4~5小时,至药透汁尽时取出。③根据不同部位药效不同及中医用药习惯分别切制成4类:其一为全当归,又有3种,一为整支完当归,二为除去须根细腿压扁刨成的长薄片,三为完当归切成的顶头圆薄片。其二为归头,即当归根头部,长1.5~2cm,刨成长薄片或切成顶头圆头薄片。其三为归身,即当归主根及大腿部,刨或切成直薄片。其四为归尾,即支根(小腿)及支根须,切成小段片。切或刨片后均须晾晒干,筛去灰屑即得。损耗约10%。

2. 当归炭 ①取原药材全当归用清水抢水洗净后,晾干表皮水分。②切顶头圆中片,晾晒干,大小分档。③用武火将锅底烧至微红,立即倒入当归片,转文火不断翻炒,至药材冒黄烟或出现小火星时,喷淋少量清水,灭净火星再炒至外表微黑色,鼓起,存性,快速出锅。④立即入窄口瓮内密闭1天取出,轻轻筛去灰屑即得,或出锅后薄层铺干净石板地上,摊冷去火毒,筛去灰屑亦可。损耗约30%~40%。

【成品性状】 ①全当归(图6-45):为整支原形,表面黄白色,或淡黄棕色,质柔韧,有异常浓郁香气,味甘、辛、微苦;或为不规则直薄片或顶头圆薄片,片张均匀、平坦,中间有浅棕色云状纹或环纹,有多数棕黄色油点,干燥者轻脆,吸潮后柔韧,气味同上;或为头、身、尾混杂的顶头圆薄片。②归身:为直薄片(图6-46)。③归头:为顶头圆薄片或长薄片(图6-47)。④归尾:为小段片。⑤当归炭:为顶头圆中片,表面黑褐色,断面灰棕色(图6-48),具焦气,存性。

【炮制机理】 分别不同药用部位,发挥不同疗效,酒制能增强活血通络作用,炒炭用于止血。

【性能剂量】 甘、辛,温。入肝、心、脾经。补血活血,调经止痛,润肠通便。治血虚萎

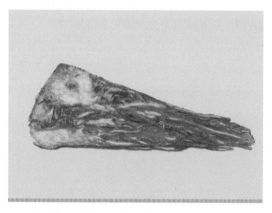

图6-45 全当归

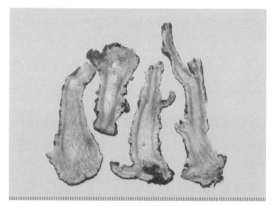

图6-46 当归身

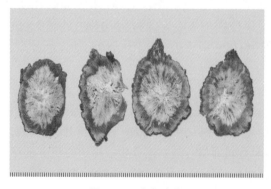

图6-47 当归头片

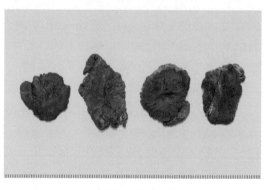

图6-48 当归炭

黄,眩晕心悸,月经不调,经闭痛经,虚寒腹痛,肠燥便秘,风湿痹痛,跌仆损伤,痈疽疮疡。全当归补血和血,归头引血上行,归身养血守中,归尾破血下行,归炭活血止血。内服:煎汤,5~10g。传统认为,归尾孕妇慎服。

【贮藏】　入容器内,置阴凉干燥处,防潮防霉,防走油,防虫蛀。

【注意事项】

1. 建昌帮药界当归一药既有全当归,又有分部切割的头、身、尾。整支完药的全当归可供浸酒服药或入药膳等用。

2. "油当归"系当归中拣出的已渗出红色油脂、泛油者,旧时经洗切干燥后可用于血虚便艰者,云有养血润燥、滑肠通便之功。当归泛油是久贮或贮藏不当引起的、已开始变质的征象。虽能通便,却未必能养血润燥。近来很少有此规格。

3. 建昌帮药界另有2种传统饮片:一为"土炒当归",制法参照土炒法,多用于止泻痢。另一为"刮皮当归",系将当归、归身刮去外皮后再用酒润切或刨成饮片者,据云可降低当归辛辣燥性之功。

4. 当归油性大,洗时不能用热水,只能用冷水抢水洗。干燥时亦不能曝晒,只能晾晒至七八成干,晒后及时摊晾退热收藏,否则泛油,走失气味。曝晒者饮片干枯,失去润性。晒后堆积蕴热,易泛油变质。

5. 切刨当归时,刀刨不能用油搭刀,宜以水代油,否则饮片沾油易泛色。

6. 当归具浓郁的芳香气息,富油性,除当归炭外,切制成薄片者不宜入锅炒,炒则令饮片色变黑、变焦,饮片多破碎。

7. 当归充代品"欧当归"系伞形科植物,与正品当归不同属。其根头部有几个至10余个小芦头,断面常有一木心,气浊,产河北及其周边地区。此种多自产自销,当地民间充当归用。

【文献摘粹】

《雷公炮炙论》:"当归……凡使,先去尘并头尖硬处……若要止痛、止血,即用尾。若一时用,不如不使。服食无效,单使妙也。"

《普济本事方》:"当归:洗,去芦,薄切,焙干后秤。"

《黎居士简易方论》:"当归(酒浸半日,燥,秤)。""当归(去芦)。""当归(微炒)。"

《医学入门》:"当归……治上酒浸,治外酒洗,血病酒蒸,痰用姜汁炒。"

# 23.　延胡索

【用名·应付】　延胡索、玄胡索、玄胡、元胡(清代避讳改"玄"为"元")、延胡、醋延胡(以上均付醋延胡索)。

【来源】　本品为罂粟科植物延胡索 *Corydalis yanhusuo* W. T. Wang 的干燥块茎,多系栽培。主产于浙江(东阳)、江苏等地。习以浙江产者为道地药材,为著名的"浙八味"之一。5—6月间茎叶枯萎时采挖,挖出后,除净茎叶、须根,筛净泥沙,大小分档,置容器内,于沸水中加入适量明矾末(每延胡索 100kg,用明矾 1kg)浸泡 15~20 分钟,至内无白心为度。取出晾晒干。药材以个大、饱满、质坚实、断面色黄、内色黄者为佳。

**【制法实录】** 醋延胡索：①取原药材筛去泥灰杂质，大小分档，入容器内。②用清水抢水洗净，入丝箩内，沥干余水，入容器内。③加入定量醋液（每延胡索100kg，用醋20kg），每日翻簸2~3次，麻布遮盖，闷润2~3天，中途加入定量白矾末（每延胡索100kg，用明矾1kg），拌匀腌制，以药透汁尽为度，取出。④入木甑内，待锅中水沸，隔水坐锅上，后武火蒸1~2小时，上大气为度，不停火起甑，取出。⑤置丝箩内，入硫黄熏房（或熏橱）内，用定量硫黄（每药材100kg，用硫黄0.5kg）熏1~2小时，取出。⑥反复日摊晾、夜闷润（夜晚入容器内，干麻布遮盖闷润），至七成干后，刨或切成圆极薄片，晒至全干，晒去灰屑即得。损耗10%~15%。

**【成品性状】** 醋延胡索（图6-49）：为不规则类圆形极薄片，周边深黄色或黄褐色，质坚脆，断面黄色，角质样，具蜡样光泽，略有醋气，味苦。

**【炮制机理】** 醋制能引药入肝，增强活血止痛作用。

**【性能剂量】** 辛、苦、温。入肝、脾经。活血行气，散瘀止痛。治胸胁、腰腹疼痛，经闭痛经，产后瘀阻，疝痛，跌仆肿痛；均用醋制品。内服：煎汤，6~10g，传统认为孕妇忌服。

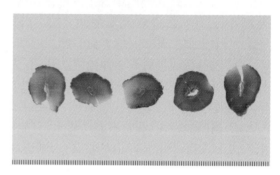

图6-49　醋延胡索

**【贮藏】** 入容器内，置阴凉干燥处，防霉防蛀。

**【注意事项】**

1. 建昌帮药界古法亦有醋液润制后，再加适量米汤、明矾末煮制延胡索者，经高温煮后，米汤易黏锅焦糊，药材外皮易裂开，片心脱落，切制时饮片易碎，且米汤含淀粉过多，黏附药材，易生霉变。近代此法极少用。

2. 采集加工时，用温矾水浸泡后，使药材水分易干，外皮和片心收紧，不易破碎，生产时减少损耗，并使切片整齐美观。

3. 炮制时先用醋液闷润，再以明矾末腌制蒸过，使药材内外湿度均匀，片心不易脱落，切片薄而完整，且呈蜡样光泽。

4. 建昌帮药界古无硫黄熏延胡索，饮片色呈棕黄色，极易霉蛀。近代用硫黄熏后，切片呈黄色，美观而不易变质，便于贮藏和保管。

**【文献摘粹】**

《济生方》："玄胡索：去皮，醋煮。"

《黎居士简易方论》："延胡索（糯米拌，炒赤，去米）。""延胡索（灰炒，并为细末）。"

《医学入门》："玄胡索……酒磨或煮服，醋煮亦好。"

《世医得效方》："玄胡索……盐炒过。""延胡索……新瓦上炒过，为末。"

# 24. 防风

**【用名·应付】** 防风、北防风（均付防风）。

【来源】　本品为伞形科植物防风 *Saposhnikovia divaricata* (Turcz.) Schischk. 的干燥根。均系野生。主产于黑龙江、吉林、内蒙古、河北等地。习以黑龙江、吉林产者为道地药材。春秋均可采挖。将根挖出后，除去茎叶及泥土，先晒至八成干，捆把后，再晒至足干。药材以条粗壮、均匀、皮细而紧、无毛头、断面有棕色环、中心色淡黄者为佳。

【制法实录】　取原药材拣去杂质，筛净灰屑，大小分档。用温水抢水洗净，捞起入丝箩内，沥干余水，湿麻布遮盖，闷润半天，以润透为度，取出。切去木质部，切顶头圆薄片，晾晒干，筛去须根及灰屑即得。损耗 10%~15%。

【成品性状】　防风（图 6-50）：为顶头圆薄片，表面灰黄色，切面中间有圆心，外有棕色环，稍有香气，味微甘。

【炮制机理】　洁净药材，方便调剂。

【性能剂量】　辛、甘，温。入膀胱、肝、脾经。发表祛风，胜湿止痛。治外感风寒，头痛目眩，皮肤瘙痒，项强，风寒湿痹，骨节酸痛，四肢挛急，破伤风；均用净生片。内服：煎汤，5~10g。

【贮藏】　入容器内，置通风干燥处，防霉防蛀。

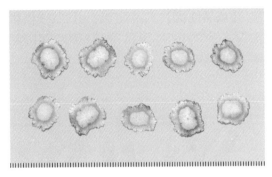

图 6-50　防风

【注意事项】

1. 防风体质松软，只宜抢水洗切，水浸则流失药性。

2. 防风辛温、色黄、气香，不宜高温曝晒、烘焙，否则走失药性，原色变白，影响疗效。

3. 防风系薄片，古有"防风飞上天"之喻。切制时刀要锋利，否则片张厚薄不均匀。

4. 本品常混有"绵大戟"（有毒），应选干净。另外，甘肃产的"小防风"系伞科植物贡蒿的根，应予注意，不得混用。

【文献摘粹】

《黎居士简易方论》："防风（去芦并钗股者）。"

《医学入门》："防风……去芦及叉头叉尾者。"

# 25.　远志

【用名·应付】　生远志、净远志（或注明外用时，均付净生品）、远志、远志肉、志肉、制远志、炙远志（以上均付炙远志）。

【来源】　本品为远志科植物远志 *Polygala tenuifolia* Willd. 或卵叶远志 *Polygala sibirica* L. 的干燥根。主产于山西、河南、河北、内蒙古等地，多系野生。习以山西所产为主。春季出苗前或秋季地上部分枯萎后挖取根部。除去残茎及泥土，阴干或晒干，趁新鲜搓揉或捶裂根皮，除去木心（产地去心者又称"远志筒""远志肉"）。药材以条粗匀、筒状、灰黄色、无须根及远志木心者为佳。

**【制法实录】**

1. 生远志　①取原药材,拣去杂质,筛净灰屑,泥沙,用清水洗净,沥干余水。②分离或拣去残余木质部,切约 1.5cm 的段,晒干即得。损耗 5%~10%。

2. 炙远志　①取原药材,如上加工成净志肉。②取定量生甘草(每远志 100kg,用生甘草 6.5kg),切 12~17cm 长段片,打扁。③将净志肉和甘草段拌匀,放入炙药坛内,加入适量的清水或温水,水平药面为度,盖好坛口,放围灶内。坛底两边以砖架起,用定量干糠(远志、甘草与糠的重量比为 2∶1)堆埋坛四周,点火炙制 46 小时,至糠烬药熟,坛内汤水基本吸干为度,起坛倒出。④拣去甘草段,将远志晒至全干,筛去灰屑即得。损耗 20%~25%。

**【成品性状】**　①生远志:为筒状或槽状段,外表灰黄色,有细小疙瘩状支根痕,质脆,切面黄白色(图 6-51),臭微,味苦,嚼之有刺喉感;②炙远志:形如上,淡棕色(图 6-52),味微甜,嚼之无刺喉感。

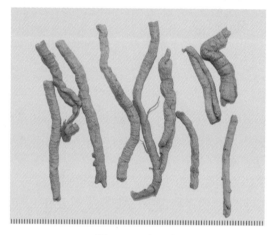

图 6-51　生远志

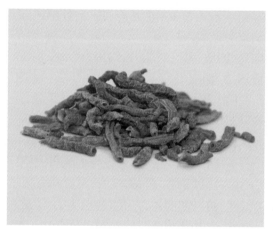

图 6-52　炙远志

**【炮制机理】**　木心为质次部分,去心可纯净药材,保证药用剂量。甘草制可降低麻性及副作用,并增强镇咳祛痰作用。

**【性能剂量】**　苦、辛,温。入心、肾、肺经。安神益智,祛痰。内服解郁、消痈肿,治惊悸、健忘、梦遗、失眠、咳嗽多痰,均用炙制品。外治痈疽疮肿,用净生品。内服:煎汤,3~10g。外用生品适量。

**【贮藏】**　入容器内,置阴凉干燥处,防霉防蛀。

**【注意事项】**

1. 古有远志不去心“令人烦闷”之说。亦有认为,远志心系木质部,药力弱,非药用部分,净选时去心,可保证用药剂量,提高药效。

2.《神农本草经》认为远志“补不足……益智慧,耳目聪明,不忘,强志,倍力”,为补心之药。建昌帮药界炙法可增强其滋补之功。

3. 炙制时如水量过多,时间过久,易使志肉焦糊,宜谨伺水火。

**【文献摘粹】**

《雷公炮炙论》:“远志凡使,先须去心,若不去心,服之令人闷。去心了,用熟甘草汤浸一宿,漉出,曝干用之也。"

《普济本事方》:"远志……甘草煮三四沸,去芦骨。"

《黎居士简易方论》:"远志,甘草水浸,去心。""远志(用灯草煮,去心)。""远志(去心,姜汁浸、炒)。""远志(汤浸软,去心,酒洒,蒸一炊久,焙干)。"

《医学入门》:"远志……先用甘草、黑豆水煮,去骨,后用姜汁炒。"

# 26. 麦冬

【用名·应付】　麦冬、麦门冬、杭麦冬、寸冬、去心麦冬(以上付去心麦冬)、朱麦冬。

【来源】　本品为百合科植物麦冬 *Ophiopogon japonicus* (Thunb.) Ker-Gawl. 的干燥块根。栽培或野生。主产于浙江(杭州、慈溪、余姚)、江苏(无锡、镇江、南通)、四川等地。习以杭州笕桥一带产者为道地药材,为著名的"浙八味"之一。浙江栽培后第 2 年立夏时采挖,称"杭麦冬"。挖出根后,剪下块根,洗净泥沙,曝晒 3~4 天,堆通风处,使其反潮,蒸发水汽,约 3 天,摊干再晒,如此反复 2~3 次,晒干后,除净须根杂质即可。药材以干燥、肥大、色黄白、嚼之发黏、不泛油者为佳。

【制法实录】

1. 去心麦冬　①取原药材,去净杂质及黑色泛油者,置容器内,用清水抢水洗净。②换热水,水过药面约 7cm,密闭泡 10~20 分钟,取出沥干余水,入容器内,湿麻布遮盖,闷润半天,以柔软为度取出。③将麦冬置布袋内,搓揉几分钟,使麦冬木质心与肉易于分离。④左手持麦冬,右手用钳子夹紧麦冬顶端,抽去麦冬心,打扁晒干,筛去灰屑即得。损耗约 10%。

2. 麦冬燕窝勺片　①取原药材洗润、搓揉,操作同上。②左手食指与拇指平捻麦冬,右手持薄片水果刀,纵向平割开麦冬偏下部外皮,同时用刀片和左手食指、中指暂时固定麦冬,左拇指推转麦冬,迎刀搓破麦冬,并沿刀面铺开。③麦冬心自行脱落,或用右手捻去麦冬心,再用左手拇指指甲在平铺的麦冬片表皮中部掐一下,成燕窝勺形,铺开晒干,筛去灰屑即得。损耗约 10%。

3. 朱麦冬(辰麦冬)　①取去心麦冬,置容器内,喷少量水,微润。②加上定量飞朱砂细粉(每麦冬 100kg,用飞朱砂 2kg),搅拌均匀,以表面粘上朱砂粉为度。③取出平铺于纸上,晾晒干即得。损耗无。

【成品性状】　①去心麦冬:有扁纺锤形及燕窝勺形两种。扁纺锤形饮片(图 6-53),两尖端切去,表面黄白色,有细纵纹,质柔韧,断面黄白色,半透明,无心,气微香,味甘微苦。燕窝勺形饮片呈燕窝勺片形(图 6-54)。②朱麦冬:形如去心麦冬,色红(图 6-55)。

【炮制机理】　去心,纯洁药材,除去致烦副作用。勺片易煎出药味;拌朱砂可增宁心安神之功。但因朱砂有一定毒性,故或以

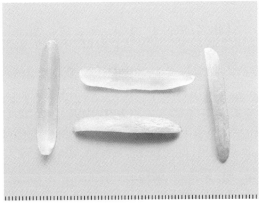

图 6-53　去心麦冬

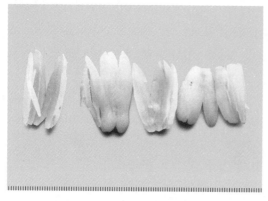

图 6-54  麦冬（燕窝勺片）

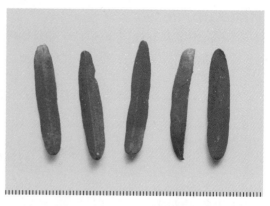

图 6-55  朱麦冬

为不适合将朱砂用于内服。

**【性能剂量】** 甘,微苦,微寒。入心、肺、胃经。养阴润肺,清心除烦,益胃生津。治肺燥干咳,吐血咯血,肺痿肺痈,虚劳烦热,消渴,热病津伤,咽干口燥,便秘;均用净生品。内服:煎汤,3~10g。

**【贮藏】** 入容器内,置通风干燥处,防霉防蛀。

**【注意事项】**

1. 建昌帮药界麦冬炮制品历来以去心麦冬、燕窝勺片为主。麦冬燕窝勺片易于煎或泡出药味,抽心后打扁亦可。

2. 剖麦冬操作时要经常用清水拭净刀面,以保证片张平整光亮。

**【文献摘粹】**

《金匮玉函经》:"麦门冬:去心。"

《本草经集注》:"麦门冬……以肥大者为好,用之汤泽,抽去心,不尔令人烦。"

《黎居士简易方论》:"麦门冬(去心,焙)。""麦门冬(汤浸,去心,焙)。"

# 27. 苍术

**【用名·应付】** 苍术、茅术、漂苍术(以上均付漂苍术)、炒苍术、土炒苍术、焦苍术(以上均付土炒苍术)、灶心土炒苍术。

**【来源】** 本品为菊科植物茅苍术 *Atractylodes lancea*(Thunb.) DC. 或北苍术 *Atractylodes chinensis*(DC.) Koidz. 等的干燥根茎,均为野生。主产于江苏句容(茅山)、湖北等地者,称"茅苍术""南苍术";产于河北、山西、陕西等地者,称"北苍术"。二者同等入药,但自古习以江苏茅山产者为佳,然产量甚少。春秋均可采挖,以秋季为好。挖取地下根茎,洗去泥土,除去残茎、须根,晒或烘干。药材以个肥大、坚实、无毛须、气芳香、断面有"朱砂点"、时久见"白霜"或"雄黄点"者为佳。

**【制法实录】**

1. **漂苍术** ①取原药材,筛去灰屑,拣去杂质,置容器内。②加入清水,水过药面 17cm,

药面上加压,以防药材上浮,浸1天,以透心为度,捞出,沥干余水。③切长直厚片,置容器内。④加入米泔水,水过药面10~13cm,中途用木棍搅动,浸漂约5~6小时后,一边搅动,一边从上滗干含油迹水分。⑤用清水冲洗1次后,再用清水漂4小时,搅动后滗去水,捞出,沥干余水。⑥晒至全干(中途片张上下要翻动),筛去灰屑即得。损耗约40%。

2. 土炒苍术　①取原药材,如上加工成干燥漂苍术片。②取定量(每漂苍术片100kg,用赤石脂30kg)的生赤石脂(灶心土、陈壁土更佳)研细末,入热锅内用武火不断翻炒至轻松流利、发泡。③倒入干燥漂苍术片,不断翻炒至药材挂土,具焦香气时,取出,筛去余土(余土不能重复制用)及灰屑,摊晾即得。损耗约30%。

【成品性状】　①漂苍术:为不规则长厚片,表面灰棕色或棕黄色,断面黄白色或灰白色(图6-56),具特异香气,味苦;②土炒苍术:形如漂苍术,表面粘有少量赤石脂粉末(图6-57),呈褐红色,具焦香气。

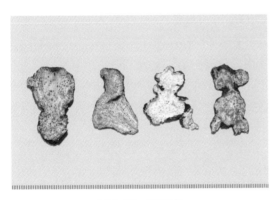

图6-56　漂苍术

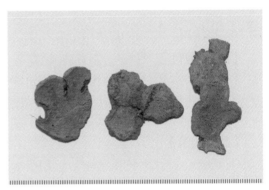

图6-57　土炒苍术

【炮制机理】　苍术生品辛温燥烈,漂制能去除油性,漂和炒制皆能缓和过燥之性,土炒能增加健脾燥湿之功。

【性能剂量】　辛、苦、温。入脾、胃、肝经。健脾燥湿,解郁辟秽。治湿盛困脾,倦怠嗜卧,脘痞腹胀,食欲不振,呕吐泄泻,痰疾痰饮,水肿,时气感冒,风寒感冒,风寒湿痹,足痿,夜盲。祛风胜湿,和胃,或外治,用漂苍术。脾湿所致吐泻、水肿,用土炒苍术。孕妇用灶心土炒苍术,或以漂苍术代之。内服:煎汤,5~15g。

【贮藏】　入容器内,置通风干燥处,防霉防蛀。

【注意事项】

1. 建昌帮药界苍术制品分为漂苍术、土炒苍术2种。漂苍术系净生片,化湿和胃、祛风胜湿力强,表里皆走。土炒苍术几无走表之力,专入中焦。所用辅料土,古法多取灶心土(伏龙肝)或陈东壁土,现代因原料较难收购,不利于大量炮制,近多改赤石脂炒。赤石脂性味甘酸涩、温,具固肠胃、收敛之功,入药有增效作用。又因赤石脂有下胎之虞,故孕妇所用土炒苍术,仍应用灶心土炒苍术,或以陈东壁土、黄土代之。建昌帮药界习惯认为炒苍术、土炒苍术、焦苍术为同一炮制品,均付土炒苍术。

2. 苍术油性辛燥,刺激性大。生品或未经漂制者,入药有令人头昏、出汗等副作用,去油为炮制的关键处。米泔水有除去部分油质,降低辛燥之性,增强补脾和中,洁净药材,增加白色等作用。米泔水浸后要注意搅动,使油性水分从上滗去,并用清水冲洗去除黏附于药片的米泔沉淀物,以防霉变。

3. 建昌帮药界苍术通过米泔水漂、土炒后,一般去油效果好,无白霜析出。贮藏得当,霉变现象也少。

【文献摘粹】

《博济方》:"苍术:米泔水浸。"

《黎居士简易方论》:"苍术(水洗曝干,逐日换米泔浸,春五日,夏三日,秋七日,冬十日,切片焙干)。""苍术(泔浸一夕,去皮,日干,不见火)。"

《瑞竹堂经验方》:"苍术(米泔浸一宿,焙)。""苍术(一斤,用泔浸去皮,切作片,用生葱白一斤切碎,加盐二两,同炒苍术黄色为度,去葱)。"

# 28.　何首乌

【用名·应付】　何首乌、制首乌、炆首乌、蒸首乌(以上付炆首乌)、鲜首乌、生首乌。

【来源】　本品为蓼科植物何首乌 Polygonum multiflorum Thunb. 的干燥块根,多系野生。分布于全国各地,选生长 3~4 年者,秋冬两季叶枯萎时采挖,洗净,切去两端,大者对半剖开,或切厚片,晒或烘干。药材以体重、质坚、粉性足者为佳。

【制法实录】

1. 鲜首乌　取新鲜何首乌块茎,用清水洗净泥沙,切斜厚片,或捣碎外用。

2. 生首乌　①取原药材,拣净杂质,大小分档,用清水洗净灰屑后,置容器内。②加入适量清水(净首乌 100kg,加清水 25~30kg),湿麻布遮盖,闷润 2~3 天,中途翻动 2 次,润至水尽药透为度,取出。③用竹刀切斜厚片,晒干,筛去灰屑即得。损耗约 10%~15%。

3. 炆首乌　①取原药材,如上加工成生首乌湿片。②和定量净黑豆(每何首乌 100kg,用黑豆 10kg)分层铺入炆药坛内(先放 1 层何首乌垫底,再铺 1 层黑豆,如此一层首乌、一层黑豆铺放至坛高 2/3 处),加入温水,水离坛口约 7cm,加上坛盖。③将坛移围灶内,坛底两边用砖架起,可以同时数坛一同炆制,每坛间隔 3~7cm,坛底和坛间放置少量稻草和木炭(每药材 100kg,用炭 5kg),将定量干糠(每药材 100kg,用干糠 80kg)堆埋四周,点火后炆制 1 天,至火尽灰冷或药透汁干,遗留少量药汁时取出,晒干,用豆筛筛去黑豆,置容器内。④将坛内余汁和定量黄酒(每何首乌 100kg,用黄酒 10kg)均匀喷洒,拌匀,闷润 1 天,以吸尽酒汁为度。⑤入木甑内,待锅中水沸,隔水坐锅上,武火蒸 4~6 小时,停火密闭闷一夜,或反复蒸闷几次后,取出。⑥用箩盖摊放,日晒夜露 7 天至全干,筛去灰屑即得。损耗约 15%。

【成品性状】　①生首乌:为不规则斜厚片,表面浅红棕色,具云锦花纹,周边红棕色,皱缩不平,体重质坚,气微,味微苦而涩;②炆首乌:形如生首乌,外表黑褐色或棕褐色,微粗糙,切面黑色(图 6-58),具光泽,气微,味微苦而甘涩。

【炮制机理】　黑豆制,能使饮片色变黑,引药入肾,增强补肝肾、乌须发作用。炆制、蒸制能消除滑肠致泻作用,增强滋补之功;酒制能增强温补之功。

【性能剂量】　苦、甘、涩、温。入肝、心、肾经。补肝益肾,养血祛风;治肝肾阴亏,头发早白,血虚眩晕,腰脚酸软,遗精,久疟久痢,痈肿瘰疬,肠风痔疾。养血润肠通便,祛风,解毒消痛,用生品或鲜品。补肝肾,养精血,用制品。内服:煎汤,10~15g;外用:生品或鲜品,适量煎水洗。

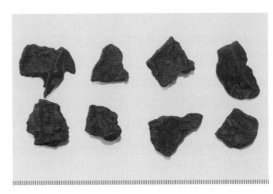

【贮藏】 鲜、生品贮于湿砂中保管。制品入容器内,置阴凉干燥处,防霉防蛀。

【注意事项】 何首乌传统加工炮制忌铁,故宜竹刀切片,并入无釉陶坛内炆制。其法古朴简便,味厚纯正,滋补力胜。

图 6-58 炆首乌

【文献摘粹】

《开宝本草》:"何首乌……临用之以苦竹刀切,米泔浸经宿,暴干。木杵臼捣之。忌铁。"

《瑞竹堂经验方》:"何首乌(作大片,忌铁器)。"

《医学入门》:"何首乌……凡修合须雌雄二种相合,米泔浸经宿,晒干捣碎。如作丸用黑豆拌,九蒸九晒,去豆。"

《济世碎金方》:"赤白何首乌(各一斤,用黑豆三升,木甑蒸之,取出捣如泥。用首乌不用豆子蒸时,先将米泔浸透,方用入甑蒸)。"

# 29. 附子

【用名·应付】 煨附、煨附片(以上付煨附片)、附片、川附片、制附片、炮附片、阳附片(漂附片、漂附)、熟附片(以上付阳附片)、阴附片、雄附片、雄片(以上付阴附片)、淡附片、薄附片(以上付淡附片)、生附片(须经医师在药名旁重复签字后方能另包付出。)

【来源】 本品为毛茛科植物乌头 *Aconitum carmichaelii* Debx. 的干燥旁生块根(子根)。均系栽培,主产于四川江油,自古为著名产地。此外,陕西、云南、湖北等地亦有出产。夏季小暑至大暑间挖取,将子根(附子)与母根(乌头)分开,选取较大的泥附子,浸入盐卤(胆巴)和食盐的混合液中,每日取出晒晾,并逐渐延长晒晾时间,直至附子表面出现大量结晶盐粒并体质变硬为止,称"盐附子"。药材以个大、坚实、表面起盐霜者为佳。

【制法实录】

1. 煨附片 ①选大个盐附子倒入缸中(约 150kg 一缸),加入清水用木棍搅拌洗净,放出污水,再加清水,水高过药面 17~20cm,漂 7~10 天(夏秋约 7 天,冬春约 10 天),每日换水 2~3 次(冬春 2 次,夏秋 3 次),换水前先用木棍搅拌 1 次。②漂制口尝味微咸为宜,取出晾干表皮水分(胎水)。③选避风处砌一围灶,高约 45cm。④用筛净的细糠灰铺平地面。约 3cm 厚。⑤将附子尾端朝下插入灰中,一一靠拢站稳,头部要一一排平,至其间没有间隙为好。⑥取定量生姜(每附子 100kg,用生姜 12kg),洗净切薄片,覆盖 1 层于附子头部,一一排列放平。⑦姜片上平平覆盖 2 张草纸。⑧纸上再平铺 1 层筛净的细糠灰,约 4~5cm 深。⑨灰上平铺少量(薄层)稻草。⑩稻草上平铺定量筛净的干糠(每附子 100kg 用干糠 80~100kg,点火前平铺定量干糠 40~50kg,点火后再逐次添加完)。⑪用稻草小圈从四角或多处(梅花状、格子状或八卦状)点火引燃,点火后仔细观察引燃情况。⑫约煨制 2~3 天,待糠烬灰冷,取出煨附子。筛净灰屑,以大端(头部)陷下、内起小孔,敲之有响声为好。⑬将煨附子放入木甑内,待锅中水沸,隔水坐锅上,武火蒸 8~10 小时,中途不可停火,必要时锅内添加热水,以防蒸气下竭。⑭蒸至口尝无或微有麻味、表面有光泽时,不停火起甑,取出,日摊夜闷至六成干,切片或晒干后分次切片。⑮干燥完的煨附子切片前入容器内加适量沸水,水平药面,密闭泡 1~2 小时,然后捞起沥干余水入容器内,干麻袋遮盖,复润 1~2 天,日摊夜闷至约七成干为度。⑯切 0.4~1mm 薄片或 1.1~2mm 中片。⑰晾晒干,筛去灰屑即得。损耗 70%~75%。

2. 阴附片(雄附片、雄片)　①取药材,洗漂方法同煨附,取出,晒干,入容器内。②加入定量生姜汁(每附子 100kg,用生姜 25kg。捣碎姜,掺沸水再榨汁,合计约得生姜汁 62.5~73kg)),拌簸均匀,麻布遮盖,闷润 1~2 天,以透心为度,取出。③入木甑内,待锅中水沸,隔水坐锅上,武火蒸 8~10 小时(蒸时注意锅内水量,必要时添加沸水,中途不得停火),蒸至药材熟透,口尝无或微有麻舌感时,不停火起甑,取出。④摊晾于附子筛上,日摊夜闷至约七成干,内外水分均匀时,切或刨成直薄片,晾晒至干,筛去灰屑即得。损耗 50%~55%。

3. 阳附片(漂附片)　①将盐附子清水搅拌洗净泥沙,用瓷片刮去外皮,纵切为 3mm 厚片。②置容器内加入清水,水过药面 17~20cm,漂 5~7 天(夏秋约 5 天,冬春约 7 天),每日换水 2~3 次。③漂至口尝味淡为止,捞起,用中眼筛离地架起,薄层摊开晒,注意翻晒,晒至全干,大小分档。④取净白中砂(每次入锅,药片与砂的重量比为 1:5)放入锅内,武火炒至烘热或轻松流利(砂温约 150℃)倒入药片,不断翻炒,约 4~5 分钟,炒至药片断面鼓起,变白黄色为度,取出,用铁丝筛筛去砂子及灰屑,摊晾即得。损耗 50%~55%。

4. 淡附片　①取盐附子入容器内,用清水洗净,用瓷片刮去外皮,加入清水,过药面 17~20cm,漂 5~7 天(夏秋约 5 天,冬春约 7 天)。每日换水 2~3 次(夏秋 3 次,冬春 2 次)。②漂后取出洗净,沥干余水,摊干表皮水分,刨薄片。③用米泔水漂 1 天后,换清水再漂 1 天,至口尝淡味为度。④选一无釉、缸面平整的瓦缸,倒扣,架起三边,下置一炉,缸口与炉口平行,点燃炉内无烟燃料(木炭),将瓦缸烤热(如用木柴作燃料有烟,缸底应开一小洞通烟),缸沿下四周铺放麻袋或草席。⑤取湿润的薄附片逐片由上至下,紧贴缸面,单片贴烤,至七八成干时附片自行翘起脱落在麻袋或草席上(缸顶平面不能贴烤,以防烤焦),逐片收起。⑥收起后用箩盖盛装入硫黄橱内,用定量硫黄(每淡附片 100kg,用硫黄 1kg)闭熏约 3 小时,取出,晾晒干。筛去灰屑即得。损耗 50%~60%。

【成品性状】　①煨附片:为灰棕色半透明不规则卵圆形薄中片,断面光滑平整,微有光泽,有数个小孔隙(图 6-59),质脆,无臭,味微咸,不麻舌;②阴附片:为棕黄色半透明、不规则卵圆形薄中片,质脆,无孔隙(图 6-60),无臭,味微咸,不麻舌;③阳附片:为白黄色不规则卵圆形厚片,表面不平整,断面鼓起,质酥脆,不透明(图 6-61),气微香,味淡,不麻舌;④淡附片:为灰白色不规则卵圆形极薄片(图 6-62),味淡,不麻舌。

【炮制机理】　生附子有毒,漂、煨、蒸、砂炒、烘烤、姜制均有去毒作用。

【性能剂量】　辛、甘,大热;有毒。入心、脾、肾经。回阳救逆,温肾壮阳,散寒燥湿。治阴盛格阳、心腹冷痛、风寒湿痹等一切沉寒痼冷之疾。煨附片、阳附片多用于男性阳虚头昏、阳脱、痰饮等,有回阳救逆、益气固脱、温肾壮阳、化痰饮作用。阳附片尤适用于男性老人阳衰诸证。阴附片多用于女性肾阳虚体弱诸证。淡附片多用于小儿阳虚痰饮诸证。内服:煎汤,3~15g。有经验的医师可用煨附片(建昌帮制品)重剂至 30~60g,极量 120g。孕妇忌服。不宜与半夏、瓜蒌、贝母、白及、白蔹同用。特殊配伍,医师应在药名旁重复签字。特殊病证,须

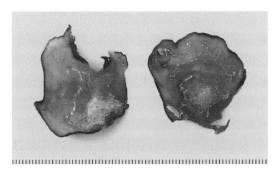

图 6-59 煨附片

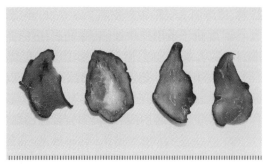

图 6-60 阴附片

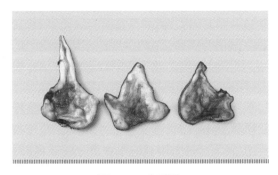

图 6-61 阳附片

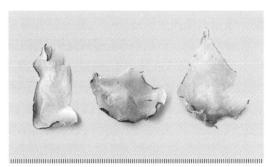

图 6-62 淡附片

生附子入药,应先煎 1 小时。

【贮藏】 入容器内,置阴凉干燥处贮藏。生附子按毒剧药品管理方法专门保管。

【注意事项】

1. 附子的炮制方法,建昌帮药界独具一格。有煨附片、阴附片<sup>①</sup>、阳附片、淡附片 4 种炮制品,旧时药店的药斗上均刻其品名,分而装之,临床因人施用。阳附片漂后砂炒爆,系火制法,其法纯阳,故名阳附片;阴附片漂后蒸制,系水火共制法,其法阳中有阴,故名阴附片。

2. 煨制时原药材附子的排列,传统有两法:一法同上文所述,二法将附子头尾交错(一个大端和一个小端并列而立),靠拢挤紧至没有空隙。经验认为,一法为优,二法小端在上易被烫坏。大端在下亦较难煨熟。

3. 煨制后蒸制时间,过去以蒸 16~18 小时为度,近年反复试验蒸 8~10 小时,可节省燃料和工时,并收同样效果。

4. 制附子的季节以冬令为好,方便较长时间漂制。漂制目的,一是去除部分毒性,二是漂去咸味。煨附片和阴附片漂制微有咸味即可。阳附片须砂炒,须漂尽盐味。以口尝味淡为度。可保色白体松,否则表皮色暗,体不松不鼓。

5. 生附子有毒,刮皮时要戴皮手套,以免毒汁损伤人体。亦有将洗净的生盐附子置容

① 阴附片:即阴制法炮制的附子。此法首见于《雷公炮炙论》,乃用东流水加黑豆浸泡附片的一种方法。但《雷公炮炙论》并未提到"阳制"法。建昌帮炮制附子袭用了"阴"法之名,其区分阴阳之法的关键,是以水漂之后砂炒为阳附片,蒸制为阴附片。

器内,穿高筒套鞋踏脱外皮者。

6. 煨附子系用糠火加热,令药材由生变熟的去毒法。火力不能过大。各层辅料及原药排列均要求越平越好,使其受热均匀,以免烧掉草纸,烧焦附子表面,或生熟不均。

7. 关于阴附片炮制法,建昌帮古法有以漂制后的附子,一层附子、一层姜片共蒸之法。近代认为,姜片与附子同蒸有闭气、难吸收姜汁之虞,故改为姜汁润后蒸。

8. 淡附片烤后用硫黄熏1次,有漂白赋色作用。

9. 据我县六代世医谢庄泉老中医(全国知名中医谢映庐元孙)回忆,其家传称:"附子煨后可祛其毒,留其温。对阳虚火衰诸证有独到的回阳补火之力。"煨附片用量亦系谢氏家传经验,并得本地老中医认可。查民国年间本地祖代经营医药业的江夏济生手抄本《验方总录》内有"练药方",又称"大力丹",所用附片即煨附片。南城多家药柜斗上都雕刻有"煨附""阳附"等药名。

10. 本地七代经营药业的黄庭辉先生生前回忆,淡附片又称"薄附片",他家历代经营此药。其炮制方法亦可用净铁锅反扣贴烤,用于小儿科化痰饮,据称比半夏功效还好。

【文献摘粹】

《本草经集注》:"用天雄、附子、乌头、乌喙、侧子,皆煻灰中炮令微坼,削去黑皮,乃秤之。"

《雷公炮炙论》:"附子……若阴制使,即生去尖皮底了,薄切,用东流水并黑豆浸五日夜,然后漉出,于日中晒令干用。"

《斗门方》:"治翻胃:用附子一个,最大者,坐于砖上,四面着火渐逼,淬入生姜自然汁中。又依前火逼干,复淬之,约生姜汁可尽半碗许,捣罗为末。"

《黎居士简易方论》:"附子(炮裂,水浸,削去皮脐,切作片子)。"

《医学入门》:"取端平圆大重一两以上者力全,用黑豆煎水浸五日夜,去皮尖并脐,切作两片,以姜渣包夹,外又用面包,灰火中炮熟。如外黄内白,劣性尚存,须薄切,炒令表里皆黄。有用童便煮而浸之,以助下行。"

《本草正》:"附子之性,刚急而热,制用失宜,难云无毒,故欲制之得法。夫天下之制毒者,无妙于火。火之所以能制毒者,以能革物之性。故以气而遇火,则失其气;味而遇火,则失其味;刚者革其刚,柔者失其柔。"

# 30. 郁金

【用名·应付】 郁金、玉金("玉"乃"郁"音误)、广郁金、川郁金、温郁金、醋郁金(以上均付醋郁金)。

【来源】 本品为姜科植物温郁金 Curcuma wenyujin Y. H. Chen et C. Ling(块根亦称温郁金)、姜黄 Curcuma longa L.(块根习称黄丝郁金)、广西莪术 Curcuma kwangsiensis S. G. Lee et C. F. Liang(块根习称桂郁金)、蓬莪术 Curcuma phaeocaulis Val.(块根习称绿丝郁金)的干燥块根,均为栽培。主产于四川(崇州、双流、犍为、沐川)、浙江(温州)、江西、江苏、广西(横州、贵港)等地。习以四川产者为道地药材(旧时或称"广郁金",原植物为姜黄的块根)。冬春(11月至次年2月)采挖,摘取块根,除去须根,洗净泥沙,于适量沸水中加定量明矾末(每次药材

100kg,用明矾 1kg)浸泡 20~30 分钟,至透心为度,取出晾晒干。药材以个大、质坚实、外皮皱纹细、断面色黄者为佳。

【制法实录】 醋郁金:①取原药材去除杂质,大小分档,入容器内。②用清水抢水洗净,沥干余水,入容器内。③加入定量醋液(每郁金 100kg,用醋 20kg),翻簸均匀,麻布遮盖,闷润 2~3 天,中途加入定量白矾末(每郁金 100kg,用白矾末 1kg),拌匀腌制以药透汁尽为度,取出。④入木甑内,待锅中水沸,隔水坐锅上,用武火煮 1~2 小时,以上大气为度,不停火起甑,取出。⑤置疏眼箩盖或丝箩内,入熏房(或熏柜),用适量硫黄(每药材 100kg,用硫黄 0.5kg)闭熏 1~2 小时,取出。⑥反复日摊晾、夜闷润(夜晚入容器内,用干麻布遮盖,闷润)至七成干后,刨或切成瓜子形斜极薄片,晒至全干,筛去灰屑即得。损耗 10%~15%。

【成品性状】 醋郁金(图 6-63):为不规则瓜子形斜极薄片,表面角质样,透明,有蜡样光泽,中间有一黄色内皮层环纹,周边灰黄棕色或灰褐色,略有醋气,味淡。

【炮制机理】 醋制引药入肝,增强行气解郁之功;蒸制抑其寒凉之性,软化药材,便于切片;明矾水腌制,饮片外皮与中心不易脆裂分离。

【性能剂量】 辛、苦、寒。入肝、心、肺经。行气化瘀,清心解郁,利胆退黄。治经闭痛经,胸胁胀痛刺痛,热病神昏,癫痫发狂,黄疸尿赤;均用醋制品。内服:煎汤,6~10g,孕妇慎用。畏丁香,不宜与公丁香、母丁香同用。

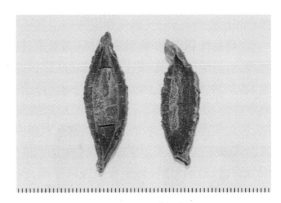

图 6-63 醋郁金

【贮藏】 入容器内,置阴凉干燥处,防蛀防霉。

【注意事项】 建昌帮药界古法制郁金,亦有以米汤(或再加明矾末、醋液)煮制后切或刨成片的制法。近代醋郁金与醋延胡索的加工炮制方法、注意事项基本相同,详见“延胡索”条下。

【文献摘粹】

《世医得效方》:“川郁金末。”“郁金(皂角水浸煮)。”“蝉肚郁金(七两,真蜀川来者)。”

《医学入门》:“郁金……水洗焙,或醋煮。”

# 31. 知母

【用名·应付】 知母、肥知母、炒知母、盐知母(以上均付盐知母)、酒知母。

【来源】 本品为百合科植物知母 *Anemarrhena asphodeloides* Bge. 的干燥根茎,多系野生。主产于河北(易县)、山西等地。习以河北易县产者(“西陵知母”)为道地药材。春秋两季皆可采挖,秋季采者较佳。挖出后,除去茎苗、须根及泥沙。保留黄绒毛和浅黄色的叶痕及茎痕、晒干者为“毛知母”。趁鲜剥去外面栓皮及晒干者为“知母肉”。药材“毛知母”以瘦长、形扁、外毛灰黑、内色暗者为佳;“知母肉”以肥大、质硬、断面色黄白、嚼之发黏者为佳。

【制法实录】 取毛知母,烘焙或晒干,入竹笼撞毛器或麻袋内加瓷片撞去绒毛,扬簸并筛去茸毛、灰屑。用适当比例的温矾水(每药材100kg,用明矾末1kg)抢水洗净,捞出,置丝箩内,沥干余水,湿麻布遮盖,闷润1~2小时,切长薄片,晒干,筛去灰屑,即为生知母片。损耗15%~20%。

1. 盐知母 ①取生知母片置容器内,将定量食盐末与沸水(每生知母片100kg,用食盐2kg,掺沸水4kg)化为食盐水均匀喷洒于知母内,经常翻动,麻布遮盖闷润,以吸尽盐水为度,取出晾干。②用武火将锅底烧至微红,倒入适量预制蜜麸(每次入锅,知母与蜜麸的重量比为2∶1),快速翻炒,至知母色转黄色时迅速取出。③筛去麦麸及灰屑,入容器内密闭1小时,转黄色取出,摊晾即得。损耗约5%。

2. 酒知母 操作方法如上,只要将食盐水换成温黄酒(每生知母片100kg,用黄酒10kg)即可。

【成品性状】 ①盐知母:为不规则长条形薄片,表面黄色,周边黄白色,粗糙(图6-64),气微,味微咸,嚼之带黏性;②酒知母:形如盐知母(图6-65),略有酒气。

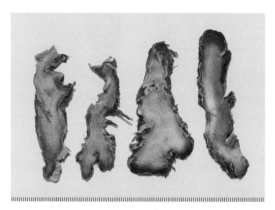

图6-64 盐知母

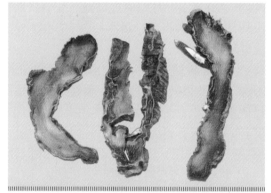

图6-65 酒知母

【炮制机理】 生品苦寒,气味俱沉降,有伤胃肠、令人减食作泻之感。盐炒制可引药专入肾经,增强滋阴降火之功,并有防腐作用。酒制可减其苦寒之性,并引药上行。

【性能剂量】 苦、甘、寒。入肺、胃、肾经。滋阴降火,润燥滑肠。治烦热消渴,骨蒸劳热,肺热咳嗽,大便燥结,小便不利,一般用盐制品。治上焦头面疾,用酒制品。内服:煎汤,6~12g

【贮藏】 晒后晾透入容器内,置阴凉干燥处,密闭贮藏,防霉防潮,防泛油变色。

【注意事项】

1. 知母含多量黏液质,不宜用水久泡久洗和堆润过久,宜温矾水抢水洗润,可祛涎滑物。知母炮制时,宜当天切、晒,否则药材发黏变质,不便切制,甚至内空泻瓢,造成药材损耗。如当天未能干燥,可入硫黄柜内熏1次。

2. 毛知母必须去毛绒。去毛绒的方法应在干燥后用竹笼撞毛器或置麻袋内加瓷片撞去毛绒。此法方便、干净。

【文献摘粹】

《扁鹊心书》:"知母:五钱,盐水炒,研末。"

《瑞竹堂经验方》:"知母(半斤,微炒出汗)。""知母(去毛)。"

《医学入门》:"知母……去皮。补药,盐水或蜜水蒸,或炒;上行酒炒。忌铁器。"

# 32. 狗脊

【用名·应付】　狗脊、金毛狗脊、金狗脊、金毛狗、酒狗脊、制狗脊(以上均付制狗脊)。

【来源】　本品为蚌壳蕨科植物金毛狗 Cibotium barometz(L.)J. Sm. 的干燥根茎。均系野生。主产于四川、福建、浙江,此外江西、广东等地亦产。秋末冬初地上部分枯萎时,采挖其地下根茎,洗净泥土,削去细根、叶柄及粗毛,切片、晒干,即为生狗脊片。药材以片厚薄均匀、坚实、无粗毛、不空心者为佳。

【制法实录】　药材狗脊有完药和生片两种,如来料是生狗脊片,只要直接进行分档砂炒、去毛等工序;如属完药,则要先加工成狗脊片,再进行其他工序。

制狗脊:①取完药材,剪去须根,拣去杂质,大小分档,置容器内。②用清水洗净灰尘,换清水,水过药面 17cm,浸 4~6 小时,捞出,沥干余水。③入木甑内,待锅中水沸,隔水坐锅上,用武火蒸 1~2 小时,以上大气为度,起甑,取出。④切顶头中片(根据药材横截面大小,再二开或四开)晒至全干,筛去灰屑,即为生狗脊片,大小分档。⑤取定量净白中砂(每次入锅,药材与砂的重量比为 1∶10)入热锅内,用武火炒至烘热或轻松流利时,倒入狗脊片,转文火不断翻炒至鼓起、爆裂,转深黄色时出锅,筛净砂子及灰屑。⑥趁热倒入竹笼撞毛器或麻袋内,加碎瓷片撞去毛茸,取出,筛去毛茸,置容器内。⑦用定量温黄酒(每生狗脊片 100kg,用黄酒 20kg)均匀喷洒,吸尽为度,取出晾干。筛去灰屑即得。损耗约 20%。

【成品性状】　制狗脊(图 6-66):为不规则类圆形顶头中片,切面鼓起,表面棕黄色,断面边缘有棕黄色环纹,周边不整齐,质松脆、易折断。味淡,略有酒香气。

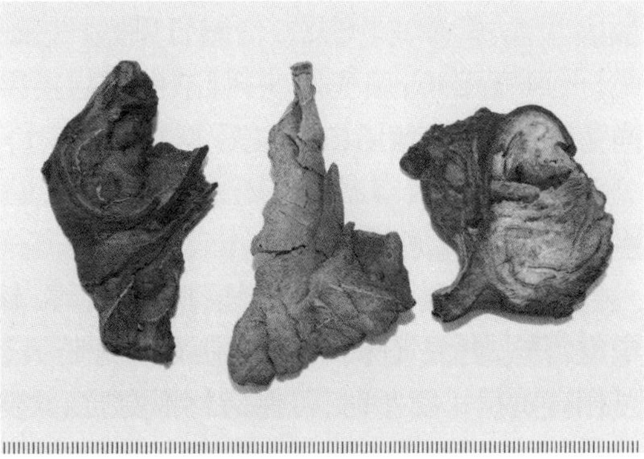

【炮制机理】　蒸制能软化药材,且增强温补之功。砂炒方便去茸毛,酒制加强温补强壮之功。

【性能剂量】　苦、甘,温。入肝、肾经。补肝肾,除风湿,健腰脚,利关节。治腰背酸痛,膝痛脚弱,寒湿周痹,失溺,尿频,遗精,白带;均用制品。内服:煎汤,10~15g。

图 6-66　制狗脊

【贮藏】　入容器内,置阴凉干燥处,防霉。

【注意事项】

1. 狗脊外被密茸毛,用刮、燎方法均不易去净,只有在砂炒后方易撞去。

2. 蒸法软化能缩短工时。药材形体大,用水浸润软化,则耗工时,流失药汁。

3. 去毛茸后酒制,可保辅料被充分吸收。

【文献摘粹】

《雷公炮炙论》："狗脊……凡修事，细锉了，酒拌蒸，从巳至申出，(晒)干用。"

《黎居士简易方论》："狗脊：去毛。"

《瑞竹堂经验方》："金毛狗脊(四两，切作片，去毛)。"

《医学入门》："狗脊……火燎去毛，细锉，酒拌，蒸半日，晒干。"

# 33. 羌活

【用名·应付】 羌活、川羌活、蚕羌活、川羌(以上均付羌活)。

【来源】 本品为伞形科植物羌活 *Notopterygium incisum* Ting ex H. T. Chang、宽叶羌活 *Notopterygium franchetii* H. de Boiss.的干燥根及根茎，多系野生。主产于四川、甘肃、青海等地。习以四川产者为道地药材。春、秋挖取根及根茎，去净茎叶细根、泥土，晒干或烘干。药材以条粗、表面棕褐色、断面朱砂点多、香气浓者为佳。

【制法实录】 ①取原药材，筛去灰屑，大小分档。②夏季用清水、冬季用温水抢水洗净，捞起，置丝箩内，沥干余水，湿麻遮盖，闷润1~2小时，立即取出。③切斜中片，晾晒至全干，筛去灰屑即得。损耗10%~15%。

【成品性状】 本品为不规则斜中片(图6-67)，皮部色棕黄，断面有黄棕色朱砂样油点，木部黄白色，有放射状裂隙，体松质脆。具特异香气，味微苦而麻舌。

【炮制机理】 纯洁药材，方便调剂，易煎出味。

【性能剂量】 辛、苦，温。入膀胱、肾经。散表寒，祛风湿，利关节。治感冒风寒，头痛无汗，风寒湿痹，顽痹筋急，骨节酸痛；均用净生片。内服：煎汤，3~10g。

【贮藏】 入陶器内密闭贮藏，置阴凉干燥处，防走气、防虫蛀、防霉。

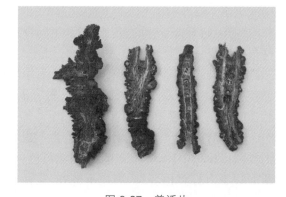

图6-67 羌活片

【注意事项】 羌活体轻质松，气特香，软化过程不宜浸泡久，更不能用蒸法，否则药材会中空泻瓢，走失气味。加工炮制必须选晴天，当天抢水洗润，切制，干燥完毕。如遇天气不好，可用硫黄熏1~2小时，可保药材不变质。

【文献摘粹】

《博济方》："羌活：温水洗浸过。"

《黎居士简易方论》："羌活(去芦)。""羌活(不火)。"

《医学入门》："羌活……去皮及腐朽者。"

# 34. 泽泻

【用名·应付】 泽泻、福泽泻、建泽泻、炒泽泻、盐泽泻(以上均付盐泽泻)。

【来源】 本品为泽泻科植物泽泻 *Alisma orientale* (Sam.) Juzep. 的干燥块茎,均系栽培。主产于福建(浦城、建阳等地)、江西(广昌)、四川(都江堰)等地,习以福建产者为道地药材。冬季茎叶枯萎时,采挖块茎,除去茎叶及大的须根,洗净,用微火烘焙干燥,趁热入泽泻撞笼去须根及粗皮。药材以身干、个大、质坚、色黄白、粉性足者为佳。

【制法实录】

1. 净泽泻 ①取原药材,大小分档,筛去灰屑,置容器内。②用适量沸水浸泡,水过药面 3~7cm,中途翻动 2~3 次,密闭浸泡半小时,取出,沥干余水。③湿麻布遮盖,闷润 1~2 天,中途上下翻动,取出,用有大孔眼丝箩和篾篓盛装,入硫黄熏房(或熏柜)内,用定量硫黄(每泽泻 100kg,用硫黄 1kg)熏 3~4 小时,取出,切顶头圆厚片,晒干,筛去灰屑即得。损耗约 10%。

2. 盐泽泻 ①取净泽泻片,置容器内。将定量食盐末和沸水(每泽泻 100kg,用食盐 2kg,掺沸水 6kg)化为食盐水,均匀喷洒于泽泻内,麻布遮盖,闷润 4~6 小时,中途经常翻动,以吸尽盐水为度,取出晒全干。②取定量预制蜜麸(每次入锅,泽泻与蜜麸的重量比为 2∶1)撒入热锅内,武火快速翻炒,至冒青烟时,将蜜麸平铺锅底,并向四周铺开。③立即倒入泽泻,用四周蜜麸遮盖约半分钟,再快速翻炒 1~2 分钟,色转微黄时立即取出。筛去麦麸和灰屑,入容器内密闭转金黄色即得。损耗约 5%。

【成品性状】 ①净泽泻:呈圆形或椭圆形厚片,质坚实,断面黄白色,粉性,有多数细孔(图 6-68);②盐泽泻:为顶头圆厚片,表面金黄色,周边黄白色,有少数残余须根痕(图 6-69),洁净粉性,香气,微苦,微咸。

【炮制机理】 炒制后可减其寒性,盐制引药入肾,增强渗湿利水作用。

【性能剂量】 甘、寒。入肾、膀胱经。利水、渗湿、泄热。治小便不利,水肿胀满,呕吐泻痢,痰饮,脚气淋病,尿血;均用制品。内服:煎汤,6~12g,大剂可用至 24g。

【贮藏】 入容器内,置阴凉干燥处,防霉。与少量牡丹皮拌和同放,使气相通,盖紧,可防虫蛀。

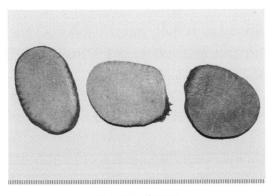

图 6-68 净泽泻

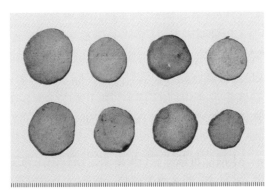

图 6-69 盐泽泻

**【注意事项】**

1. 泽泻完药材用硫黄略熏 1 次,有防霉、防蛀作用。饮片充分干燥后,与牡丹皮同贮即可防虫蛀。饮片不必用硫黄熏,否则黄色变淡。

2. 春夏季加工泽泻,易生涎滑物,可将定量白矾末(每原药材 100kg,用白矾末 0.2~0.5kg)入沸水中拌匀溶化,泡 1 次,可去涎滑物。

3. 用定量沸水浸泡,密闭闷润软化,不使药汁流失。

4. 每次入锅,泽泻与蜜麸的重量比为 2∶1。蜜麸少则药片易被热锅灼热变黑,色泽不艳。蜜麸炒后可重新用,再用时要筛去灰屑,用炼蜜复制。如麸皮炭化,则不能重新用。无麸用糠代。

**【文献摘粹】**

《外科精要》:"泽泻(切片蒸五次,焙)。"

《黎居士简易方论》:"泽泻(切块,再蒸)。"

《济世碎金方》:"泽泻(去毛、酒洗,炒)。"

《本草汇》:"泽泻:盐水炒。"

# 35. 草乌

**【用名·应付】**　草乌、制草乌(以上均付制草乌)、生草乌(须经医师在药名旁重复签字后方可付给)。

**【来源】**　本品为毛茛科植物北乌头 *Aconitum kusnezoffii* Reichb. 及乌头属多种植物的干燥块茎,均系野生。全国大部分地区均有生产。秋季茎叶枯萎时采挖。除去残茎、须根及泥沙,晒干或烘干。药材以个大、肥壮、质坚实、粉性足、断面色灰白、残茎及须根少者为佳。

**【制法实录】**

1. 生草乌　①取原药材,拣去杂质,去除芦头残茎,大小分档。②入缸内用清水搅拌冲洗后,换清水过药面 17~20cm,漂 1 天后捞起,沥干水,入容器内。③湿麻布遮盖,闷润 1 天,以胀为度,取出。④纵切 3mm 厚片,晒干,筛去灰屑即得。损耗 10%。

2. 制草乌　①取原药材,拣去杂质,去除芦头残茎,大小分档。②下缸,用清水搅拌冲洗后,换清水,水过药面 17~20cm,漂 7~10 天(夏秋约 7 天,冬春约 10 天),每日换水 2~3 次(夏秋 3 次,冬春 2 次)。换水前用木棍搅拌 1 次,换水后水过药面 17cm。③漂至中途,滗干水,加入定量明矾末(每草乌 100kg,用明矾 5kg),翻簸均匀,腌 24 小时,再从缸边徐徐加入清水,浸漂至预定时间,捞起原药材。④晒干,入容器内,加入定量生姜汁(每草乌 100kg,用生姜 25kg,掺沸水捣榨得姜汁 30~35kg),翻簸均匀,闷润 24 小时。至吸尽姜汁,取出。⑤入甑内,待锅中水沸,隔水坐锅上,用武火连续蒸 8~10 小时,至川乌熟透,口尝无或微有麻舌感时,不停火起甑,取出。⑥日摊夜闷至约七成干时,刨或纵切为薄片或极薄片,晾晒干,筛去灰屑即得。损耗 20%~25%。

**【成品性状】**　①生草乌:为不规则卵圆形纵厚片,外表棕褐色,断面灰白色,中间为白心,粉性足(图 6-70),无臭,味辛辣,性麻舌;②制草乌:为纵切卵圆形薄片或极薄片,质脆,表皮黑色,断面黑褐色,略有光泽(图 6-71),无臭,味淡,不麻舌或微麻舌。

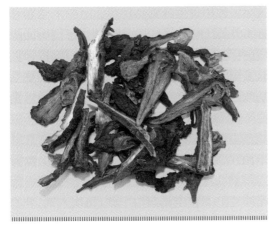

图 6-70　生草乌

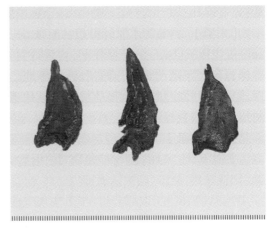

图 6-71　制草乌

【炮制机理】　生草乌有大毒,经浸漂、矾腌、姜汁润及蒸制后,可降低其毒性。

【性能剂量】　辛、苦,热。入心、肝、脾、肾经。搜风胜湿,散寒止痛。药效略强于制川乌。治风寒湿痹,关节疼痛,中风瘫痪,心腹冷痛,跌仆剧痛,寒疝疼痛。内服一般均用制品。特殊病证须生品入药者,用量宜小,且宜先煎、久煎。外治疔疮、痈疽、瘰疬、蛇毒等,用生品。内服:煎汤,1.5~6g。传统认为,孕妇禁服。反半夏、瓜蒌、贝母、白蔹、白及。外用生品适量,研末调敷或醋磨汁涂,皮肤破损处不宜外用。

【贮藏】　入容器内,置阴凉干燥处,防霉防蛀。生品有大毒,按毒剧药管理方法保管。

【注意事项】

1. 制草乌与制川乌的方法基本相同。

2. 浸漂草乌的水液有毒,处置宜慎,换水时不得用手直接搅拌,以免污染中毒。

3. 建昌帮药界过去亦有明矾水浸漂后煮制和浸漂后用生姜片与川乌分层入甑蒸制的方法。近代多改为矾水浸漂、姜汁润后蒸制法。

4. 蒸制时,中途不得停火,必要时添加热水,保持蒸气充足。因为中途停火,锅内水量不足或误添冷水,致使蒸气下竭,则饮片色暗无光泽。

【文献摘粹】

《黎居士简易方论》:"草乌(洗)。""草乌(去皮尖)。""草乌(炮)。""草乌(生,去皮脐)。""草乌(乌豆一合同煮,竹刀切者,透黑为度,去皮,焙)。"

《济世碎金方》:"草乌(用姜汁煮过心,不见铁器)。""草乌(生,不可略煨,去皮用)。""草乌(去皮尖,一两,制过变白的)。""草乌(白者,葱炒赤色)。""草乌(乌豆同炙,以豆熟为度)。""草乌(热水泡,入豆心中煮)。""草乌头(一半生,一半火烧存性,放于米醋内浸冷听用)。"

# 36. 骨碎补

【用名·应付】　鲜碎补、生碎补、碎补、猴姜、申姜、毛姜、骨碎补(以上均付生或鲜品)、炒碎补、制碎补(以上均付炒碎补)。或根据内服付炒品,外用付生或鲜品。

【来源】 本品为水龙骨科植物槲蕨 *Drynaria fortunei*(Kunze)J. Sm. 或中华槲蕨 *Drynaria baronii*(Christ)Diels 的干燥根茎,均系野生。槲蕨主产于湖北、浙江、广东、江西、福建等地;中华槲蕨产于陕西、甘肃、四川、云南等地。冬季采挖,除去叶片及泥沙杂质,晒干或蒸熟后晒干。亦可用定量硫黄(每药材 100kg,用硫黄 0.5kg)熏 6~8 小时,取出切斜厚片,晒干。药材以条粗壮、色棕红者为佳。

【制法实录】

1. 生碎补 ①原药材如是完货,用清水洗净泥沙,除去叶片及杂质。②加入清水,略浸润,切斜厚片,晒干,筛去灰屑即得。

2. 炒碎补 ①取原药材,按上法加工成生碎补片。②将定量净白中砂(每次入锅,药材与砂子的重量比为 1:5)入锅内武火炒至烘热或轻松流利,倒入干燥生碎补片,不断翻炒至膨胀鼓起,毛色焦黄色,立即出锅,用铁丝筛筛去砂子。③立即装入竹笼撞毛器或麻袋内(内加入碎瓷片适量),撞净毛茸取出,筛去毛茸及灰屑即得。损耗 25%~30%。

【成品性状】 ①生碎补:为不规则扁平斜厚片,无毛茸,质轻易断,表面红褐色,周边棕褐色(图 6-72),气微味淡;②炒碎补:形如生片,稍鼓起,质轻脆,表面棕褐色,断面淡棕褐色(图 6-73),微有香气,味淡,微苦涩。

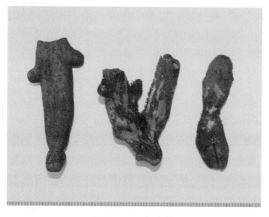

图 6-72 生碎补

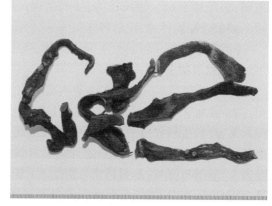

图 6-73 炒碎补

【炮制机理】 炒后易去毛茸,易煎出药味,并纯洁药材,便于调剂。

【性能剂量】 苦,温。入肾、肝经。补肾、活血、止血。治肾虚久泻及腰痛,风湿痹痛,齿痛耳鸣,跌打闪挫,骨伤,肠痈。外治斑秃,白癜风、鸡眼。外治用净生品或鲜品,内服用炒制品。内服:煎汤,6~10g;外用:鲜品适量,去毛洗净,切片擦患处。

【贮藏】 生品、炒品入容器内,置通风干燥处;鲜品置阴湿沙土中。

【注意事项】

1. 骨碎补生品不易刮去或燎去毛茸鳞叶,生品贮藏半年尚会保持活力,降低药效。采后可用硫黄熏 1 次,则可保不再成活。

2. 骨碎补炒制品应祛除毛茸,砂炒后毛茸酥爽,趁热入竹笼撞毛器或麻袋内易于撞去毛茸。

【文献摘粹】

《黎居士简易方论》："骨碎补（火燎去毛，砂剉）。"

《瑞竹堂经验方》："骨碎补（去毛，盐炒）。"

《医学入门》："骨碎补……铜刀削去毛，细切，蜜水蒸，晒干。"

# 37. 香附

【用名·应付】　香附、香附子、香附米、炒香附、制香附、醋香附、童便制香附（以上均付醋香附）、四制香附。

【来源】　本品为莎草科植物莎草 *Cyperus rotundus* L. 的干燥根茎，均系野生。主产于浙江、山东、湖南、河南等地。习以山东、浙江（金华兰溪）产者（南香附）为道地药材。秋季采挖根茎，晒干即为"毛香附"。用物架起，下面用少量稻草点火，燎去须根及鳞叶，即时扒取掉下的香附子，以防烧焦，再用清水洗去泥土、灰屑，晒干，即为"光香附"。药材以个大、质坚实、外表棕褐色、内白色、气香浓为佳。

【制法实录】

1. 醋香附　①冬季取光香附，去净灰屑，置容器内。②倒入童便，尿量高出药面 7~10cm，浸漂 7~49 天后捞出，装入丝箩内，用清水搅拌冲洗净尿汁，再倒入容器内，用清水浸漂 1 天，换水 1~2 次，取出。沥干余水。③入木盆后用香附铲铲碎成米粒状，晒干，置容器内。④倒入定量醋液（每净香附 100kg，用醋 20kg），拌匀，麻布遮盖，闷润 3~4 小时，以吸干为度，取出。⑤倒入热锅内，用文火快速不断翻炒，至香附外表黑褐色，干燥为度。⑥取出筛去灰屑，摊晾即得。损耗 15%~20%。

2. 四制香附　①取原药材，如上操作，加工成香附米。②取定量的黄酒、醋、生姜汁（每净香附 100kg，用黄酒 10kg，用醋 10kg，用生姜 5kg。生姜捣榨时掺沸水，生姜与沸水的重量比为 1：1）、食盐（食盐末 2kg），混合拌和溶化后，洒入盛装香附米的容器内，拌匀，麻布遮盖，闷润 3~4 小时，至吸干为度。③炒制方法同醋香附。损耗约 20%。

【成品性状】　①醋香附：为不规则颗粒状，表面棕色，内呈黄棕色，内层有明显环状纹（图 6-74），略有醋气，味微苦；②四制香附：形如醋香附米，表面深褐色，内呈黄褐色，具清香气。

【炮制机理】　童便咸寒，制香附能润燥，减其辛散之性，并能引药入血分。醋制引药入肝经，增强止痛之功。四制香附：增以黄酒通行经络，姜汁润和肝胃、化痰饮，盐水制引药入肾，合而用之，使香附具行气通经、消积止痛之效。

【性能剂量】　辛、微苦、微甘，平。入肝、脾、三焦经。行气解郁，调经止痛。治肝胃不和，气郁不舒，胸腹胁肋胀痛，痰饮痞满，月经不调，崩漏带下。消积聚，止疼痛，用醋

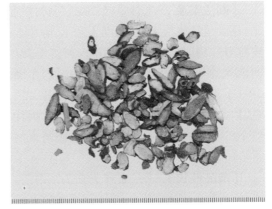

图 6-74　醋香附

香附。素体偏虚,虚中夹实,或痰饮痞满者,用四制香附。内服:煎汤,6~10g。

【贮藏】 入容器内,置阴凉干燥处,防霉防蛀。

【注意事项】

1. 建昌帮药界的四制香附,在酒、醋、盐、姜汁润炒前,皆经童便浸泡,实际为五制香附,无辛燥之弊,而理气、活血、止痛之力较宏。

2. 炒制前用液体辅料润透吸尽,再用文火炒制,比随炒随淋随制,减少了药汁在锅内高温中的挥发,还可防药片焦化。

3. 建昌帮药界制香附的传统工具为双刀或三刀香附铲和木盆。将香附剁成碎粒,方便煎煮。

4. 应选冬季加工好全年要用的童便制香附。夏季尿浸气息难闻,不妥。

【文献摘粹】

《类编朱氏集验医方》:"香附子:半酒半醋浸焙,又浸炒。""香附子:四两,黄子醋两碗,盐一两,煮干为度。"

《瑞竹堂经验方》:"香附子(炒,去毛)。""香附子(一斤,碎,去毛,用新米泔浸一宿,炒黄色)。""香附子(一斤,带毛,分作四份,一份好酒浸七日,一份米醋浸七日,一份小便浸七日,一份盐水浸七日,各焙干)。""香附子(炒去毛,与三棱、莪术、陈皮、青皮,五件一处,用好米醋煮一昼夜焙干)。"

《本草纲目》:"香附……炒黑则止血,得童溲浸炒则入血分而补虚,盐水浸炒则入血分而润燥,青盐炒则补肾气,酒浸炒则行经络,醋浸炒则消积聚,姜汁炒则化痰饮。"

《医彀》:"忌犯铁器,预舂熟,童便浸透,复捣碎,砂锅炒成。若理气疼,醋炒犹妙……炒黑色,禁崩漏下血。"

# 38. 重楼

【用名·应付】 重楼、七叶一枝花、蚤休。

【来源】 本品为百合科植物云南重楼 *Paris polyphylla* Smith *var. yunnanensis*(Franch.) Hand.-Mazz. 或七叶一枝花 *Paris polyphylla* Smith *var. chinensis*(Franch.) Hara 的干燥根茎。秋季采挖,除去须根,洗净,晒干。

【制法实录】 米炒重楼:取原药材,洗润切制成重楼段后,晾晒干。先将定量糯米(或大米)用少量清水抢水洗净,沥干余水,晾干表皮水分。将米倒入热锅内,不断翻炒至热,向四周铺开,立即投入干燥净重楼段,不断翻炒至米变棕黄色,有炒米香,重楼转黄白色,取出。筛去米及灰屑,摊晾即得。损耗约10%。辅料用量:每次入锅,重楼与米的重量比为1:1。

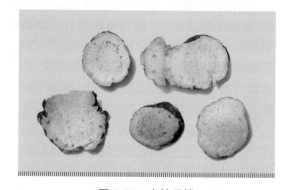

图 6-75 米炒重楼

【成品性状】 米炒重楼为顶头圆薄片,表面灰黄色,切面中间有圆心,外有棕色环(图6-75),稍有香气,味微甘。

【炮制机理】 重楼味苦,微寒,有小毒,米炒可去毒。

【性能剂量】 苦,微寒;有小毒。归肝经。清热解毒,消肿止痛,凉肝定惊。用于病毒感染,疔疮痈肿,咽喉肿痛,毒蛇咬伤,跌仆伤痛,惊风抽搐。内服:煎汤,3~9g。外用适量,研末调敷。

【贮藏】 置阴凉干燥处,防蛀。

【文献摘粹】 《医学入门》:"蚤休……即紫河车,又名重楼金线……古方治痈毒蛇毒,醋磨外敷,酒磨内服。"

# 39. 莪术

【用名·应付】 莪术、蓬莪术、文术、醋莪术(以上均付醋莪术)。

【来源】 本品为姜科植物莪术 *Curcuma phaeocaulis* Val.、广西莪术 *Curcuma kwangsiensis* S. G. Lee et C. F. Liang 或温郁金 *Curcuma wenyujin* Y. H .Chen et C. Ling 的干燥根茎,栽培或野生。主产于广西、四川等地。秋冬两季采挖,洗净泥土,蒸或煮至透心后,晒干,除净毛须及杂质。药材以个均匀、质坚实、断面灰褐色、气香者为佳。

【制法实录】 醋莪术的炮制有蒸、煮两法。

1. 醋润蒸法 ①取原药材,去除杂质,用清水洗净,大小分档,置容器内。②取定量醋和沸水(每莪术 100kg,用醋 20kg,掺沸水 10L),混合均匀后立即倒入容器内,加盖密闭,闷润 3~4 天,其间翻动 2 次,中途将定量明矾末(每莪术 100kg,用明矾末 1kg)撒入,拌匀,继续闷润至吸干醋液,以切开内无干心为度,取出。③入木甑内,待锅中水沸,隔水坐锅上,用武火蒸 1~2 小时,至药材软化,起甑取出。④切顶头圆薄片,或刨长薄片。⑤晒至全干,筛去灰屑即得。损耗 10%~15%。

2. 醋润煮法 ①取原药材,去除杂质,用清水洗净,大小分档,入容器内。②取定量醋和沸水(每莪术 100kg,用醋 20kg,掺沸水 1.5~20kg),倾入容器内,加盖密闭,闷润 3~4 天,中途翻动 2 次,待透心取出。③倒入锅内,加入少量沸水(亦有加入适量米汤者),水平药面,加盖文火焖煮,中途加入定量明矾末(每莪术 100kg,用白矾末 1kg),至汁干药熟时取出。④切顶头圆薄片或刨长薄片。⑤晒至全干,筛去灰屑即得。损耗 10%~15%。

【成品性状】 醋莪术:为类圆形或椭圆形薄片或长薄片,表面棕褐暗色或灰褐色,周边灰黄或棕黄色,内层中间有一白黄色细环状及白色筋脉点,角质样,有光泽(图 6-76),略具醋香气,味微苦而辛。

【炮制机理】 莪术生性刚烈,制后性较缓。醋制引药入肝经,能增强行气止痛、消积散瘀之功。

【性能剂量】 苦、辛,温。入肝、脾经。行气破血,消积止痛。治心腹胀痛、癥瘕积聚、宿食不消,妇女血瘀经闭,跌打损伤作痛;均用制品。内服:煎汤,5~10g。孕妇忌服。

【贮藏】 入容器内,置阴凉干燥处,密闭贮藏,防霉防蛀。

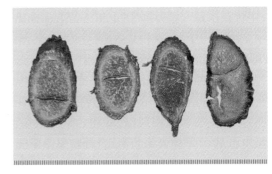

图 6-76 醋莪术

**【注意事项】**

1. 醋莪术与醋三棱的炮制方法、注意事项基本相同。

2. 蒸制或煮制之前,都应先将干燥净药材用醋液掺沸水润透再蒸或煮。否则,外皮与药心易爆裂分离,切片时片张破碎。

3. 近代多用蒸制法。蒸制成品清爽,无黏糊难以切制操作之虑,且不走失药性。煮制水量、火候要掌握恰当,以少量水焖煮为妥。水量过多易造成汤水吸不尽,流失药汁;水量过少,火候过急,则易使药材烧焦。

**【文献摘粹】**

《本草图经》:"蓬莪术……削去粗皮,蒸熟,曝干用。"

《太平惠民和剂局方》:"蓬莪术:醋煮令透,切,焙。"

《黎居士简易方论》:"莪术(煨香,切)。""三棱、莪术(二味,同用醋煮,切片)。"

《医学入门》:"蓬莪……陈醋煮熟,剉,焙干。或火炮、醋炒。得酒、醋良。"

# 40. 桔梗

**【用名·应付】**　桔梗、苦桔梗、白桔梗(以上均付桔梗)。

**【来源】**　本品为桔梗科植物桔梗 *Platycodon grandiflorum*(Jacq.) A. DC. 的干燥根,野生或栽培,全国大部分地区均有生产,有南桔梗、北桔梗之分。南桔梗主产于江苏、安徽、浙江、湖北、河南等地。建昌帮所用多为"南桔梗"。北桔梗主产于河北、山西、内蒙古及东北三省[①]。春秋两季采挖,而以秋季采者,体重质实者(秋桔梗)为佳。挖取后去净苗叶、残茎及须根,洗净泥土,即浸入水中。竹刀或瓷片刮去外皮,用硫黄熏 1 次,取出晾或烘干。药材以条肥大、色白、体质坚实、味苦者为佳。

**【制法实录】**　桔梗片:①取原药材去除杂质,剪去芦头,大小分档。②取定量白矾末(每药材 100kg,用白矾 1kg)调适量温水,抢水洗 3~5 分钟,取出。③入丝箩内,湿麻布遮盖,闷润 4~6 小时,取出。④置丝箩内,入硫黄熏房(或熏柜)内,用定量硫黄(每桔梗 100kg,用硫黄 0.5kg)熏 1~2 小时取出。⑤切顶头圆薄片,晒干,筛去灰屑即得。损耗 10%~15%。

**【成品性状】**　桔梗为不规则顶头圆薄片,表面白色或淡黄色,有一浅棕色环,周边淡黄白色,有皱纹(图 6-77),无臭,味微甜后苦。

**【炮制机理】**　矾水洗可增强祛痰之功,并有防腐去涩滑、方便切片的作用。

**【性能剂量】**　苦、辛,平。入肺经。宣肺利咽,祛痰排脓,载药上行。治咳嗽痰多,胸闷不畅,咽喉肿痛,肺痈吐脓,胸满胁痛,疮疡脓成不溃;均用净生片。内服:煎汤,

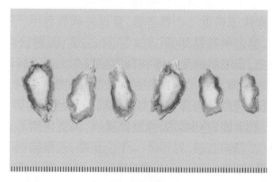

图 6-77　桔梗

---

① 金世元. 金世元中药材传统鉴别经验. 北京:中国中医药出版社,2012:81.

3~10g。

【贮藏】　入容器内,置阴凉干燥处,防霉防蛀。

【注意事项】

1. 桔梗炮制时用水洗后,极易生滑腻黏液,并泛黄色,给切制带来不便。用白矾温水抢水洗,可缩水防腐、去滑、不生黏液,使药材保持白色干爽,方便加工。

2. 建昌帮药界桔梗加工炮制古无硫黄熏制,近代每用之,有赋色、防霉防腐、防蛀的作用。

3. 为防饮片泛黄,并使汤液中无油性物质上浮,切片时不宜用油搽刀,可以水代之。

4. 关于桔梗片形,建昌帮药界过去尚有燕窝勺片,称"桔梗勺片",系用米汤拌润夹紧,切大薄片,属饮片造型功夫。然或谓米汤有闭气生痰之虞,近代此法已废。

【文献摘粹】

《雷公炮炙论》:"桔梗……凡使,去头上尖硬二三分已来,并两畔附枝子。于槐砧上细剉,用百合水浸一伏时,漉出,缓火熬令干用。"

《黎居士简易方论》:"桔梗(泔浸一夕)。""北桔梗(炒)。""桔梗(去芦)。""桔梗(炒令深黄色)。""桔梗(先去头尾,薄切,焙,切,勿用无心味甘者)。"

《卫生宝鉴》:"桔梗……去芦,米泔浸一宿,焙干,铡碎剉,桶剉,竹筛齐,用。"

《医学入门》:"桔梗……去头及两畔附枝,米泔浸一宿,焙干。"

# 41. 柴胡

【用名·应付】　生柴胡、净柴胡(以上付生柴胡)、柴胡、北柴胡、北胡、酒柴胡(以上付酒柴胡)、醋柴胡、鳖血柴胡。

【来源】　本品为伞形科植物柴胡 *Bupleurum chinense* DC.(北柴胡)、狭叶柴胡 *Bupleurum scorzonerifolium* Willd.(南柴胡)等的干燥根,均系野生。北柴胡主产于河南、山西、内蒙古、辽宁、河北等地,又称"硬柴胡"。南柴胡产于华东、华中、华北等地,主产于湖北、河南、陕西等地,又称"软柴胡"。旧以北柴胡为通用正品,以河南洛宁产的王范柴胡质量最佳。春秋两季挖取根部,去净苗茎、泥土,晒干。药材以根条粗肥、无苗茎、无须根者为佳。

【制法实录】

1. 生柴胡　①取原药材,除去残茎,拣去杂质,筛净灰屑,大小分档。②用温水抢水洗净,沥干余水。③用丝箩或其他容器盛,湿麻布遮盖,闷润1~2小时。④当天取出,切斜中片,晾晒干,筛去灰屑即得。损耗10%~15%。

2. 酒柴胡　①取原药材,如上加工成干燥生柴胡片,用米筛分两档,筛上的为一档,筛下的再用灰筛筛去灰屑,为一档,两档分别入容器内。②用定量黄酒(每柴胡100kg,用黄酒10kg)喷洒均匀,麻布遮盖,闷润1~2小时,取出晾干。③取定量预制蜜麸(每次入锅,柴胡与蜜麸的重量比为2∶1)倒入热锅内,用武火快速翻炒至冒青烟,蜜麸铺平锅底,并向四周铺开,立即倒入酒柴胡片,快速不断翻炒1~2分钟,至柴胡变淡黄色时,立即出锅。④筛去麦麸及灰屑,倒入容器内,密闭转深黄色时即得。损耗10%~15%。

3. 醋柴胡　炮制方法同酒柴胡,只要将辅料黄酒换成醋即可。辅料比例、损耗同上。

4. 鳖血柴胡[①]　①取原药材,如上加工成干燥生柴胡片,分档后置容器内。②临时配方少量加工,取定量的鲜鳖血与黄酒(每柴胡 1kg,用鳖血 5g、黄酒 50g)拌匀溶化后倒入柴胡内,拌匀,麻布遮盖,闷润 1~2 小时,取出晾干。③炒制方法及药麸比例同上。损耗约 5%。

【成品性状】　①生柴胡:为不规则斜中片,外皮灰棕色,有纵皱纹及支根痕,切面呈木质纤维,黄白色(图 6-78),体轻松,清香气,味微苦;②酒柴胡:形如生柴胡,呈黄棕色(图 6-79),微有酒香气;③醋柴胡(图 6-80):略有醋香气;④鳖血柴胡:呈红棕色(图 6-81),略有腥气。

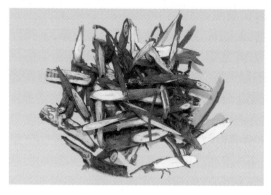

图 6-78　生柴胡

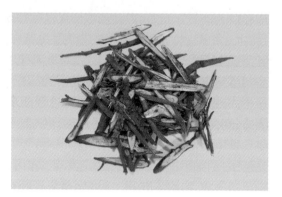

图 6-79　酒柴胡

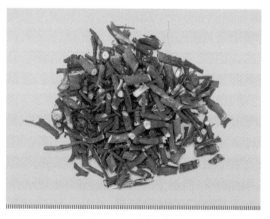

图 6-80　醋柴胡

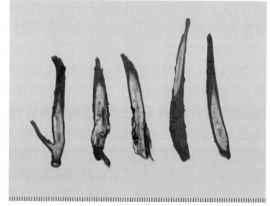

图 6-81　鳖血柴胡

【炮制机理】　柴胡生用升散作用较强,酒润麸炒可降低苦寒之性,引药上行,增强和解升阳之功。醋润麸炒可缓和升散之性,引药入肝,增强疏肝止痛之功。鳖血掺黄酒润制则抑制升浮之性,增强清肝退热之功,可用于治久疟。蜜麸炒制有赋色添香、使饮片受热均匀之用。

【性能剂量】　苦,微寒。入肝、胆经。和解表里,疏肝升阳。治寒热往来,胸满胁痛,口苦耳聋,头痛目眩,疟疾,下利脱肛,月经不调,内脏下垂。和解退热用生柴胡,升举清阳用酒

———————————

① 鳖血柴胡:此法中的药物与辅料的剂量是按比例列出的,不是实际生产所用。范崔生先生指出,传统鳖血炒柴胡只是临时配方少量加工,并非大量炮制。

柴胡,疏肝和血止痛用醋柴胡,养阴制疟、消痞块用鳖血柴胡。内服:煎汤,3~15g。和解退热用重剂。

【贮藏】 入容器内,置阴凉干燥处,防霉防蛀。鳖血柴胡置缸瓮内密闭贮藏,或随炒随付,防鼠食虫蛀。

【注意事项】

1. 柴胡炮制时间性强,特别是夏季,要当天洗,当天切,当天干燥,及时炮制完。冷水洗润不易润透,宜温水抢水洗。闷润时间不能过久,润后立即晾晒或烘干。如当天未干燥,可入硫黄熏房熏 1 次,否则药材会泻瓤变空,或生霉变,影响药物质量。

2. 温水洗后闷润时要用湿麻布遮盖,使热气不易散发,以利于较快软化。

3. 柴胡炒制前要求药材干燥,过湿则饮片炒制时易粘麸并使饮片变黑。

4. 商品中曾出现一种名"柴胡苗"的,系柴胡地上部分,无根,为非药用部分,不能代替柴胡用,应予注意。

【文献摘粹】

《丹溪心法》:"柴胡……用酒拌。"

《医学纲目》:"柴胡:醋炒。"

《医学入门》:"其南柴胡最粗,不用,俱用关陕江湖近道间所产茎长软、皮赤黄者佳。外感生用,内伤升气酒炒三遍,有咳汗者蜜水炒。"

# 42. 党参

【用名·应付】 党参、潞党、西党、台党、生党参(以上均付生党参)、炒党参、酒党参(以上均付炒党参)、蜜炙党参、炙党参(以上均付蜜炙党参)、米炒党参。

【来源】 本品为桔梗科植物党参 Codonopsis pilosula(Franch.)Nannf.、素花党参 Codonopsis pilosula Nannf. var. modesta(Nannf.)L. T. Shen、川党参 Codonopsis tangshen Oliv. 的干燥根,栽培或野生。本品因产地甚多,名目亦多。主产山西[潞安(今长治)、五台山一带]为"潞党",为道地药材。其根头部有多数突起的茎痕及芽,形似"狮子盘头"(图 6-82),此为鉴别特征。此外,产于甘肃、陕西一带者为"西党",亦属佳品。秋季白露后采挖栽培 3 年以上的根,除去地上茎叶,洗净泥土,晾晒半干后用手或木板搓揉,使皮肉紧贴坚实,再晾晒干,扎成圆锥形小把。药材以条粗壮、质柔润、味甜者为佳。

【制法实录】

1. 生党参 ①取原药材,去除扎绳杂质,大小分档。②用冷水抢水洗净,沥干余水。③湿麻布遮盖,闷润 2~3 小时。以软为度,取出。④切去芦头,切 3cm 长段,晒干,摊晾,筛去灰屑即得。损耗 10%。

2. 炒党参 ①取原药材,洗润方法同

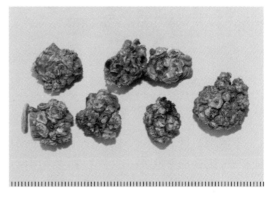

图 6-82 潞党芦头(狮子盘头)

上,切去芦头,切约 2~3cm 段,晾晒干,置容器内。②取定量的炼蜜和温黄酒(每党参 100kg,用黄酒 10kg、炼蜜 20kg),拌和溶化为蜜酒溶液。③倒入容器内拌匀,麻布遮盖,闷润 1 天,经常翻动,至药透汁尽,取出晾晒干。④取定量预制蜜糠(每次入锅,药材与蜜糠的重量比为 2∶1),入热锅内,用文火快速翻炒至冒青烟时,用炒药铲将蜜糠铺平锅底,并向周围铺开。⑤立即倒入干燥党参段片,并用四周的蜜糠覆盖药上,约 10~30 秒,快速抢火翻炒 2~5 分钟,至党参转黄色,迅速出锅。⑥筛去糠及灰屑,趁热入容器内,密闭取色,转深黄色时,摊晾即得。损耗约 5%。

3. 蜜炙党参　①取定量的炼蜜和温黄酒(每党参段 100kg,用炼蜜 20kg,掺温黄酒 4kg),拌和溶化为蜜酒溶液。②取原药材,如上洗润,切制成党参段,晾晒干,置容器内。③倒入蜜酒溶液,拌匀,麻布遮盖,闷润 1 天,经常翻动,至药透汁尽。④取定量干燥净糠(每次入锅,药材与净干糠的重量比为 2∶1),入热锅内,用文火不断翻炒至热,再边炒边淋入定量的一定浓度的蜜水溶液(每党参段 100kg,用炼蜜 5kg,掺沸水 1kg),将蜜糠向四周铺开。⑤投入蜜酒润过的党参段,先文火后微火,不断翻动,慢慢炒制,约 2~3 小时,至药材内外转金黄色,微粘手时出锅。⑥筛去糠及灰屑摊晾至干爽酥脆,不粘手时,及时入陶器内密闭贮藏。损耗无。

4. 米炒党参　①取原药材,洗润切制方法同生党参,晾晒干。②先将定量糯米(或大米,每次入锅,党参与米的重量比为 1∶1)用少量清水抢水洗净,沥干余水,晾干表皮水分。③将米倒入热锅内,不断翻炒至热,向四周铺开。④立即投入干燥净党参段不断翻炒至米变棕黄色,有炒米香,党参转深黄色时,取出,筛去米及灰屑,摊晾即得。损耗约 10%。

【成品性状】　①生党参:为不规则长段片,表面灰褐色或灰棕色,有裂隙或有菊花纹,中央有黄色圆心,周边淡黄白色,有纵皱纹,具特异香气,味微甜;②炒党参:形如生党参,表面深黄色,具酒蜜香气;③炙党参:形如生党参,内外棕黄色,显光泽(图 6-83),见风略有黏性,味甜气香;④米炒党参:形如生党参,表面深黄色,内黄白色(图 6-84),气香味甜。

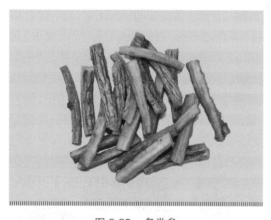

图 6-83　炙党参

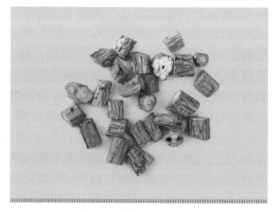

图 6-84　米炒党参

【炮制机理】　炒制时加酒润制,使蜜易渗入内,并能增强补中益气作用。米炒借米香可助脾运,使补而不滞。

【性能剂量】　甘,平。入脾、肺经。补中益气,健脾益肺,生津。治脾肺虚弱,气血两亏,气短心悸,食少口渴,虚喘咳嗽,内热消渴,久泻,脱肛。补脾胃,润肺生津,用生党参。健脾消食,用米炒党参。补中益气,用炒或炙党参。内服:煎汤,10~15g,大剂可达 30g。

【贮藏】 入容器内,置阴凉干燥处,防霉防蛀,防泛油变质。

【注意事项】

1. 党参易泛油变质,一般只宜冷水抢水洗。

2. 建昌帮药界的传统蜜炙党参,均不用随炒随淋炼蜜的炙制法。所用蜜酒润后再蜜糠炙法,饮片色香味均好,吸蜜均匀,洁净,无黏糊或"二重皮"(蜜与药呈两层,蜜不易掺入药材内)。

3. 炒党参与炙党参,酒蜜用量及操作方法均不同,应予注意。

4. 党参清代才正式著录于本草,属于后起之药,并非"上党人参"的简称,故诸参反藜芦并不包括党参。

【文献摘粹】

《外科证治全书》:"党参,蜜炙。""西党参(去梢,生用)。"

《时病论》:"西潞党(三钱,米炒)。"

# 43. 射干

【用名·应付】 射干、汉射干、射干片(以上均付射干片)、寸干("寸"为"射"的省笔误写)。

【来源】 本品为鸢尾科植物射干 *Belamcanda chinensis* (L.) DC. 的干燥根茎。野生或栽培。主产于湖北(孝感、黄冈)、河南(信阳、南阳)、江苏(江宁、江浦)等地。习以湖北产者为道地药材,称"汉射干"。春秋两季采挖,除去茎叶,剪去细根,洗净泥沙,用适量沸水和明矾末(每药材 100kg,用明矾末 1kg)煮 10 分钟,捞起沥干水,晒干。亦可除去茎叶,抖净泥沙,晒至半干,置大眼铁丝筛上火燎净毛须,晒干即得。药材以粗壮、质硬、断面黄色、无须根者佳。

【制法实录】 射干:①取原药材,去净杂质,大小分档。②用温水洗净泥沙,沥干余水,入容器内,湿麻布遮盖,闷润 1~2 小时,以手捏柔软为度,取出。③切直薄片,晒干,筛去灰屑即得。损耗 10%~15%。

【成品性状】 射干片:呈不规则斜薄片,边缘不整齐,表面黄色,颗粒状,周边黄褐色或灰褐色,皱缩(图 6-85),气微,味苦,微辛。

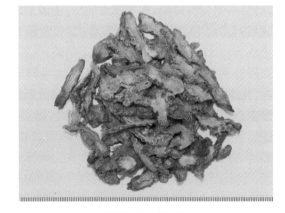

图 6-85 射干片

【炮制机理】 纯洁药材,方便切制。

【性能剂量】 苦,寒,有毒。入肺经。清热解毒,降气消痰,利咽,散血消肿。治热毒痰火郁结,咽喉肿痛,痰涎壅盛,咳嗽气喘。外治疮毒肿痛。均用净生片。内服:煎汤,3~10g。外用适量。传统认为孕妇慎用。

【贮藏】 入容器内,置通风干燥处,防潮防蛀。

【注意事项】 射干久泡后易伤水,变棕黑色,出现泻瓢、中空变质现象,故炮制要求当天温水洗切,当天晒干。

【文献摘粹】

《雷公炮炙论》:"射干……凡使,先以米泔水浸一宿漉出,然后用堇竹叶煮,从午至亥,漉出,日干用之。"

《医学入门》:"射干……米泔浸一宿,日干。"

# 44. 黄芩

【用名·应付】 淡黄芩、生黄芩(以上均付生黄芩)、黄芩、酒黄芩(以上均付酒黄芩)、子芩、条芩、枯芩[①]、黄芩炭。

【来源】 本品为唇形科植物黄芩 *Scutellaria baicalensis* Georgi 的干燥根。野生或栽培。主产于河北、内蒙古、山西、山东、陕西等地。习以河北承德(旧称"热河")所产为道地药材("热河黄芩")。春季及夏初采挖(秋季亦可),除去茎叶、须根及泥土,晒至半干时撞去栓皮,再晒至全干。其老根有暗棕色或棕黑色枯朽状髓瓣者,称"枯芩";新根无髓,不空为"子芩",亦称"条芩"。药材以条匀、长粗、质坚实、色黄、中间少髓瓣者为佳。

【制法实录】

1. 生黄芩(淡黄芩) ①取原药材,筛去泥土,除去残茎及杂质,大小分档,入容器内。②用沸水抢水洗5~10分钟(夏秋或质坚实者洗5分钟,冬春或质有中空枯朽者洗10分钟,或视气温高低、药材干湿而定),以手折稍软,不易断为度,捞出,沥干余水。③入丝箩内,湿麻布遮盖,闷润4小时,取出,摊晾干表皮水分。④切竹叶形斜薄片(如属外用,粉碎前药材只要切断片),晾晒至全干,筛去灰屑即得。损耗约10%。

2. 酒黄芩 ①取原药材,净选洗制同生黄芩操作①②。②取出,摊晾干表皮水分,入容器内,用定量温黄酒(每黄芩100kg,用黄酒10kg)均匀喷洒,拌匀。麻布遮盖,闷润4小时,取出。③入木甑内,待锅内水沸,隔水坐锅上,用武火蒸20~30分钟,以上大气为度,不停火起甑,倒出铺开摊晾。④切竹叶形斜薄片,晾晒至全干,筛去灰屑即得。损耗约10%~15%。

3. 黄芩炭 ①取原药材,净选、洗润方法同生黄芩。②切斜中片,晾晒干。③入热锅内,先武火后文火,不断翻炒,至黄芩冒黄烟出现火星时,立即喷淋少量清水,灭尽火星,再炒干水分,至色泽外面焦黑,内面黑暗,质脆,存性时快速取出。④立即置窄口瓮内密闭1天,取出,轻轻筛去灰屑即得。或出锅时立即薄层铺于净石板地上摊晾去火毒亦可。损耗约25%~30%。

【成品性状】 ①生黄芩:为竹叶形斜薄片,表面黄色,中间有棕色圆心,有的中央呈暗棕色或棕黑色枯朽状,周边棕黄色或深黄色(图6-86),质硬而脆,气微,味苦;②酒黄芩:形如生片,表面深黄色(图6-87),微有酒气;③黄芩炭:为斜中片,质脆,存性,表面色泽焦黑,内部棕褐色(图6-88),略有焦气。

---

[①] 以上3名,子芩即条芩,根形圆而无空心。枯芩根大,因枯朽而呈半圆形。后者质量更佳。明清亦有区分入药者,谓中破而飘者名宿芩,上行泻肺痰火;细实直而坚者名条芩,下行泻大肠火。然此乃据象形药理推导之说,未必出自经验。

【炮制机理】 沸水抢水洗可避免黄芩由黄色变绿色。蒸制便于保存药性,并便于软化。酒制借酒性升腾之力,引药上行,清上焦肺热及头面四肢肤表之湿热,并能缓和苦寒之性,免伤脾阳。炒炭有清热止血之功。

【性能剂量】 苦,寒。入肺、胆、脾、大肠、小肠经。清热燥湿,泻火解毒,止血、安胎。治壮热烦渴,肺热咳嗽,湿热泻痢,黄疸热淋,咳血便血,崩漏,目赤肿痛,胎动不安,痈肿疔疮。清热解毒或外治,用净生品。欲上行或须清热解毒又惧苦寒伐胃者,用酒黄芩。止血用黄芩炭。内服:煎汤,3~10g;外用:煎水洗或研末用,适量。

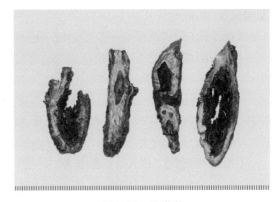

图 6-86 生黄芩

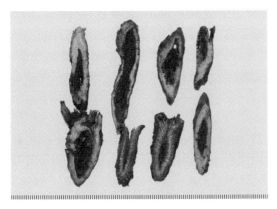

图 6-87 酒黄芩

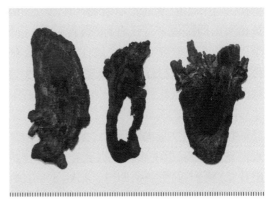

图 6-88 黄芩炭

【贮藏】 入容器内,生品、炭制品置通风干燥处;酒制品置阴凉干燥处,防霉。

【注意事项】

1. 黄芩外观以色黄为佳。各种变色(炭品除外),均是药性变异、药质下降的表现。①中心变绿色:主要原因是原药材产地加工伤水,或炮制时误用冷水浸泡,或闷润时间过久引起。故黄芩洗润要注意,不能用冷水浸泡软化,应该用沸水,洗的时间以 5~10 分钟为宜。黄芩加工炮制要当天完成,不能久浸久泡,堆润过久。②变黑色:过锅炒易变黑色。黄芩系薄片,炒则易碎,受铁锅灼热影响易变黑而失去原色。蒸制过久,饮片亦转黑色。故蒸制时间以 20~30 分钟,上大气为度。此外,蒸后不能停火焖,蒸气及汽水下竭也易使饮片变黑。③变红色:曝晒使黄芩变红色,故应采取晾晒干燥法。

2. 黄芩蒸制后要立即摊开,不能堆置过久,否则还会产生涎沫,影响药质,不便加工。为此,建昌帮药界在夏秋季节气温较高时洗黄芩,或加少量明矾末(每黄芩 100kg,用明矾 1kg)拌洗。此有防腐、缩水、去涎滑物的作用。

【文献摘粹】

《瑞竹堂经验方》:"黄芩(二两,去粗皮)。""黄芩心(枝条者二两重,用米醋浸七日,炙干,又浸又炙,如此七次)。"

《医学入门》:"黄芩……酒炒上行,便炒下行,寻常生用。"

《医宗必读》:"黄芩……酒浸,蒸熟,曝之。"

# 45. 黄芪

【用名·应付】 黄芪(今通用名)、黄耆(古籍以此为正名)、北口芪、北芪、绵芪、绵黄芪、生黄芪(以上付生黄芪)、酒黄芪、炒黄芪(以上付炒黄芪)、炙黄芪、蜜黄芪、蜜炙黄芪(以上付蜜炙黄芪)。

【来源】 本品为豆科植物蒙古黄芪 *Astragalus membranaceus*(Fisch.)Bge. var. *mongholicus* (Bge.) Hsiao 或膜荚黄芪 *Astragalus membranaceus*(Fisch.)Bge. 的干燥根,野生或栽培。主产于内蒙古库伦者称"北口芪""口芪""库伦芪"。主产于黑龙江省齐齐哈尔(卜奎)者称"卜奎芪"。内蒙古、东北产者统称"北芪""北黄芪"。主产于山西绵山、交城者称"绵芪""绵黄芪",山西浑源一带产者称"浑源芪"。古代以绵芪为道地药材,今北芪亦为通用正品。秋季采挖生长 6~7 年的,质量最佳。挖出后去净泥土、须根及茎苗,晒至六七成干,扎成小捆,再晒干即得。药材以身干、条粗长、皱纹少、质坚而绵、不易折断、中间有黄色菊花心、无空心与黑心、粉性足、味甜者为佳。

【制法实录】

1. 生黄芪 ①取原药材,去净杂质,大小分档,用清水抢水洗净(夏季用冷水,冬季用温水。先洗大头,后洗小头),沥干余水,入容器内,用湿麻布遮盖,闷润一晚。②取出切斜竹叶中片,晾晒干,筛去灰屑即得。损耗 5%~10%。

2. 炒黄芪 ①取原药材,选取条粗壮者,洗润方法同生黄芪,切顶头圆厚片,晾干,置容器内。②取定量的炼蜜和温黄酒(每黄芪 100kg,用黄酒 10kg、炼蜜 20kg),拌和溶化为蜜酒溶液。③倒入容器内,拌匀,麻布遮盖,闷润 1 天,经常翻动,至药透汁尽,取出晾晒干。④取定量预制蜜糠(每次入锅,药材与蜜糠的重量比为 2∶1),入热锅内,用文火快速翻炒至冒青烟时,用炒药铲将蜜糠铺平锅底,并向周围铺开。⑤立即倒入干燥生黄芪片,并将四周的蜜糠覆盖药上,约 10~30 秒,快速抢火翻炒 2~5 分钟,至黄芪片转黄色,迅速出锅。⑥筛去糠及灰屑,趁热入容器内,密闭转深黄色,摊晾即得。损耗约 5%。

3. 炙黄芪 ①取定量的炼蜜和温黄酒(用炼蜜 20~25kg,掺温黄酒 4~5kg)拌和溶化为蜜酒溶液备用。②从原药材中选取条粗壮者,洗润方法同上,切顶头圆厚片,晒晾干,置容器内。③倒入蜜酒溶液,拌匀,麻布遮盖,闷润 1 天,经常翻动,至药透汁尽,取出稍晾干。④取定量干燥净糠,入热锅内,用文火不断翻炒热,边炒边淋入定量的一定浓度的蜜水溶液(用炼蜜 5kg,掺沸水 1kg),至蜜糠不粘糊结团时,将蜜糠向周围铺开,投入蜜酒润过的黄芪片(每次入锅,药材与蜜糠的重量比为 2∶1),先文火或微火,不断翻动,慢慢炒炙,约 2~3 小时,至药材内外转金黄色,微粘手时出锅,筛去糠及灰屑,摊晾至干爽酥脆、不粘手时,及时入陶器内密闭贮藏。损耗无。

【成品性状】 ①生黄芪:为不规则斜竹叶片,外表淡黄色,表面黄白色,内层有棕色环纹及放射状纹理(习称"菊花心"),外层或有曲折裂隙,中心黄色,周边灰黄色或浅棕褐色(图

6-89),质硬而韧,气微味微甜,嚼之有豆腥气。②炒黄芪:为不规则顶头圆厚片,表面黄色或金黄色,内面淡黄色(图6-90),味甜,微有酒香气;③炙黄芪:不规则顶头圆厚片,表面金黄色或深黄,有光泽(图6-91),见风略有黏性,具有蜜香气,味甜。

【炮制机理】　酒润后炒制及蜜炙,取其甘缓益气,补脾生血。加酒润制,使蜜易掺入药材内,并增强温补之功。

【性能剂量】　甘,温。入肺、脾经。补气固表,利水消肿,托毒,排脓敛疮,生肌。治气虚乏力,食少便溏,中气下陷,久泻脱

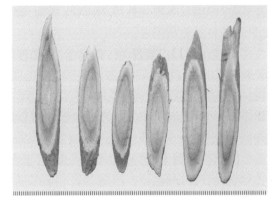

图6-89　生黄芪

肛,便血崩漏,表虚自汗,气虚水肿,痈疽难溃,久溃不敛,血虚萎黄,内热消渴。炒或炙用,补中益气。生用走表利水,并治外科适应证。内服:煎汤,10~15g,大剂可达30~120g。

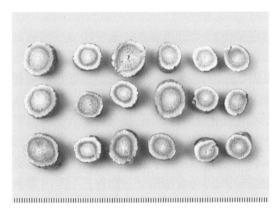

图6-90　炒黄芪

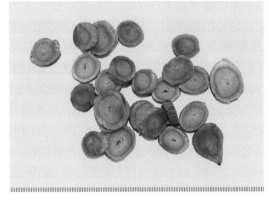

图6-91　炙黄芪

【贮藏】　生黄芪入容器内,置通风干燥处;炒黄芪、炙黄芪放陶器内密闭,置阴凉干燥处,防霉防蛀。

【注意事项】

1. 建昌帮药界传统蜜炙黄芪,均不用随炒随拌炼蜜的炙制法。所用蜜酒润后蜜糠炙法,具颜色鲜艳,吸蜜均匀,饮片洁净无黏糊或二重皮(蜜与药呈两层,蜜不易掺入药材内)等现象。

2. 黄芪干燥法只宜晾晒,曝晒易使原色泛白。

3. 生黄芪为斜中片,炒黄芪、炙黄芪为顶头圆厚片,方便饮片鉴别。

4. 炒黄芪与炙黄芪,所用辅料、蜜酒量有区别,操作方法亦有不同之处,应予注意。

【文献摘粹】

《黎居士简易方论》:"黄芪(去芦)。""黄芪(炒)。""嫩黄芪(蜜炙)。""黄芪(生制,焙)。""黄芪(以京墨涂炙)。"

《本草纲目》:"黄耆……今人但揃扁,以蜜水涂炙数次,以熟为度。亦有以盐汤润透,器盛,于汤瓶蒸熟切用者。"

《医学入门》:"黄耆……疮疡生用,肺虚蜜炙,下虚盐水炒。"

# 46. 黄连

【用名·应付】 黄连、川黄连、川连、雅连、云连、姜黄连(以上均付姜黄连)、生黄连、萸黄连、酒黄连、黄连炭。

【来源】 本品为毛茛科植物黄连 *Coptis chinensis* Franch.(味连)、三角叶黄连 *Coptis deltoidea* C.Y.Cheng et Hsiao(雅连) 或云南黄连 *Coptis teeta* Wall.(云连)的干燥根茎,均为栽培。主产于四川、湖北、云南等地。习以重庆石柱、重庆城口、四川雅安等地产的味连、雅连为道地正品。秋季采挖,习以立冬后(11月)采收为宜,掘出后除去茎叶、须根及泥土,晒干或烘干,撞去残留须根。药材以条粗壮、质坚实、断面红黄色或黄色、无或少须根残茎者为佳。

【制法实录】

1. 生黄连片 ①取原药材,去除泥沙杂质,掰开支根。②用清水抢水洗净,置容器内。③喷洒定量清水(每洗过的黄连100kg,用清水10~15kg),湿麻布遮盖,每天翻动1~2次,闷润1~2天,以药透汁尽为度,取出。④刨或切薄片,摊开晾晒至干,筛去灰屑即得。损耗10%~15%。

2. 酒黄连 ①取原药材,手掰开支根,用清水抢水洗净泥沙灰屑,沥干余水,置容器内。②用定量黄酒(每黄连片100kg,用黄酒15kg)均匀喷洒,麻布遮盖,闷润1~2天,每天翻动1~2次,以酒汁吸尽,润至透心为度,取出。③入木甑内,待锅中水沸,隔水坐锅上,用武火蒸20~30分钟,以上气为度,立即起甑,取出。④摊晾至半干,切或刨薄片,摊开晾晒至干,筛去灰屑即得。损耗10%~15%。

3. 姜黄连 炮制方法同酒黄连,只要将黄酒换成定量生姜汁(每黄连100kg,用生姜10kg、沸水10kg)即得。损耗10%~15%。

4. 萸黄连 炮制方法同酒黄连,只要将黄酒换成吴茱萸汁。吴茱萸汁制法:取定量净吴茱萸(每黄连100kg,用吴茱萸6kg)和适量(20kg)清水,入容器内文火煎1~2小时,至药汁约15kg时,滤去药汁即得。损耗10%~15%。

5. 黄连炭 ①原药材切片前操作同生黄连,取润透的黄连,切斜中片或小段。②倒入热锅内,先武火后文火,不断翻炒,至黄连冒烟或出现火星时,立即喷洒少量清水,灭尽火星,再继续炒干水分,至药材外色焦黑,内面黑褐,质脆,存性时,快速出锅。③置窄口瓮内密闭1天,取出筛尽灰屑,或出锅后铺干净石板上摊晾去火毒。损耗25%~30%。

【成品性状】 ①生黄连片:为不规则薄片,表面红黄色,周边黄褐色,粗糙,有残余细小须根(图6-92),质坚硬,气微,味极苦;②酒黄连:形如生黄连片,色中深(图6-93),略有酒气;③姜黄连:形如生黄连片,表面棕黄色(图6-94),具姜的辛辣气味;④萸黄连:形如生黄连片,色泽加深(图6-95),有吴茱萸的辛辣气味;⑤黄连炭:为斜中片或小段,质脆,表面色焦黑,内部棕黄色(图6-96),略具焦气。

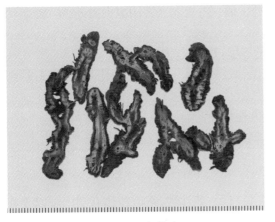

图 6-92　生黄连

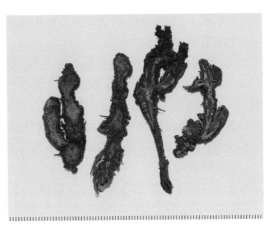

图 6-93　酒黄连

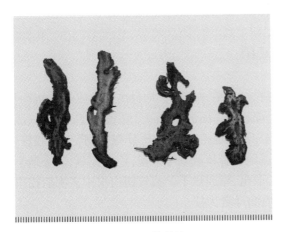

图 6-94　姜黄连

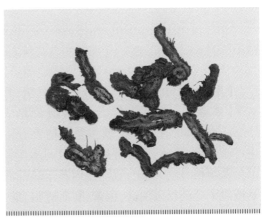

图 6-95　萸黄连

【炮制机理】　酒制引药上行,用治头、目、口、舌等上部疾患。姜制有辛开苦降止呕之功。吴茱萸汁制可加强制酸止呕之功。蒸制及加上述辅料制,均可使其不致太苦寒犯胃。炒炭有清热止血之功。

【性能剂量】　苦,寒。入心、脾、胃、肝、胆、大肠经。泻火、燥湿、解毒、杀虫。治时行热毒,伤寒,热盛心烦,痞满呕逆,菌痢,热泻腹痛,肺结核,吐衄下血,消渴,疳积,蛔虫病,百日咳,咽喉肿痛,火眼口疮,痈疽疮毒,湿疹,汤火烫伤。治实火用生黄连,治上焦头目口舌等证用酒黄连,治中焦胃热呕逆用

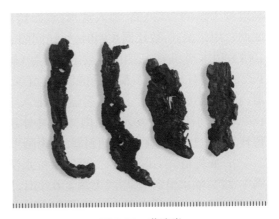

图 6-96　黄连炭

姜黄连,治肝胃不和、湿热等证用萸黄连,虚寒性出血用黄连炭。外治均用生品。内服:煎汤,2~6g;外用:净黄连研末,适量调敷。

【贮藏】　入容器内,生品、炭品置通风干燥处。酒、姜、萸制者置阴凉干燥处,防霉。

【注意事项】

1. 黄连软化过程润制水量不宜过多,否则吸不尽,并流失药味。

2. 黄连色黄,炒制易使饮片失去原色而变黑,减缓药力。又因是薄片,不宜炒制,炒制易碎。

3. 蒸制既可减少寒凉之性,又可软化药材,方便切片。

4. 黄连不够干燥易发霉。干燥方法不宜曝晒,只宜晾晒,以免泛色变淡。

【文献摘粹】

《士林余业医学全书》:"黄连(猪胆汁浸炒)。"

《医学入门》:"黄连……药酒浸炒,则上行头目口舌;姜汁炒,辛散冲热有功……以姜和其寒,而少变其性,不使热有抵牾也。生用,治实火斑狂烦渴。吴萸水炒,调胃厚肠……黄土炒,治食积,安蛔虫……盐水炒,治下焦伏火,妇人阴中肿痛。"

# 47.　黄精

【用名·应付】　黄精、黄精姜、制黄精、酒黄精、炆黄精、蒸黄精(均付炆黄精或蒸黄精)。

【来源】　本品为百合科植物黄精 *Polygonatum sibiricum* Red.、滇黄精 *Polygonatum kingianum* Coll. et Hemsl. 或多花黄精 *Polygonatum cyrtonema* Hua 的干燥根茎,野生或栽培。主产于湖南、贵州、浙江等地。习以湖南产者为道地。春秋或立冬采挖,挖取根茎,除去地上部分及须根,洗去泥土,置蒸笼内蒸至显油润时,取出,晒或烘干。或置锅内水中煮沸后捞出晒或烘干。药材以块大、色黄、断面透明、身干、质润泽者为佳。

【制法实录】　制黄精的炮制方法有蒸、炆两法。

1. 炆黄精　①取原药材,入容器内。用清水抢水洗净灰屑,换清水,水过药面 7~10cm,夏秋浸 6~8 小时,冬春浸 1 日,至药材稍胀,取出,沥干余水。②放入炆药坛内,每坛装药高度约为坛的 2/3 处高,加入清水,水面约离坛口 7cm,加上坛盖。③将坛移至围灶内,坛底两边用砖架起,数坛同炆制时,每坛间隔 3~7cm,坛底与坛间放置适量稻草、木炭(每药材 100kg,用木炭 5kg),坛四周堆放定量干糠(每药材 100kg,用干糠 80kg)。④点燃干糠后炆制 1 天,密闭焖一夜,至黄精熟透滋润,仅留少量药汁时取出。如留有余汁,将药材晒干,入容器内吸尽为度,再晒干。⑤放容器内,加入定量黄酒(每黄精 100kg,用黄酒 20kg),拌匀浸润 1 天,吸进药汁为度。⑥入木甑内,待锅中水沸,隔水坐锅上,用武火蒸 4~6 小时,停火闷一夜,待转黑色取出。⑦晒半干,切斜厚片,再晒干,筛去灰屑即得。损耗约 30%。

2. 蒸黄精　①取原药材,用清水抢水洗净泥沙灰屑,捞出,沥干余水。②入木甑内,待锅中水沸,隔水坐锅上,用武火蒸 4~6 小时,以透心为度,停火密闭闷一夜,取出,晒至七八成干,置容器内。③用定量黄酒(每黄精 100kg,用黄酒 20kg)均匀喷洒,润 1 天,以吸尽酒液为度,取出。④入木甑内,待锅中水沸,隔水坐锅上,用武火蒸 4~6 小时,停火密闭闷一夜,待转黑色为度。⑤取出晒半干,切斜厚片,晒至全干,筛去灰屑即得。损耗约 30%。

【成品性状】　制黄精:为不规则斜厚片,表面黑色,切面中心黑褐色,略具光泽,味甜,微有酒气。(图 6-97,图 6-98)

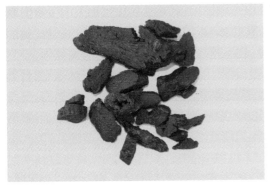
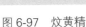

图 6-97 炙黄精

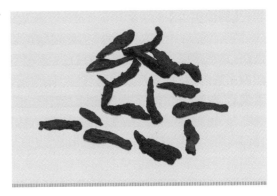

图 6-98 蒸黄精

【炮制机理】 生黄精有刺激咽喉的副作用,炙或蒸制可去其副作用,使药材味厚气香,增强补脾益肾之功。加酒则补而不腻,并增强补中气、强筋骨之功。

【性能剂量】 甘,平。入脾、肺、肾经。补中益气,润心肺,强筋骨。治虚损寒热,肺痨咳血,病后体虚食少,筋骨软弱,风湿疼痛,风癞癣疾。均用蒸制品,炙制品通用。内服:煎汤,10~15g。

【贮藏】 入容器内,置阴凉干燥处。防潮、防霉、防蛀。

【注意事项】

1. 炙或蒸制时,中途不能停火,并要经常注意锅或坛内水量,必要时应添加热水,以保证蒸气充足,药材蒸透,并可避免烧焦药材。

2. 炙制法其他注意事项详见"总论"炙法。

【文献摘粹】

《雷公炮炙论》:"黄精……凡采得,以溪水洗净后,蒸,从巳至子,刀薄切,曝干用。"

《食疗本草》:"黄精……饵黄精……其法:可取瓮子,去底,釜上安置令得所,盛黄精令满,密盖,蒸之令气溜,即曝之。第二遍蒸之亦如此,九蒸九曝。……蒸之若生则刺人咽喉,曝使干,不尔朽坏。"

《医学入门》:"黄精……若单服之,先用滚水绰去苦汁,九蒸九晒。"

《济世碎金方》:"仙人饭:以黄精先用头醋炙后,九蒸九晒,收贮。"

# 48. 常山

【用名·应付】 常山、川常山、鸡骨常山、炒常山、酒常山、制常山(以上均付酒炒常山)、生常山。

【来源】 本品为虎耳草科植物常山 *Dichroa febrifuga* Lour. 的干燥根。野生或栽培。主产于四川、重庆(涪陵、万州)、贵州。习以四川、重庆产者为道地药材。秋季采挖,除去茎叶及须根,洗净泥土,晒干。药材以质坚实而重、形如鸡骨、表面及断面淡黄色、光滑者为佳。根粗长顺直、质松、色淡黄、无苦味者乃伪品,不可充常山。

**【制法实录】**

1. 生常山　①取原药材,去除残茎及须根,清水洗净后,置容器内。②加入一定比例的温矾水(每药材100kg,用明矾末1kg),水过药面7~10cm加盖浸泡2~3小时,捞起,沥干余水,湿麻布遮盖,闷润半天,捞出。③入木甑内,待锅中水沸,隔水坐锅上,用武火煮约1小时,上大气后,起甑,取出。④切斜薄片,晒至全干,筛去灰屑即得。损耗5%~10%。

2. 酒常山　①取生常山斜片,置容器内。②用定量黄酒(每净常山片100kg,用黄酒10kg)拌匀,麻布遮盖,闷润1~2小时,以吸尽酒汁为度。③用武火将锅底烧至微红,倒入适量预制蜜麸(每次入锅,药材与蜜麸的重量比为2:1),快速翻动,至冒青烟时,将蜜麸铺平锅底,并向四周铺开。④立即倒入常山片,快速翻炒,至转微黄色时,取出。⑤筛去麦麸及灰屑,倒入容器内,密闭转米黄色,取出即得。损耗约5%。

**【成品性状】**　①生常山:为不规则斜薄片、黄白片,有放射状纹理,周边淡黄色无外皮,有细纵纹(图6-99),体脆,气微味苦;②酒常山:形如生片,表面米黄色(图6-100),略有酒气,味苦。

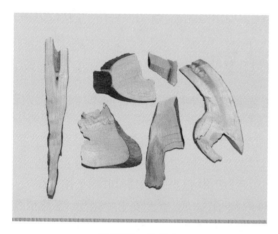

图6-99　生常山

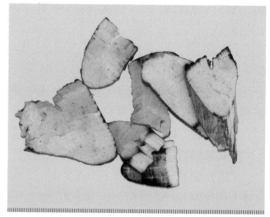

图6-100　酒常山

**【炮制机理】**　生常山多用必吐,有强烈催吐作用。酒常山气味缓和,可去除呕吐副作用,并增强抗疟作用。

**【性能剂量】**　苦、辛,寒,有毒。入肺、肝、心经。截疟,除痰;治疟痰、瘰疬、胸中痰饮。引吐痰涎习用生品,治疟用酒制品。内服:煎汤,6~10g。孕妇慎用。

**【贮藏】**　入容器内,生品置通风干燥处。酒常山置阴凉干燥处。密闭贮藏,防虫蛀。

**【注意事项】**　常山质坚硬,药材未达至软化程度时,切片易损刀。以水浸泡软化,时间过久则生涎滑,且流失药汁。以水稍浸后,用蒸法软化能保存药性,且提高切片效率。

**【文献摘粹】**

《本草纲目》:"常山……近时有酒浸蒸熟或瓦炒熟者,亦不甚吐人。又有醋制者,吐人。""常山、蜀漆生用,则上行必吐。酒蒸、炒熟用则气稍缓,少用亦不致吐也。"

《医学入门》:"常山……生用令人大吐,酒浸一日,蒸熟或炒,或醋浸煮熟,则善化痞而不吐。"

# 49. 紫菀

【用名·应付】 紫菀、炙紫菀、蜜炙紫菀(均付蜜炙紫菀)。

【来源】 本品为菊科植物紫菀 *Aster tataricus* L. f. 的干燥根及根茎,多为栽培。主产于安徽、河南、河北等地。习以安徽亳州、河北安国等地产者为正品。春秋两季采挖其地下根茎,洗净泥土,除去茎苗,将须根编成小辫。药材以根长、色紫、质柔韧、去净茎苗者为佳。

【制法实录】 蜜炙紫菀:①取原药材,拣去杂草等杂质,除去残余茎叶,筛去泥沙。②用清水抢水洗净,置丝箩内,湿麻布遮盖,润 3~4 小时取出。③切段片,晒至全干,筛去灰屑。④分次放入热锅内,用文火不断炒热,转微火,淋入定量炼蜜(每净紫菀 100kg,用炼蜜 25kg),不断翻炒至转棕褐色,微粘手为度。⑤取出摊晾至酥爽,不粘手为度,即得。损耗 5%~10%。

【成品性状】 蜜炙紫菀为不规则小段,夹有切开的根头,表面棕褐色,周边有纵皱纹(图6-101),具蜜香气,味甜,微苦。

【炮制机理】 蜜炙,增强润肺滋补之功。

【性能剂量】 辛、苦,温。入肺经。温肺下气,消痰止嗽。治风寒咳嗽气喘,虚劳咳吐脓血,喉痹,小便不利;均用制品。内服:煎汤,6~10g。

【贮藏】 入容器内,置阴凉干燥处。密闭贮藏,防霉防蛀。

【注意事项】 紫菀根色紫,为一株丛生之细长根,不宜硫黄熏制,熏后易变色,且细根分散脱落。

【文献摘粹】

《雷公炮炙论》:"紫菀……凡使,先去髭……去头土了,用东流水淘洗令净,用蜜浸一宿,至明于火上焙干用。凡修一两,用蜜二分。"

《医学入门》:"紫菀……去芦,蜜水浸一宿,焙干。"

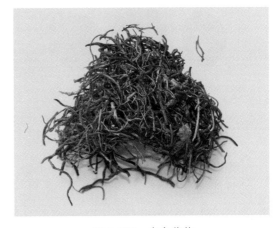

图 6-101　蜜炙紫菀

# 50. 藕节

【用名·应付】 藕节、莲藕节、藕节炭(以上均付藕节炭)、生藕节、鲜藕节汁。

【来源】 本品为睡莲科植物莲 *Nelumbo nucifera* Gaertn. 的干燥根茎节部。均系栽培。主产于浙江、广东、江苏、江西、安徽等地。以浙江兰溪、湖州地区产者质较佳。秋冬挖取根茎(藕),洗净泥土,切取节部,除去须根,晒干。药材以节部黑褐色、两头白色、无须根者为佳。

【制法实录】

1. 生藕节　①取原药材,晒或焙干。②置竹笼撞毛器内,撞去(或剪去)节上残余须根,取出筛净。③用温水洗净,沥干余水,置丝箩内,湿麻布遮盖,闷润 5~6 小时取出。④入硫黄熏房或熏柜内,用适量硫黄(视药材多少、空间大小定,每药材100kg,约用硫黄0.5kg)熏2~3小时,取出。⑤切顶头圆中片,晒至全干,筛去灰屑即得。损耗约20%。

2. 藕节炭 ①取原药材,用温水洗净,置丝箩内,沥干余水。湿麻布遮盖,闷润5~6小时。②切顶头圆中片,晒干。③置热锅内,用文火不断翻炒,至中途或出现火星时,喷洒少量清水,灭尽火星,再炒至药材表面焦黑、内部棕褐色时,立即出锅。④置窄口瓮内密闭1天,取出筛去灰屑即得。损耗约30%。

【成品性状】 ①生藕节:为顶头圆中片,表面灰黄色或灰棕色,切面有多个类圆形的孔,周边有残存须根及须根痕(图6-102),气微,味微甘涩;②藕节炭:形如生藕节,为圆厚片,外表焦黑色,内部黄褐色(图6-103),略具焦味。

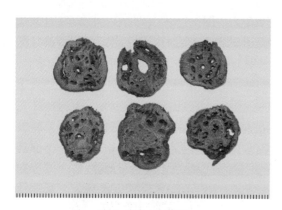

图6-102 生藕节

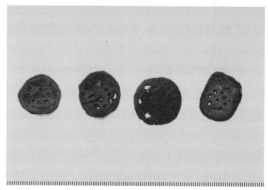

图6-103 藕节炭

【炮制机理】 纯洁药材,生用凉血消瘀力胜,炒炭增强止血之功。

【性能剂量】 甘、涩,平。入肝、肺、胃经。止血散瘀,治咳血、吐血、衄血、尿血、便血、血痢、血崩。凉血消瘀、止血,用生品。虚寒性出血用炭品,收敛止血。炭品几无消瘀之功。内服:煎汤,10~15g;鲜藕节汁,每次饮一小杯。

【贮藏】 入容器内,置通风干燥处。防蛀防霉。

【注意事项】

1. 入容器内,置阴凉干燥处。密闭贮藏,防霉防蛀。去残余须根方法:选用竹笼撞毛器或麻袋,内加碎瓷片,来回摇撞,去须根效果好。比手摘和剪法剪省工时。

2. 藕节含糖含淀粉,易霉易蛀,用硫黄熏1次,不仅可漂白赋色,而且可防霉防蛀。

【文献摘粹】

《医学入门》:"藕节,冷。捣汁饮之。"

《济世碎金方》:"藕节、荷叶烧灰,存性为末。"

# 第七章 种子果实类

## 51. 川楝子

【用名·应付】 川楝子、金铃子、川楝、楝实、炒川楝、盐川楝(以上均付盐川楝)、醋川楝。

【来源】 本品为楝科植物川楝 *Melia toosendan* Sieb. et Zucc. 的干燥成熟果实，野生或栽培。主产于四川、云南、贵州、湖南、湖北、河南、甘肃等地。习以四川(温江地区)产者为通用正品。冬季果实成熟呈黄色，采收除去杂质，晒干。药材以个大、饱满、外皮金黄色、果肉黄白色、厚而松软者为佳。

【制法实录】

1. 盐川楝 ①取原药材，筛去杂质，用清水抢水洗净，沥干余水。②逐个纵切为2片或4片，晒干，置容器内。③用定量的食盐与沸水(每川楝子100kg，用食盐2kg、沸水6kg)溶化，均匀喷洒，麻布遮盖，闷润2~4小时，至吸尽为度取出，晾晒干。④取适量净白中砂(每次入锅，川楝子与砂子的重量比为1∶10)，置锅内武火炒至烘热或轻松流利时，倒入盐川楝，转文火不断翻炒至川楝子呈棕黄色时，立即取出，筛去砂子及灰屑，摊晾即得。损耗10%~15%。

2. 醋川楝 炮制操作方法及辅料用量同"盐川楝"，只要将盐水换成醋液即可。损耗10%~15%。

【成品性状】 ①盐川楝：为不规则半球或圆厚片，外皮棕黄色，革质，肉厚松脆发泡，黄色，果核球形或卵圆形(图7-1)，具特异气，味苦；②醋川楝：形如盐川楝(图7-2)，微有醋气。

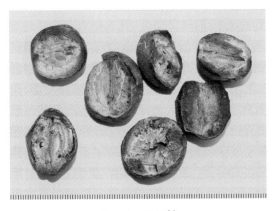

图 7-1 盐川楝

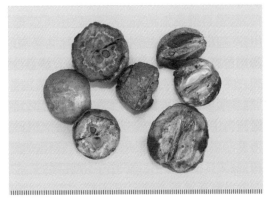

图 7-2 醋川楝

【炮制机理】　砂炒高温可制其毒。川楝子苦寒性降,盐制能导小肠、膀胱之热下行;醋制解毒,并引药入肝,增强止痛之功。

【性能剂量】　苦,寒,有小毒。入肝、小肠、膀胱经。除湿热,清肝火,止痛,杀虫。治热厥心痛,胁痛疝痛,虫积腹痛;均用制品。疝气腹痛,用盐川楝。两胁胀痛、杀虫,用醋川楝。内服:煎汤,6~10g。

【贮藏】　入容器内,置阴凉干燥处。防霉蛀。

【注意事项】

1. 川楝子有小毒,不能以生品用药。

2. 川楝子完药入煎则不易煎出药味,必须切开。切开时应顺纵棱一切为2片或4片,否则肉核分离。

【文献摘粹】

《瑞竹堂经验方》:"川楝子(切片,盐炒,同盐用)。""川楝子(用酒浸)。""川楝子(春秋二两,夏一两,冬三两,取肉酒浸)。""川楝子(酥炒)。"

《医彀》:"楝实……向日曝干,取肉堪煎,去皮去核。一说将核捣碎,浆水煮一伏时,漉晒收藏,亦堪入药。"

《济世碎金方》:"川楝(酒浸取肉)。"

# 52. 马钱子

【用名·应付】　马钱子、番木鳖、制马钱、马钱子粉(以上均付制马钱粉)、生马钱子(须医师在药名旁重复签字,并注明外用,方可付给)、制马钱片、童便制马钱。

【来源】　本品为马钱科植物马钱 Strychnos nux-vomica L. 的干燥成熟种子,多系野生。主产于印度,亦分布于越南、缅甸、泰国、斯里兰卡等地,我国多从国外进口。据载,我国海南、云南出产,但因植物来源不同(长籽马钱),其外观及生物碱含量均有很大差异,故仍以进口为主。[①]秋冬果皮呈红黄色,成熟时采收。除去果肉,取出种子,晒干即得。药材以个大、肉厚、质坚、色灰黄、有光泽者为佳。

【制法实录】　制马钱子粉:①冬季取原药材,去净杂质,倒入浸药缸内。②加入童便,浸过药面7~10cm,加盖置49天后取出。③用清水搅拌、冲洗净尿汁,再入容器内加入清水,水过药面10~17cm,漂3~5天。④取出,用碎瓷片刮去茸毛,切薄片,晒至全干,此即生马钱子片(图7-3)。⑤取定量净白中砂(每次入锅,药材与砂的重量比为1:10),入锅内用武火炒至烘热或轻松流利,倒入生马钱子片,转文火不断翻炒至表

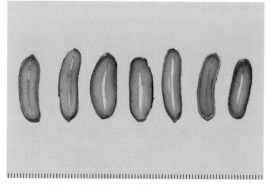

图7-3　生马钱子片

① 金世元.金世元中药材传统鉴别经验.北京:中国中医药出版社,2012:240.

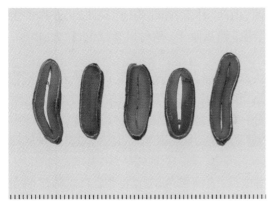

图 7-4　制马钱子片

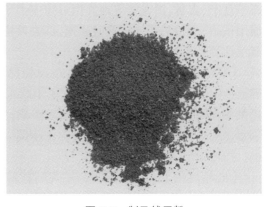

图 7-5　制马钱子粉

皮鼓起、转棕褐色时,迅速出锅,用铁丝筛筛去砂子及灰屑,摊晾,即为制马钱子片(图 7-4)。或再碾成末,过 80~100 目筛,即为制马钱子粉(图 7-5)。损耗 20%~25%。

【成品性状】　马钱子粉:为棕褐色粉末,具焦香气,味极苦。

【炮制机理】　童便浸可增强活血祛瘀、舒经止痛的疗效,并有解毒作用。砂炒主要是通过高温解毒,并便于去茸毛与粉碎。

【性能剂量】　苦,寒,有大毒。入肝、脾经。通络止痛,散结消肿。治风湿顽痹,麻木瘫痪,跌仆损伤,痈疽肿痛等。内服均用制品。外治:口眼㖞斜者,用净生品。内服:多入丸散吞服。一日量为 0.3~0.6g,煎服 0.5~0.9g。本品有大毒,不宜生用、多服、久服。孕妇禁服。外用:净生品适量,贴敷或涂。

【贮藏】　制品入容器内密闭,置通风干燥处。生品按剧毒药管理办法,专箱加锁,隔离保管。

【注意事项】

1. 童便性味咸寒,有祛瘀止痛、杀虫、解毒之功。童便浸制有解毒作用,增强通络止痛之功,并使砂炒后药性不燥。

2. 砂炒较油炸法节省油料,经济可行,通过砂炒高热减其毒,并使药材鼓起、酥脆易于粉碎。

3. 童便制马钱子,宜选冬季加工好全年用药;夏季,尿浸泡气息难闻,不妥。

【文献摘粹】　《济世碎金方》:"番木鳖(即马前子)。""番木鳖(即马钱……烘燥,为极细末)。""番木鳖(去毛,油炙)。"

# 53. 五味子

【用名·应付】　五味子、五味、北五味、南五味、制五味子、醋五味子(以上均付醋制五味子)。

【来源】　本品为木兰科植物五味子 *Schisandra chinensis* (Turcz.) Baill.(北五味)或华中五味子 *Schisandra sphenanthera* Rehd. et Wils.(南五味)的干燥成熟果实,均系野生。北五味主

产于辽宁、吉林、黑龙江等地。南五味主产于陕西、山西、甘肃、湖北等地。习以北五味子为通用正品。霜降后果实成熟时采摘,拣去果枝及杂质。蒸后晒干。药材以紫红色、粒大、肉厚、有油性及光泽者为佳。

【制法实录】 醋制五味子:①取原药材,筛去灰屑,拣去果柄及杂质,即为净五味子,置容器内。②加入定量醋液(每五味子100kg,用醋20kg),拌匀,麻布遮盖,闷润3~4小时,中途翻簸1次,以吸尽醋汁为度取出,晾干表皮水分。③入木甑内,四周打气眼,待锅中水沸,隔水坐锅上,武火煮2~3小时,停火密闭闷一夜,至转黑色为度,取出。④晒干,筛去灰屑即得。损耗10%~15%。

【成品性状】 醋五味子:为不规则球形或扁球形,表面黑色,皱缩,质柔润或稍显油润(图7-6)。种子1~2粒,肾形。略具醋气,味辛、微苦。

【炮制机理】 醋制可增强酸收固涩作用;蒸制可增强滋补之功。

【性能剂量】 酸、甘,温。入肺、心、肾经。收敛固涩,益气生津,补肾宁心。治肺虚喘咳,口干口渴,自汗盗汗,劳伤赢瘦,梦遗滑精,遗尿尿频,久泻不止,短气脉虚;均用制品。内服:煎汤,3~10g,配方时捣碎入药。

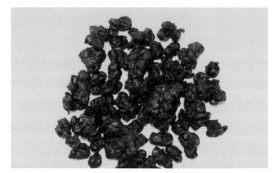

图7-6 醋五味子

【贮藏】 入容器内,置通风干燥处。防霉。

【注意事项】

1. 五味子原色紫红,蒸制后留甑内密闭闷一夜,转黑色,可增强滋补之功。

2. 五味子为颗粒状药,皮薄肉厚,一般不洗。闷润后蒸制易产生黏液质,造成闭气现象,使蒸气不易上达。故蒸之前应将药材稍晾干,入甑后以长竹筷从上沿下,沿甑皮内四周打气眼,以利于蒸汽充足,药材熟透。

3. 醋五味子如发生霉变,用适量醋液喷洒拌匀,揉搓1次,再蒸晒1次,可除去霉斑。

【文献摘粹】

《黎居士简易方论》:"五味子(去枝,炒)。""五味子(去梗)。"

《瑞竹堂经验方》:"五味子(去梗,酒浸)。""北五味子(微炒)。"

《握灵本草》:"五味子:酒拌蒸用。"

# 54. 木瓜

【用名·应付】 木瓜、酸木瓜、宣木瓜、酒木瓜(以上均付酒木瓜)。

【来源】 本品为蔷薇科植物贴梗海棠 *Chaenomeles speciosa* (Sweet) Nakai(皱皮木瓜)或木瓜 *Cydonia sinensis*(光皮木瓜)的干燥成熟果实,均为栽培。主产于安徽、湖北、四川、山东等地。习以安徽宣城产者(宣木瓜)为道地药材。夏秋两季果实呈绿黄色时采摘。皱皮木瓜置沸水中煮5~10分钟,至外皮灰白时捞出,曝晒。晒至外皮起皱时,纵剖为2片,再晒至颜色呈枣红为度。若日晒夜露则颜色更鲜艳。光皮木瓜纵剖为 2 瓣或 4 瓣后再煮。药材以个大、皮皱、紫红色、味酸者为佳。

【制法实录】 酒木瓜:①取原药材拣去杂质,用清水抢水洗净,沥干余水,入容器内。②加入定量黄酒(每净木瓜 100kg,用黄酒 15kg),拌匀,麻布遮盖,闷润 1 天,途中上下翻动,以吸尽酒汁为度,取出。③入木甑内,待锅中水沸,隔水坐锅上,用武火蒸 1 小时,上大气为度,起甑取出。④切或刨腰子形长薄片,晒干,筛去灰屑即得。损耗 10%~15%。

【成品性状】 酒木瓜:为类月牙形薄片(习称腰子形长薄片),红棕色,周边红棕色或紫红色,质坚实(图 7-7)。皱皮木瓜有皱,光皮木瓜平滑不皱(图 7-8),微香,略有酒香,味酸。

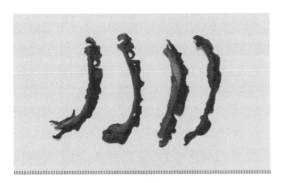

图 7-7 酒木瓜

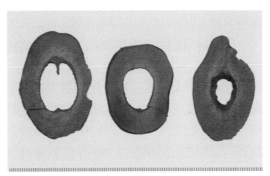

图 7-8 光皮木瓜

【炮制机理】 酒制增强活血通络功效,蒸制方便软化药材。

【性能剂量】 酸,温。入肝、脾经。平肝舒筋,和胃化湿。治吐泻转筋,湿痹拘挛,脚气水肿,腰膝酸重疼痛;均用制品。内服:煎汤,6~10g。

【贮藏】 入容器内,置阴凉干燥处。防霉防鼠、防虫蛀。

【注意事项】 本品为薄片,易碎,贮藏时要防重压。

【文献摘粹】

《太平圣惠方》:"木瓜……蒸熟,去皮子。"

《黎居士简易方论》:"木瓜,去皮子,以盐酒煮木瓜成膏。""宣州木瓜(去穰,切,焙干)。"

《医学入门》:"木瓜……出宣州者佳。忌铅铁,以铜刀削去皮子,用黄牛乳汁拌蒸三时,日干。"

# 55. 巴豆

【用名·应付】 巴豆、江子、巴豆仁、净巴仁(以上须经医师在药名旁重复签字后方可付净巴仁)、巴豆霜、江子霜、巴霜、川巴霜(以上付巴豆霜)、巴豆皮、巴豆壳(以上付巴豆壳)。

【来源】 本品为大戟科植物巴豆 Croton tiglium L. 的干燥成熟种子,多系栽培。主产于四川(宜宾、乐山)、重庆(江津、涪陵、万州)、广西、云南、贵州等地。四川产量最大,习以为道地。8—9 月果实成熟时采收,堆置 2~3 天,摊开晒干,即得巴豆。除去果壳即为巴仁。药材以巴豆颗粒饱满、种仁色黄白者为佳。

**【制法实录】**

1. 净巴豆仁　①取原药材,带外壳者用锤敲破外壳,取出巴豆仁。②用黏稠的米汤或面汤拌浸后,曝晒或烘裂。③用板搓去内皮(称巴豆皮),另作他用。以筛簸取净巴豆仁。损耗30%~50%。

2. 巴豆霜　①取原药材,如上操作取出净巴豆仁,碾烂如泥。②桌案上垫2~3张吸油草纸,平铺一层巴豆粗末,约1cm厚,上面再盖2~3张吸油草纸,用电烫斗在盖纸上来回平烫,注意经常翻动拌匀药末,调换吸油纸,并将药末反复研数次,使药末由粗至细,烫至纸上无油迹。细末外表淡黄白色,手握松散不成团为度。取出摊晾,过马尾筛即得。损耗50%。

3. 巴豆壳(巴豆皮)　在原药材净选时,剥取种子外壳(种皮),除去净巴豆残仁,晒干,筛去灰屑即得。

**【成品性状】**　①净巴豆仁:呈略扁的椭圆形或卵形,全白或黄白色,油质(图7-9),无臭,味辛辣;②巴豆霜:为松散细末,色淡黄白色,捻之无或少油迹(图7-10),无臭,味辛辣;③巴豆壳(巴豆皮):外种皮薄,硬而脆,其形同巴豆而稍大,碎裂成数块(图7-11)。

**【炮制机理】**　巴豆仁毒性剧烈,去油制霜可减弱毒性,缓和其峻泻作用。

**【性能剂量】**　辛,热,有大毒。入胃、大肠经。峻泻寒积,通关开窍,逐痰行水,解毒蚀疮。治寒积便秘、胸腹胀满急痛、血瘕痰

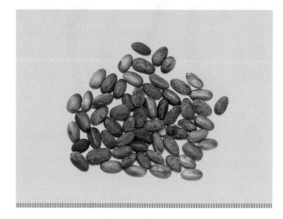

图7-9　净巴豆仁

癖、泻痢水肿,均用巴豆霜。消积滞,破坚化痰,用巴豆皮。外治喉风、喉痹、恶疮疥癣,疣痣,用净巴豆仁。内服:多入丸、散,每次0.1~0.3g,一般不入煎剂。孕妇忌用。不宜与牵牛子同用。外用:净巴豆仁适量,研末涂,或捣烂以纱布包擦患处。

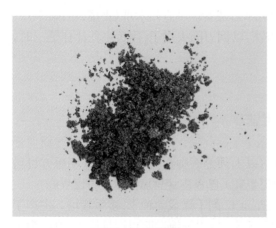

图7-10　巴豆霜

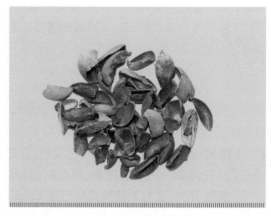

图7-11　巴豆壳

【贮藏】　本品有大毒,应按剧毒药品管理方法单独隔离,瓷器密闭贮藏,存放于阴凉干燥处。防高热、防尘、防泛油。

【注意事项】

1. 生巴豆性烈有大毒,外敷即可引起皮肤起疱。炮制接触巴豆仁或巴豆油时,要戴手套、口罩,注意防护,以免刺激皮肤及口鼻。操作完毕,应用冷水冲洗干净,如用热水则增加灼热疼痛。

2. 加工炮制工具要及时洗净,吸油纸要烧毁,以免误用。

3. 建昌帮药界过去亦有用烧热的平石板压制霜和纸包日晒去油制霜的方法。近代习用电烫斗烫去油的方法,温度适宜,速度快,效率高。

【文献摘粹】

《本草经集注》:"巴豆……最能泻人,新者佳,用之皆去心皮,乃秤。又熬令黄黑,别捣如膏,乃和丸散尔。"

《雷公炮炙论》:"凡修事巴豆,敲碎,以麻油并酒等可煮巴豆了,研膏后用。"

《太平惠民和剂局方》:"巴豆:凡使,先去壳并心膜,捣烂,以纸裹,压去油,取霜入药用。"

《黎居士简易方论》:"巴豆(去皮、膜、心、油)。""巴豆(去壳、油)。""巴豆(去皮膜,出油)。""巴豆(去皮、心、膜,研细,出尽油,如粉)。"

《瑞竹堂经验方》:"巴豆(一两,去皮,湿纸裹烧黄色为度)。""巴豆(去心膜,用醋煮三十沸,焙干,不去油)。""巴豆(用文武火炮热,去皮壳)。"

《济世碎金方》:"巴豆(去心、衣膜,纸包,捶去油)。""巴豆肉(取霜)。""巴豆(去油)。"

# 56. 白扁豆

【用名·应付】　白扁豆、扁豆、炒扁豆(以上均付炒扁豆)、扁豆皮、扁豆衣(以上均付扁豆衣)、生扁豆。

【来源】　本品为豆科植物扁豆 *Dolichos lablab* L. 的干燥成熟种子,均系栽培。全国大部分地区有产。主产于江苏(镇江、苏州)、浙江(杭州、湖州、绍兴)、河南、湖南、江西等地。习以浙江湖州菱湖产者为道地正品。秋冬两季摘取熟豆荚果,晒干,打出种子,簸去果壳,再晒干。药材以粒大、饱满、色白者为佳。

【制法实录】

1. 生扁豆　①取原药材,筛净杂质,拣去杂色豆粒,置容器内。②加入沸水,水过药面17cm,密闭浸泡半小时,以种皮膨胀、无皱为度,捞出。③入冷水中浸泡,冷却后捞出。④分批置箩盖内,用木板搓去种皮,入筲箕内浸水中,淘洗滗去种皮(种皮又称扁豆衣,另用入药)。再晒或烘干,用箩盖扬簸去除残余种皮即得。损耗 20%~25%。

2. 炒扁豆　①取定量净白中砂(每次入锅,扁豆与砂子的重量比为1:5),置热锅内武火炒至烘热或轻松流利。②倒入干燥净生扁豆(去皮者),不断翻炒,以鼓黄、气香为度,立即取出。用铁丝筛筛去砂子及灰屑,铺开摊晾即得。损耗 5%~10%。

【成品性状】　①生扁豆:呈扁椭圆形或扁卵圆形粒状,表面淡黄色,光泽,平滑,一端有隆起的白眉状种仁,质坚硬,种仁两瓣黄白色,气微味淡,嚼之有豆腥气;②炒扁豆:形如生扁豆,表面色黄(图7-12),气香,嚼之有豆香气;③扁豆衣:为不规则卷缩片状,光滑,淡黄白色,种阜半月形,质坚易碎,气味皆微。

【炮制机理】 生扁豆去皮易于煎出药味,并分别药材不同部位入药。炒后增强健脾止泻功能。

【性能剂量】 甘,微温。入脾、胃经。健脾和中,消暑化湿。治暑湿吐泻,脾虚呕逆,食少久泻,水停消渴,赤白带下,小儿疳积,并解酒、药毒,消暑化湿。解毒用生扁豆,健脾和中用炒扁豆。扁豆衣:味甘,性微寒,治痢疾、腹泻、脚气浮肿,黑瘅。内服:煎汤,10~15g,入药时捣碎;扁豆衣:6~10g。

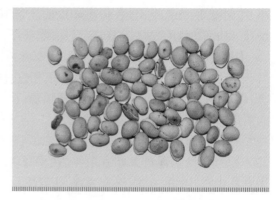

图7-12　炒扁豆

【贮藏】 放瓮内或箱内,置通风干燥处,防虫蛀、鼠食。

【注意事项】

1. 扁豆衣去后,必须当天晒或烘制干燥,否则易变黑色,生涎滑物,甚至霉变。防治霉变的方法是用硫黄熏1次,有祛霉、祛涎滑作用。

2. 商品中另有一种种皮黑色、紫色、黑褐色者,名鹊豆,不可作扁豆入药。

【文献摘粹】

《女科百问》:"白扁豆:汤浸去皮。"

《黎居士简易方论》:"白扁豆(姜汁浸,去皮)。""白扁豆(炒,去皮)。"

《医学入门》:"扁豆……凡使,去皮,姜汁炒。"

# 57. 瓜蒌①(附:瓜蒌皮、瓜蒌仁)

【用名·应付】 全瓜、瓜蒌实、蒌瓜、蒌实、全瓜蒌(以上付全瓜蒌。无全瓜蒌可用皮、仁各半,或蒌皮1/3、蒌仁2/3代)、瓜蒌霜、蒌仁霜(以上付蒌仁霜)、瓜蒌皮、瓜蒌仁、炒蒌仁、蒌仁霜。

【来源】 本品为葫芦科植物栝楼 *Trichosanthes kirilowii* Maxim. 或双边栝楼 *Trichosanthes rosthornii* Herms 的干燥成熟或接近成熟的果实。栽培或野生。主产于山东、安徽、河南、四川、广西等地。全国其他大部分地区亦有产,习以山东者为道地药材。蒌实于夏秋之间,摘取成熟的黄绿色果实。霜降至立冬时,摘取果皮金黄色、按之柔软的黄皮瓜蒌,从下往上切一半,取出内瓤及种子,外皮即"蒌皮",种子即"蒌仁"。鲜蒌皮,用丝箩或藤蒌装入硫黄橱内熏1小时,取出晒或烘至全干。带内瓤种子的入丝箩内,用适量的糠(药与糠的重量比为2∶1),拌和混合揉擦后,再将丝箩入水池内冲洗,至种子脱离、内瓤浮起时,捞去内瓤疙子(干瘪者)及糠,取出沉底蒌仁,晒干。药材蒌实以个大、果皮黄绿色、内瓤微黄、子粒饱满者为佳。

① 瓜蒌:本品在东汉张仲景医书及早期医药书中多以"栝楼"为名,后逐渐转化为"栝蒌""瓜蒌"。今以"瓜蒌"为通行名,但植物的属、种中文名仍用"栝楼"。

蒌仁以饱满粒匀、油性足者为佳。蒌皮以外皮金黄色、内面色黄白、皮厚者为佳。

**【制法实录】**

1. 全瓜蒌　①产地采集加工选晴天,取鲜瓜蒌实,用清水抢水洗净,沥干余水,切去果柄。②将果实一切为二或四,再切成小厚片。③用稀眼器具盛装入熏房或熏橱,用硫黄熏1小时,取出。再晒至全干,筛去灰屑即得。损耗80%~90%。

2. 瓜蒌皮　①取干燥瓜蒌皮,剪去果柄,除去杂质,置容器内。②用清水抢水洗净,入丝箩内沥干余水。③切丝片,晒干,筛去灰屑即得。损耗10%~15%。

3. 瓜蒌仁　取原药材瓜蒌仁,除去杂质,置容器内,用清水洗净,捞去干瘪者,取出晒干,筛去灰屑即得。损耗约5%。

4. 炒蒌仁　①将适量净白中沙(每次入锅,蒌仁与沙的重量比为1∶1)入锅内武火炒至烘热或轻松流利时,倒入干燥净蒌仁,转文火不断翻炒至鼓起、透香时,取出。②用铁丝筛筛去砂子及灰屑,摊晾即得。损耗约10%。

5. 蒌仁霜　①取炒蒌仁用小铁锤沿棱线尖头敲开,取出内仁。②入铁碾槽内研为粗末。③在桌案上平铺2~3张吸油草纸。④用电烫斗在盖纸上来回平烫,中途反复多次翻拌,碾细、换纸,烫至纸上无油迹、手握松散不成团,取出摊晾,过马尾筛即得。损耗50%。

**【成品性状】**①全瓜蒌:呈类球形或宽椭圆形,表面橙红色或橙黄色,皱缩或较光滑,顶端有圆形花柱残基(图7-13),基部略尖,具残存果梗,轻重不一,质脆,易破开,内表面黄白色,有红黄色丝络,果瓤橙黄色,黏稠,与多数种子黏结成团,具焦糖气,味微酸、甜;②瓜蒌实:为类圆形洁净厚片,表皮黄绿色,断面有种子切迹,果肉金黄色,味微酸甜;③瓜蒌皮:呈丝片状,外皮橙黄或红黄色,有光泽,内淡黄色,味淡微酸;④瓜蒌仁:为扁平椭圆形状,表面灰棕色,沿边缘有一圆沟纹,一端较实、有种脐,另一端钝圆或较狭,种仁外皮绿色薄膜,内为黄白色,富油性(图7-14),气微味淡;⑤炒瓜蒌仁:形如瓜蒌子,表面微黄色,鼓起(图7-15),透香气;⑥瓜蒌霜:为无油汁、黄白色松散粉末。

**【炮制机理】**分别不同入药部位,纯洁药材。炒蒌仁可减轻其油腻味,免去恶心呕吐作用。制霜油脂大减,无滑泻之性。

**【性能剂量】**全瓜蒌:甘、微苦,寒。瓜蒌子:甘、寒,入肺、胃、大肠经。瓜蒌皮:甘、寒,入肺、胃经。清热化痰,理气散结,滑肠通便。治痰热咳嗽,胸痹结胸,肺痿咳血,消渴,黄疸,便秘,痈肿初起。通痹塞,消痈肿,用全瓜蒌。涤痰结,疏肝郁,用瓜蒌皮。润燥通便,排痰,用瓜蒌仁。须用瓜蒌仁,而脾胃虚弱,反胃易吐者,用炒蒌仁;痰嗽咳逆,易吐泻者,用蒌仁霜。内服:煎汤,10~15g。瓜蒌仁临用须捣烂。如预先大量捣研,油性易走失,疗效降低。外用捣敷。瓜蒌霜:调服,5~10g。不宜与乌头类药同用。特殊配伍,须医师加签名方可。

**【贮藏】**瓜蒌实入容器内,置通风干燥处。瓜蒌仁放瓷器内。瓜蒌皮易霉,置通风干燥处贮藏。蒌仁霜置瓶内;防鼠咬、防蛀、

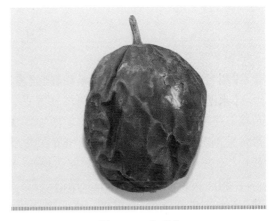

图7-13　全瓜蒌

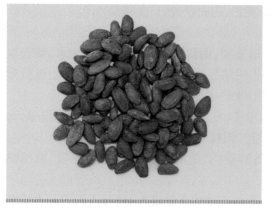

图 7-14　瓜蒌仁

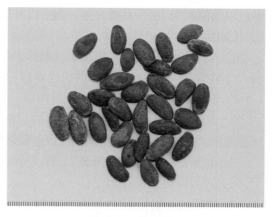

图 7-15　炒瓜蒌仁

防霉。

【注意事项】

1. 全瓜蒌果实的采摘时机宜适当。后世以瓜蒌实老时皮肉不结,剖之不能成块,遂乘其未老之时摘取。青皮者,曝干而剖为数块,使皮肉黏合以取美观。然药力甚薄,功效不及。建昌帮药界摘取接近成熟时的黄绿色瓜蒌,剖开,得皮肉仁仍有粘连之特点,又不失其药效。

2. 剥落分离瓜蒌仁与内瓤的方法。用糠或锯屑揉擦冲洗淘选法,方法独特,简便易行,为建昌帮加工瓜蒌特色。

3. 瓜蒌仁生品不易捣研,砂炒后鼓起酥松易于捣烂,并去除致吐副作用,仍不失润肠之功。

4. 瓜蒌仁的伪充品为王瓜子,系葫芦科植物王瓜的种子,应予注意,不得代用。

【文献摘粹】

《本草蒙筌》:"栝蒌实……霜降采收,囫囵捣烂。或煅蛤蜊粉和,或研明矾末揽。各以新瓦贮盛,置于风日处所,待其干燥,复研细霜……取子剥壳,用仁渗油(重纸包裹,砖压渗之)。只一度免人恶心,毋多次失药润性。"

《医学入门》:"栝蒌实……十月采黄老实取子,炒,去壳去油用。"

# 58. 肉豆蔻

【用名·应付】　肉豆蔻、肉果霜、肉蔻霜、蔻霜(以上均付肉蔻霜)。

【来源】　肉豆蔻为肉豆蔻科植物肉豆蔻 *Myristica fragrans* Houtt. 的干燥成熟种仁,均为栽培。主要产于马来西亚、印度尼西亚等国。我国广东亦有少量栽培。4—6 月及 11—12 月各采 1 次,早晨摘取成熟果实,剖开果皮,剥去假种皮,再敲脱壳状种皮,取出种仁(即肉豆蔻),入石灰溶液中浸 1 天,取出,文火焙干。药材以个大、体重、坚实、香气浓、不泛油为佳。

【制法实录】　肉蔻霜:①取净肉蔻仁,碾为粗末。②在桌案上平铺 2~3 张吸油草纸,上铺 1.5cm 厚的肉蔻粗末,粗末上再盖 2~3 张吸油草纸。③用电烫斗在盖纸上来回平烫,中途要经常翻动拌匀药末,并调换吸油纸。药末要反复研数次,使药末由粗变细。④烫至纸上无油迹,细末外表转黄褐色。以手握松散不成团为度,取出摊晾,过马尾筛即得。损耗约50%。

【成品性状】 肉蔻霜:为无油汁、色黄褐、洁净、芳香、松散不成团的细粉。

【炮制机理】 肉豆蔻含油量多,生用令人腹胀,反胃致吐泻。制霜可去油,免于滑肠,减少刺激性,消除副作用,增强固肠止泻功效。

【性能剂量】 辛,温。入脾、大肠经。温中下气、消食固肠。治心腹胀,虚泻冷痢,呕吐,宿食不消;均用制品。内服:1.5~3g,冲服或调服。

【贮藏】 入瓷器内密闭收藏,置阴凉干燥处。防霉、防蛀。

【注意事项】

1. 近代建昌帮药界肉豆蔻的炮制品,习惯上只有肉蔻霜,无煨肉豆蔻(图7-16)。

2. 按古代文献记载,肉豆蔻多煨熟之后,或粉碎,或再用纸搓去油净(参下"文献摘粹"项)。但流传到近代的建昌帮古法制肉蔻霜,却无煨熟这个环节,而是用烧热的平石板烫去油。近代多用电烫斗来回压烫去油,效果一样。

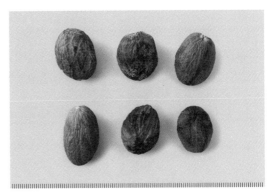

图7-16 煨肉豆蔻

【文献摘粹】

《雷公炮炙论》:"豆蔻……凡使,须以糯米作粉,使热汤搜裹豆蔻,于糖灰中炮,待米团子焦黄熟,然后出,去米,其中有子,取用。勿令犯铜。"

《黎居士简易方论》:"肉豆蔻(面裹煨熟)。""肉豆蔻(去油)。"

《瑞竹堂经验方》:"肉豆蔻(一两,用盐酒浸,破故纸同炒干燥,不用破故纸)。""肉豆蔻(面裹,煨熟,取豆蔻,切碎为末)。"

《医学入门》:"肉豆蔻……用汤调糯米粉,或醋调面包,灰火中煨黄熟取出,以纸搓去油净,勿令犯铜。"

# 59. 麦芽

【用名·应付】 麦芽、生麦芽(以上付生麦芽)、炒麦芽、焦麦芽(以上付炒麦芽)。

【来源】 本品为禾本科植物大麦 Hordeum vulgare L. 的成熟果实。其种子发芽后再干燥即可入药。全国各地均有出产。药材以芽完整、色淡黄者为佳。

【制法实录】

1. 生麦芽 ①取成熟饱满的净大麦种子,置容器内,加入清水,水过药面17~33cm,立即用棍搅拌,捞去浮麦及杂质,滗干水。②换清水(气温高时用冷水,气低时用温水)浸透。气温15~20℃,浸约6~8小时(10~15℃,浸8~10小时),捞出。③置麦芽篓(或其他能排水的容器)内。气温15~20℃时每篓(或筐盖)装药2.5~3kg。药高13~17cm;气温10~15℃时,每篓装药3~5kg,药高20~26cm。气温10℃以下,每篓装药10~15kg,药高33~66cm。④用薄层稻草或湿麻袋遮盖,气温低时遮盖宜用厚层,或加塑料薄膜遮盖。如气温低于8℃,薄膜下采取增温措施,保持一定温度,以避风寒。⑤每日喷淋清水 2~3 次,10~20℃用冷水,10℃以下用温水(30℃)。⑥2~3 天出芽,至芽长约 0.5cm 时取出,掰散,晒干,筛去灰屑即得。损耗约 10%。

2. 炒麦芽　取干燥生麦芽,置热锅内文火不断翻炒,至微鼓起,转稍深黄色,透焦香气时取出。筛去灰屑,摊晾即得。损耗约 10%。

【成品性状】　①生麦芽:呈梭形,表面黄色或淡黄色,上端有长约 4mm 卷曲黄棕色幼芽,下端有纤细弯曲的须根(图 7-17),粉制,气微,味微甘;②炒麦芽:形如生麦芽,表面深黄色(图 7-18),透香气。

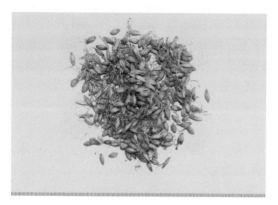

图 7-17　生麦芽

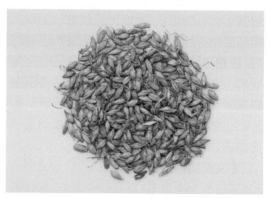

图 7-18　炒麦芽

【炮制机理】　炒制后麦芽具焦香,可增强开胃消食作用。

【性能剂量】　甘,平。入脾、胃经。行气消食,健脾开胃,疏肝理气,退乳消胀。治积食不消,脘腹胀痛,脾虚食少,乳汁郁积,乳房胀痛。小剂量生麦芽、炒麦芽,均有消食化滞、疏肝解郁而催乳的作用。大剂量复方运用 60g 以上,单方生麦芽、炒麦芽均有消散之力,可耗散气血而回乳断奶。内服:煎汤 6~15g;回乳多炒用,一次 60g 以上;哺乳期忌用。传统认为,孕妇也不宜久用。

【贮藏】　入容器内,置通风干燥处。密闭贮藏,防潮,防霉、防虫蛀。

【注意事项】

1. 麦芽原料为大麦种子,小麦不宜代用。凡准备用于发芽的大麦芽种子,均不宜用硫黄熏制,熏或晒后皆不出芽,也不宜直接放水泥地上晒。

2. 麦子发芽与气温关系最大,一般以清明至立夏或霜降至立冬时发芽气温最好。气温低于 8℃不易出芽,25℃以上种子及幼芽皆易霉烂或烧死。以 15~20℃为宜,10~20℃最佳。别的季节如需加工,则要恰当调节温度。

3. 发芽加工时,盛装麦子的麦芽篓要放妥,防鼠咬食。

4. 加工时麦篓内要注意通风和保持湿润,气温高时要注意以手轻探,看内部温度是否过高,必要时每 4 小时浸或淋 1 次冷水,以浸或淋透为度。清除浆水,防止内部发热。

5. 发芽加工时要注意用湿稻草或湿麻布遮盖,暴露于强光下,所出芽易变成青绿嫩叶。

6. 出芽长度应注意控制在 0.5cm 为度,过长则药性不足,未出芽者不宜入药。

7. 麦芽炒制不能令焦,焦则损耗药力,一般写焦麦芽亦付炒麦芽。

【文献摘粹】

《瑞竹堂经验方》:"麦芽子:炒。"

《药品化义》:"大麦芽……气炒香……炒香开胃,以除烦闷,生用力猛,主消麦面食积,癥瘕气结,胸膈胀满,郁结痰涎,小儿伤乳,又能行上焦滞血。若女人气血壮盛,或产后无儿饮乳,乳房胀痛,丹溪用此二两炒香,捣去皮为末,分作四服,立消。"

# 60.　赤小豆

【用名·应付】　赤小豆、赤小豆芽 [①]。

【来源】　本品为豆科植物赤小豆 *Vigna umbeuata* Ohwi et Ohashi 或赤豆 *Vigna angularis* Ohwi et Ohashi 的干燥成熟种子。秋季果实成熟而未开裂时拔取全株,晒干,打下种子,除去杂质,再晒干。

【制法实录】

1. 赤小豆芽　取成熟饱满的赤小豆,用清水浸泡至六七成透,捞出,置能排水容器内,每日淋水二三次,保持湿润,待芽长至 0.2~1.0cm 时,取出干燥。

2. 炒赤小豆芽　取赤小豆芽,置炒制容器内,文火炒至有香气时,取出晾凉,筛去灰屑。

【成品性状】　①赤小豆芽:豆呈长圆形而稍扁,红色豆皮已胀裂,露出部分豆瓣(图7-19)。小豆胚芽端有约 1cm 长细小主根。②炒赤小豆芽:赤小豆芽胀裂的红色表皮抽皱或有焦黑癥痕,"豆芽瓣"(肥厚小叶)呈淡黄或焦黄色,胚芽端小主根多数已折断或黄焦(图7-20)。

【炮制机理】　此仲景"赤豆当归散"炮制古法,后世未见释其理者。考大豆黄卷亦用芽

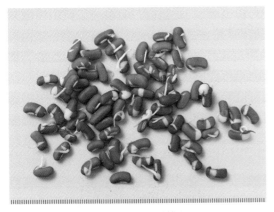

图 7-19　赤小豆芽

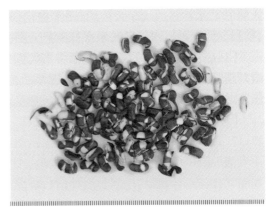

图 7-20　炒赤小豆芽

---

① 现全国绝大多数地区均直接使用完整的赤小豆生品,但东汉张仲景《金匮要略》中有赤小豆"浸令芽出"的记载。此法在建昌帮传统炮制法中曾经保留使用过,是难得的古代炮制法遗存。《中药炮制经验集成》177 页也记载了山东采用了"发芽"法,可见这一古法并未灭绝。故本书将此颇有意义的传统炮制法收录,以存古意。

法。清代黄元御《长沙药解》"豆黄卷"云："及其芽生而为黄卷,更能破瘀而舒筋,以其发舒通达,秉之天性也。"此或亦是赤小豆芽法之理。

【性能剂量】 甘、酸,平。归心、小肠经。利水消肿,解毒排脓。用于水肿胀满,脚气浮肿,黄疸尿赤,风湿热痹,痈肿疮毒,肠痈腹痛。内服 9~30g。外用适量,研末调敷。

【贮藏】 置干燥处,防霉烂。

【文献摘粹】

《金匮要略》："赤小豆(三升,浸令芽出,曝干)。""赤小豆(一分,煮)。"

《医学入门》："赤小豆……入药炒用。捣末醋调,或鸡子清调敷疮肿乳肿丹毒。"

# 61. 吴茱萸

【用名·应付】 生吴萸、净吴萸(以上付净吴萸)、吴茱萸、吴萸、淡吴萸、泡吴萸、制吴萸(以上付泡吴茱萸)、连吴萸、黄连汁炒吴萸、姜吴萸、姜汁炒吴萸(以上药店临时小炒)。

【来源】 本品为芸香科植物吴茱萸 *Euodia rutaecarpa*(Juss.)Benth.、石虎 *Euodia rutaecarpa*(Juss.)Benth. var. *officinalis*(Dode)Huang 或疏毛吴茱萸 *Euodia rutaecarpa*(Juss.)Benth. var. *bodinieri*(Dode)Huang 的干燥近成熟果实,多系栽培。主产于湖南(常德)、贵州、重庆(涪陵、万州)、广西、福建、浙江、云南、陕西等地。习以贵州、湖南、重庆交界区产的"常吴萸"为通用正品。7—10 月果实呈绿色而心皮尚未开裂分离时,剪下果枝,晒或烘干,除去枝叶,梗用杂质。药材以粒小饱满、坚实、色绿、香气浓烈、无枝梗者为佳。

【制法实录】 泡吴茱萸:①取原药材,拣去残留果柄杂质,筛去灰屑,即为"净茱萸",置容器内。②取定量净甘草(每吴茱萸 100kg,用甘草 6kg),捣碎置锅内,加入适量清水(水量与原药材重量相等,或甘草水泡吴茱萸时水平药面即可)煎汤,煮沸 20 分钟,滤净甘草渣。③将甘草水趁热倒入吴茱萸内,用木棍搅拌均匀,密闭泡 5~10 分钟。泡至吴茱萸顶口微开裂时为度,取出。用丝箩滤干水,晾晒干,筛去灰屑即得。损耗约 15%。

【成品性状】 泡吴茱萸:呈略带五棱的扁球形,表面黑色,粗糙,有细皱纹、点状油室,顶口开裂,下端有果梗残痕或短果柄(图 7-21),质硬而脆,具香气,味微辣苦。

【炮制机理】 吴茱萸生品有小毒,甘草水泡可减轻辛烈苦味及毒性。

【性能剂量】 辛、苦,热,有小毒。入肝、脾、胃、肾经。温中、止痛、理气、燥湿。治呕逆吞酸、厥阴头痛、脏寒吐泻、脘腹胀痛、脚气疝气、齿痛。内服均用制品。外治口疮多涎、湿疹、黄水疮等,用净生品。内服:煎汤,2~6g。外用:生品适量,研末调敷脚气。或煎水熏洗。

【贮藏】 入容器内,置阴凉干燥处。防霉、防走失香气,防泛油。

【注意事项】

1. 吴茱萸有小毒,内服配方多用甘草

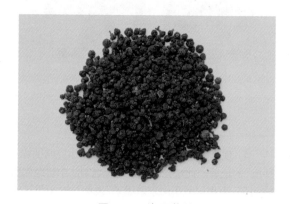

图 7-21 泡吴茱萸

水泡吴茱萸。偶有处方要求姜汁炒吴茱萸或黄连水炒吴茱萸者,药店多临时用黄连煎汁或生姜汁润后用小锅文火炒干付给。

2. 吴茱萸为"六陈"之一。习以陈久者良,但辛味全失者亦不堪用。

【文献摘粹】

《本草衍义》:"吴茱萸:须深汤中浸去苦烈汁,凡六七过,始可用。"

《瑞竹堂经验方》:"吴茱萸(一斤,去枝梗净,四两酒浸,四两醋浸,四两汤浸,四两童子小便浸,各一宿,焙干)。""吴茱萸(汤泡七次)。""吴茱萸(水浸,去浮者,焙干)。"

《医学入门》:"吴茱萸……凡使,汤浸去苦汁六七遍,然后用盐水或黄连水炒。"

# 62. 诃子

【用名·应付】　诃子、诃黎勒、诃子肉(以上付诃子肉)、煨诃子、诃子炭。

【来源】　本品为使君子科植物诃子 *Terminalia chebula* Retz. 或绒毛诃子 *Terminalia chebula* Retz. var. *tomentella* Kurt. 的干燥成熟果实。秋、冬二季果实成熟时采收,除去杂质,晒干。

【制法实录】

1. 诃子肉　取净诃子,润软,去核,取肉干燥。

2. 煨诃子　取诃子用水洗净,捞出沥干余水,摊晾干表皮水分,按"建昌帮"糠煨法,煨至规定程度,取出摊晾即可。每诃子 100kg,用干糠 60kg、糠灰 20kg。

3. 诃子炭　取净诃子,置锅内用武火加热炒至表面呈焦黑色,内部呈焦黄色时,出锅,摊晾。

【成品性状】　①诃子肉:为不规则片块状,厚约 0.2~0.4cm,黄褐色或深褐色,有纵棱及皱纹,微有酸气;②煨诃子:长圆形或卵圆形,长约 2~4cm,深棕色,有 5~6 条纵棱线(图 7-22),微有焦香气,质地松脆;③诃子炭:形状与煨诃子基本相同,唯表面焦黑色,打碎内部焦黄(图 7-23)。

【炮制机理】　未经火制的生诃子性偏凉,服之或引起胃部不适。煨诃子性偏温,诃子炭收涩力强,兼可止血,故可用于涩肠止泻,多用于久泻久痢、脱肛等。

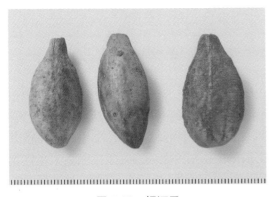

图 7-22　煨诃子

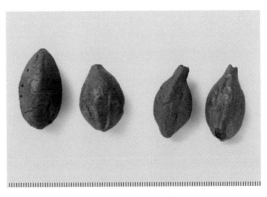

图 7-23　诃子炭

【性能剂量】 味苦、酸,平(生偏凉,熟偏温)。敛肺下气多生用,涩肠止泻多煨用。内服3~9g。其味酸涩收敛,故痰嗽、泻痢初起不宜遽用。

【贮藏】 置干燥处,防虫蛀。

【文献摘粹】

《黎居士简易方论》:"脏腑滑泄,加煨诃子肉。""诃子(炮,取肉炒)。""诃梨勒(煨,去皮)。""诃子(炮,去核)。""诃子(煨,去核)。"

《医学入门》:"诃梨勒……水泡,面包煨熟,去核,或酒浸蒸去核,焙干。"

# 63. 苦杏仁

【用名·应付】 苦杏仁、北杏仁、光杏仁、杏仁泥(以上均付光杏仁泥)。

【来源】 本品为蔷薇科植物山杏 *Prunus armeniaca* L. var. *ansu* Maxim.、西伯利亚杏 *Prunus sibirica* L.、东北杏 *Prunus mandshurica*(Maxim.)Koehne 或杏 *Prunus armeniaca* L. 的干燥成熟种子。多系栽培。主产于我国东北各地,华北亦产。夏季果实成熟时采摘,除去果肉及核壳,取出种仁,晒干。药材以颗粒均匀、饱满、完整、味苦者为佳。

【制法实录】 光杏仁:①取原药材,筛去灰屑,拣去残核壳,置容器内。②加入沸水,水过药面 13~17cm,立即拌搅 1 次,使上下温度一致,密闭浸泡 20~30 分钟,至种皮浸胀、鼓起为度,取出。③立即浸入冷水内冷却,捞起,分批置箩盖内,用板搓去皮,未去皮者拣出复搓。④入笪箕内浸水中淘洗,并滗去外皮,再晒干,用箩盖扬簸去除残余种皮及灰屑。损耗15%~20%。

【成品性状】 光杏仁:呈心脏形,略扁,制后无种皮,或分离为单瓣,表面黄白色(图7-24),有特殊香气,味苦。

【炮制机理】 沸水泡后可降低毒性,保存药性,并且方便去皮,纯净药材。

【性能剂量】 苦,微温,有小毒。入肺、大肠经。降气止咳,平喘,润肠通便。治咳嗽气喘,胸满痰多,血虚津枯,肠燥便秘;均用净生品。内服:煎汤,5~10g,内服不宜过量,以免中毒,入药捣烂如泥。

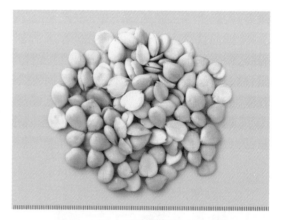

图 7-24 苦杏仁

【贮藏】 入瓷器内,置阴凉干燥处。密闭贮藏,防泛油、虫蛀。

【注意事项】

1. 沸水泡后冷水浸淘,比趁热搓皮方便易行。

2. 苦杏仁去皮后宜置瓷器内收贮,加工时不宜大批量预先研为泥状,应在调剂时临时捣烂,或少量分批研烂入药房,以免走油失其润性。

3. 苦杏仁未加热处理的生品有毒,不能随意服食,放置宜慎,以免小孩误食,造成死亡。

4. 药材商品中有"甜杏仁",其主要来源为杏 *Armeniaca vulgaris* Lam. 的栽培品种不苦的种子，又称"大扁"，其形较苦杏仁稍大，多作副食品用 ①。另有巴旦杏，为蔷薇科植物扁桃 *Amygdalus persica* 或甜味扁桃 *Amygdalus persica* var. *dulcis* 的种仁。此植物原产西亚，我国陕西、甘肃、新疆亦有少量栽培。巴旦杏的种仁呈扁长卵形，明显较杏仁要长大。但巴旦杏的种子亦有味苦、味甜之分。味甜的种仁多作副食品用，产地亦有作药用者。今市场有以甜杏仁充作巴旦杏者，但也有将巴旦杏作甜杏仁用者。一般认为，甜杏仁偏于滋润肺气，无宣散之力。

【文献摘粹】

《金匮要略》："杏仁：去皮尖。"

《瑞竹堂经验方》："杏仁（去皮尖，炒，另研）。"

《医学入门》："杏仁……凡使，汤泡去皮尖，麸炒黄色，去油。有火有汗者，童便浸三日。又烧令烟未尽，研如泥，绵裹纳女子阴中，治虫疽。"

# 64. 草果

【用名·应付】　草果、草果仁、制草果、姜草果仁、炒草果、制草果（以上均付姜草果仁）。

【来源】　本品为姜科植物草果 *Amomum tsao-ko* Crevost et Lemaire 的干燥成熟果实。野生或栽培。主产于广西、云南、贵州等地。秋季果实成熟，变成红褐色而未开裂时采收，除去杂质，晒干或烘干。药材以个大、饱满、红棕色、气味浓者为佳。

【制法实录】　姜草果仁：①取原药材敲碎或切开，取出果仁，扬簸去除残余内膜，即为净草果仁。②将净草果仁置容器内，取定量生姜汁（每净草果仁 100kg，用生姜 10kg。生姜榨汁不掺水）倒入草果仁内，拌匀，麻布遮盖，闷润 3~4 小时，中途翻簸 1 次，至吸尽姜汁为度。③入热锅内，用文火加热，不断翻炒至外表呈焦黄色，鼓起为度，取出，筛去灰屑，摊晾即得。损耗 30%~40%。

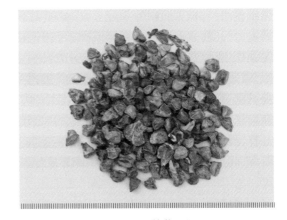

图 7-25　姜草果仁

【成品性状】　姜草果仁：呈不规则多角形颗粒，鼓起，表面黄色（图 7-25），具特异气息，味辛辣，微苦。

【炮制机理】　去壳膜为纯洁药材。姜汁制可增强化痰截疟、温中止呕功效，并矫其特异气息，减轻辛燥之性。古有"草果消膨效，连壳反胀胸"之说。

【性能剂量】　辛，温。入脾、胃经。燥湿除寒，祛痰截疟，消食化积。治疟疾，痰饮痞满，脘腹冷痛，反胃呕吐，泻痢食积；均用制品。内服：煎汤，3~6g，入药须打碎。

【贮藏】　入容器内，置阴凉干燥处。防潮，防虫蛀、防鼠食。

---

① 金世元. 金世元中药材传统鉴别经验. 北京：中国中医药出版社，2012：235.

【注意事项】 草果带壳者颗粒大,其壳韧性革质。去外壳方法,外地及本地古法有用清炒至焦黄鼓起时再碾碎之法。此法对药性并无增效作用,且消耗燃料。建昌帮药界近代多用直接敲碎,或用切药刀切开的方法。切开法方便易行,节省燃料。

【文献摘粹】

《黎居士简易方论》:"草果仁(炒黄)。""草果仁(煨)。""草果(去皮)。"

《活幼心书》:"草果:炮,去壳取仁。"

《医学入门》:"草果……去内外壳取仁,或用面裹煨熟。"

《幼幼集成》:"草果仁:姜汁炒极熟。"

# 65. 枳壳

【用名·应付】 枳壳、江枳壳、陈枳壳、炒枳壳(以上均付炒枳壳)、生枳壳。

【来源】 本品为芸香科植物酸橙 *Citrus aurantium* L. 的干燥未成熟果实。均系栽培。主产于江西、江苏、浙江、四川等地。习以江西清江产者为道地药材,习称"江枳壳"。夏秋季当果实近成熟、皮尚绿时采摘。自中部横切成两半,切面向上晾晒或切面向下烘干。药材以外皮色绿褐、果肉厚、质坚硬、呈"翻盆肚"(果皮外抽缩,内突起如翻盆)状、香气浓郁者为佳。

【制法实录】

1. 生枳壳 ①取原药材,筛去灰屑,大小分档(太小的作枳实用),置容器内。②加入热水,水过药面 7~10cm,搅拌后密闭,浸泡 5~10 分钟,捞出后入丝箩内,沥干余水,用湿麻布遮盖,闷润 1 天,以润软为度,取出。③用铁汤匙,逐个挖去内瓤。④将枳壳向内对折,用枳壳夹压扁,装入枳壳榨内榨紧定形,少量加工不必用枳壳榨。可用稻草将压扁的枳壳一一排列靠紧,交叉捆紧定形。⑤将榨或捆紧的枳壳移阳光下晒 23 天,至表皮水分干燥,两边紧叠为度,取出或解开稻草。⑥横切为人字形中片,晒至全干,筛去灰屑即得。损耗 15%~20%。

2. 炒枳壳 ①取原药材如上加工成生枳壳片。②取定量预制蜜麸(每次入锅,枳壳与蜜麸重量比为 2∶1),倒入热锅内,用武火快速翻炒至冒青烟时,将蜜麸铺平锅底,向四周铺开。③立即倒入生枳壳片,快速翻炒 1~2 分钟,以色转微黄时,快速取出,筛去麦麸及灰屑,入容器内密闭皆黄色即得。损耗 20%~25%。

【成品性状】 ①生枳壳:为不规则人字形中片,无瓤核,质脆,外皮绿褐或棕褐色,切面黄白色(图 7-26),气微而特殊,味苦,微酸;②炒枳壳:形如生片,质脆(图 7-27),气香,味较弱。

【炮制机理】 生品攻破作用较猛,瓤核为非入药部分,去瓤核能纯洁药材,蜜麸炒能减其燥性和酸性。

【性能剂量】 苦、辛、酸,微寒。入脾、胃经。理气宽中,行滞消胀;治胸胁气滞,胀满疼痛,食积不化,痰饮内停,内脏下垂,一般均用炒制品。正盛邪实,气滞痞结,重症可用生品。内服:煎汤,3~10g。大剂可用至 15~30g。孕妇慎服。

【贮藏】 入容器内,置阴凉干燥处。防霉,防虫蛀。

【注意事项】

1. 枳壳去瓤核相传已久,唐代《新修本草》认为去瓤核疗效才佳;至明代《本草蒙筌》认为去瓤者可免胀。建昌帮药界以瓤核为非入药部分,去瓤核可确保疗效。

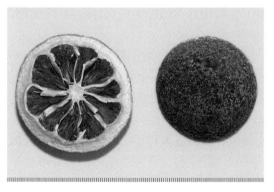

图 7-26　生枳壳

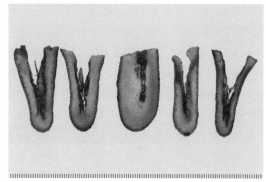

图 7-27　炒枳壳

2. 枳壳去瓤核入榨或用稻草捆紧定形,须晒干表皮水分,否则药材易生霉变或赤色;定形不妥则枳壳两边张开,如晒得太干,可复润 1 次。

3. 枳壳为"六陈"之一,习称陈久者良。

【文献摘粹】

《新修本草》:"枳实日干乃得,阴便湿烂也。用当去核及中瓤乃佳,今或用枳壳乃尔。若称枳实,须合核瓤用者,殊不然也。"

《医学入门》:"枳壳……水浸软去瓤,麸炒香熟。"

# 66. 栀子

【用名·应付】　生栀子、黄栀子、枝("枝"为"栀"音误)子、山栀子、江栀子(以上均付生栀子)、山栀炭、焦栀子、黑栀子(以上均付山栀炭)、姜栀子、姜山栀(以上均付姜栀子)、生栀仁、生栀皮、炒栀子、炒栀仁、炒栀皮。

【来源】　本品为茜草科植物栀子 Gardenia jasminoides Ellis 的干燥成熟果实,栽培或野生。主产于江西、浙江、湖南、福建等地。习以江西产者(江栀子)为通用正品。霜降至立冬期间果实成熟,果皮呈黄色时采摘。除去果梗及杂质,筛去灰屑,待锅中水沸,加入定量明矾末(每山栀 100kg,用明矾末 1kg)溶化,倒入适量栀子,药面比锅口稍低 2~3cm,水平药面即可。略烫 5~10 分钟,中途翻动 2 次,至水微沸,栀子皮皱即得。立即用笊篱捞起,入丝箩内,在锅上沥干余水,立即摊开,晒干或烘干即得。原矾汤可陆续烫煮栀子,并酌情添加沸水和矾末。药材以个小、完整、皮薄、饱满、色红黄者为佳。

【制法实录】

1. 生栀子　取生干栀子筛净灰屑,拣去杂质及果梗、萼片即得。损耗约 5%。

2. 炒栀子　①取生干栀子筛净灰屑,拣去杂质及果梗、萼片,大小分档。②置热锅内,用文火不断翻炒至黄褐色取出,筛净灰屑,摊晾即得。损耗约 20%。

3. 山栀炭　①取生干栀子,挑选分档操作同上。②取适量净白中砂(砂子与入锅药材的重量比为 2∶1),入锅内武火炒至烘热或轻松流利时,倒入干燥净山栀,转文火不断翻炒至药材外表焦黑色,内为老黄色,存性时取出。③用铁丝筛筛去砂子及灰屑,入窄口瓮内密闭

1 天取出。筛去灰屑，或出锅筛去砂屑后，立即倒干净石板地上摊晾去火毒，筛净灰屑即得。损耗约 30%。

4. 姜栀子　①取生干栀子，挑选分档同上。②入容器内，捣取定量生姜汁（每净山栀 100kg，用生姜 10kg。生姜与掺入水的重量比为 1∶1），一边喷洒，一边拌和均匀，麻布遮盖，闷润至药透汁尽，取出。③倒入热锅内，用文火不断翻炒至黄褐色取出，筛去灰屑，摊晾即得。损耗约 20%。

5. 栀仁、栀皮　取生干栀子，用剪刀剪半开，剥取分离果皮及种子，去除果梗、萼片及内膜，即得生栀仁、生栀皮。将生栀仁捣碎，仁、皮分别置热锅内，文火翻炒至栀仁透香或皮呈黄褐色时，取出，筛去灰屑即为炒栀仁、炒栀皮。损耗 5%~10%。

【成品性状】　①生栀子：呈长卵圆形或椭圆形，果皮红黄色或棕黄色，具 6 条翅状纵棱和 1 条纵脉纹，略有光泽（图 7-28），气微、味微酸而苦；②炒山栀：形如栀子，表面黄褐色；③姜山栀：形如生山栀，表面金黄色，略具姜香辣味；④栀仁：生栀仁为卵圆形，红黄色（图7-29），气微，味淡微酸；⑤栀皮：薄而脆，有 2~3 条隆起的假隔膜，红黄色或黄褐色，略有光泽（图 7-30），气味同栀仁，炒后颜色加深；⑥焦栀子如图 7-31 所示，栀子炭如图 7-32 所示。

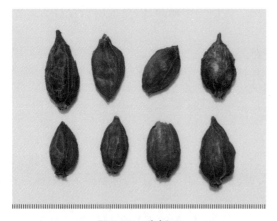

图 7-28　生栀子

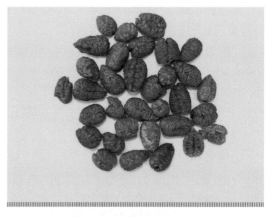

图 7-29　栀仁

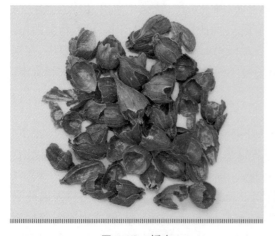

图 7-30　栀皮

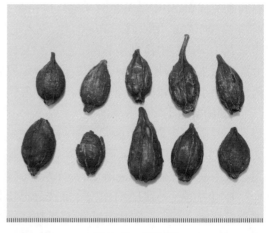

图 7-31　焦栀子

【炮制机理】 生品苦寒,清热泻火力胜。炒后能减少苦寒之性,炒炭则可增强凉血止血之功。姜汁炒山栀有清胃热、除呕哕之功。明代旴江医家叶云龙《士林余业医学全书》就记载了姜汁炒栀子。分离皮、仁,即分离不同入药部分。

【性能剂量】 苦,寒。入心、肺、三焦经。清热泻火,凉血。治热病虚烦不眠,黄疸、淋病,消渴,目赤,咽痛,吐血,衄血,血痢,尿血,热毒疮疡,扭伤肿痛。清热泻火或外治用生品。内治须用,又虑其苦寒,或凉血、止血者,用炒制品。治心胃火痛、烦呕,用姜汁

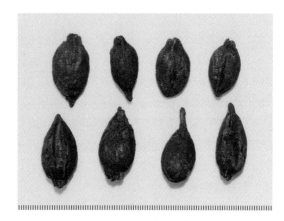

图 7-32　栀子炭

炒者。心烦内热用栀仁,清肺及四肢表皮之热用栀皮。清热止血用炭。内服:煎汤。6~10g。外用,生品适量研末外敷。除栀皮外,入药均应捣碎。

【贮藏】 入容器内,置通风干燥处。姜栀子置阴凉干燥处,防霉烂。

【注意事项】

1. 山栀子采收有时,堆积宜慎,采收季节一定要掌握好。色青、果实未成熟者为"青山栀",药性不及,不能收购入药。采集收购后要及时摊开,不能堆积过高,要经常检查翻动,以免堆积蕴热,变黑烂皮,影响药材质量,造成经济损失。

2. 防治山栀子霉烂变质加工法。原产收购加工场所由于采收时间短,收购数量大,加工任务迫切,加工方法不当或干燥设备不全,往往出现大量霉烂变质现象;建昌帮药界预防和挽救霉烂栀子,习用明矾水煮法(其法如前所述),并做过硫黄熏制法防霉烂试验探讨。其法:阴雨连绵时,取鲜栀子置容器内,用适量明矾液(每栀子 100kg,用明矾末 1kg、清水 5kg)喷洒拌匀。将栀子装入有眼筛盖,或竹篓、藤篓内,平铺排列或层放于硫黄熏房(或熏橱)内,用适量硫黄(每栀子 100kg,用硫黄 0.5kg)熏 1~3 小时,取出烘干或待天晴晒干。天气不佳,熏后堆放 5~7 天无霉烂变质。本法可用来预防或治疗轻度霉烂变质,可保果皮不易破碎,并节省燃料。存在的问题是,熏后果皮原色减弱,有待于进一步研究解决。

3. 建昌帮药界焦栀子、黑山栀、山栀炭为同一种炮制品,其法有砂炒法和清炒法两种。砂炒成的山栀炭饮片较洁净,近代多用。

4. 药用栀子以"小栀子"为通用正品。商品中另有一种同科植物"水栀子",又称"大栀子",只作木工无毒染料用,不可代用入药,应予注意。

【文献摘粹】

《黎居士简易方论》:"老山栀子不拘多少,去皮,研细,如油出成团,即擘开,猛火焙干,手擦,细罗取末,瓷器盛。""山栀子去壳。""山栀子仁(炒)。"

《世医得效方》:"栀子(掰碎,蒸)。""山栀子(连皮烧半过)。""栀子(去须)。""山栀子(去皮)。"

《士林余业医学全书》:"枝子仁(童便、姜汁各一半炒)。"

《医学入门》:"栀子……紧小七棱者良。用仁去心胸热,用皮去肌表热,寻常生用。虚火,童便炒七次至黑色。"

# 67.　益智仁

【用名·应付】　生益智仁、净益智仁(以上付益智仁)、益智仁、益智、炒益智仁、盐益智仁(以上均付盐益智仁)。

【来源】　本品为姜科植物益智 *Alpinia oxyphylla* Miq. 的干燥成熟果实,栽培或野生。主产于广东、广西、海南等地,习以海南陵水产者为上。夏秋间果实由绿转红时采收。除去果柄,晒干即得。药材以粒大、饱满、气味浓者为佳。

【制法实录】

1. 净益智仁　①取原药材,除去杂质。②取定量净白中砂(每次入锅,药材与砂的重量比为1∶10)入锅内,武火加热,焖至砂子烘热或轻松流利时,倒入净益智仁,转文火,不断翻炒至外壳深黄色、酥爽、微鼓起时出锅,用铁丝筛筛去砂子。③趁热入碾槽内,以两手扶碾来回轻碾,外壳碎后取出,筛去灰屑,扬筛去除外壳,即为净益智仁。损耗20%~25%。

2. 盐益智仁　①取原药材,如上加工成净益智仁,入容器内。②加入定量温食盐水(每净益智仁100kg,用食盐末2kg,掺沸水5kg),拌匀,麻布遮盖,闷润,中途经常翻簸,至吸尽盐水为度,取出,摊晾至半干。③倒入热锅内,用文火不断翻炒,以透香、色转黑褐色为度,立即取出。④筛去灰屑,摊晾即得。损耗25%~30%。

【成品性状】　①净益智仁:为无壳、扁圆形种子,略有钝棱,粉性,外表灰褐色或灰黄色(图7-33),有香气,味辛苦;②盐益智仁:形如净益智仁,外色黑褐或棕褐(图7-34),有香气,微有咸味;③炒益智仁(果实)如图7-35所示。

【炮制机理】　去壳可纯洁药材,准确剂量,且易煎出药味。生品燥性较大,炒制可缓和药性;盐制引药专入肾经,增强温肾固肾之功。

【性能剂量】　辛,温。入脾、肾经。暖

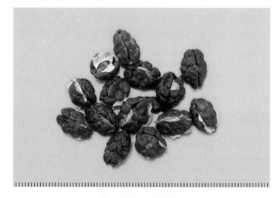

图7-33　益智仁

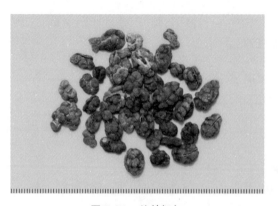

图7-34　盐益智仁

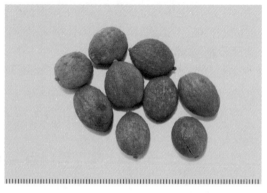

图7-35　炒益智仁(果实)

肾固精,缩尿,温脾止泻,摄唾。治肾虚遗精,白浊遗尿,尿频,脾寒泄泻,腹部冷痛,涎唾自流。摄涎唾,可用净生品,他证均用盐益智。内服:煎汤,3~10g。入煎须捣碎。

【贮藏】 入容器内,置阴凉干燥处,密闭贮藏,防鼠咬、防虫蛀。

【注意事项】

1. 建昌帮药界益智仁去壳,认为果壳无甚气味,非入药部位。

2. 益智仁去壳习用砂炒酥、轻碾去壳法。近代亦有晒至干燥,趁热入碾槽轻碾去壳之法,可免2次入锅炒药,有利于保全药性,节约燃料。

【文献摘粹】

《黎居士简易方论》:"益智仁(用饼酵药,搜面裹煨,令面焦,去面不用)。""益智仁(用酸醋浸三宿,焙干)。""益智仁(用盐水浸三宿,焙干)。""益智仁(去皮)。"

《医学入门》:"益智仁……碎之,入盐煎服。"

# 68. 菟丝子

【用名·应付】 菟丝子、菟丝、吐丝子、吐丝、盐菟丝子、炒菟丝子(以上均付盐菟丝子)、吐丝饼、酒菟丝饼(以上均付酒菟丝饼)。

【来源】 本品为旋花科植物菟丝子 *Cuscuta chinensis* Lam. 的干燥成熟种子,均系野生。主产于辽宁、吉林、河北、河南、山东、山西、江苏等地。秋季种子成熟时,采收植株,晒干,打下种子,簸去杂质。药材以颗粒饱满、色灰黄、无尘土及杂质者为佳。

【制法实录】

1. 盐菟丝子 ①取原药材,扬簸去除易分离的灰屑及杂物,再用马尾筛筛去部分灰屑。②用纱布垫好筲箕,分次投入菟丝子,筲箕部分浸入盆内水中(盆内清水以流动为好),搅动菟丝子,静置片刻后淘净残余厚壳杂质,去下层泥浆砂子,沥干余水。③入木甑内,待锅中水沸,将木甑隔水坐锅上,用武火蒸3~4小时,以药材开裂、吐白丝为度。起甑,取出。④晒干,入容器内,将定量食盐末和沸水溶化(每菟丝子100kg,用食盐末2kg。掺沸水3~4kg),喷洒拌匀,麻布遮盖,闷润1~2小时,以吸尽盐水为度,取出,晾至干。⑤倒入热锅内,用文火不断翻炒至透焦气为度,取出摊晾,筛去灰屑即得。损耗约20%。

2. 酒菟丝饼 ①取原药材,淘洗方法同上。沥干余水,晒干,入容器内。②加入定量黄酒(每菟丝子100kg,用黄酒10kg),拌匀,麻布遮盖,闷润1天,以吸尽酒汁为度。③入木甑内,如上蒸至菟丝子开裂、吐白丝为度,起甑,取出。④入石臼中捣成糊状,取出。⑤趁热倒入预制木模型内,做成方或圆饼状,取出,晒干即得。损耗20%~25%。

【成品性状】 ①盐菟丝子:为细小类球形,蒸炒后有裂口,表面色灰褐或黄棕色(图7-36),有清香,味微咸;②酒菟丝饼:为方或圆形小饼状,色灰褐或棕黄(图7-37),略有酒香气。

【炮制机理】 盐制引药入肾:蒸炒后菟丝子开裂吐丝且透香气,易煎出药味。酒制能增强温肾壮阳作用,并使药粒聚集不易混悬药汤面上。

【性能剂量】 甘,温。入肝、肾、脾经。补肝肾,益精髓,明目安胎,止泻。治腰膝酸软,消渴遗精,遗尿尿频,尿后余沥,目暗耳鸣,肾虚胎漏,胎动不安,脾肾虚泻;均用制品。盐菟

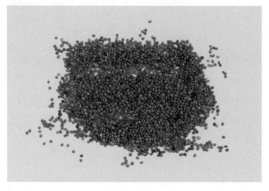

图 7-36　盐菟丝子

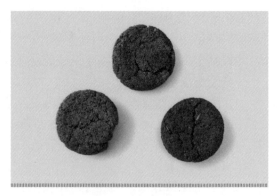

图 7-37　酒菟丝饼

丝子与菟丝饼可通用。内服:煎汤,10~15g。菟丝饼入药时应捣碎。

【贮藏】　入缸瓮内密闭,置阴凉干燥处,防蛀、防潮。

【注意事项】

1. 炮制菟丝子应令其吐丝。建昌帮药界除上述制法,尚有淘净后晒干,用盐水或黄酒润后入锅内直接炒香的制法。

2. 建昌本地习用"小菟丝子"。另有一种"大菟丝子"(大 2~3 倍),本地习惯不用。

【文献摘粹】

《圣济总录》:"菟丝子:入盐少许,炒,乘热捣末。"

《黎居士简易方论》:"菟丝子(淘去沙土,蒸二次,研烂,焙)。""菟丝子(酒浸,别研)。""菟丝子(酒浸,蒸,研焙)。""菟丝子(酒浸,蒸,碾成饼)。""黄鲁直尝记服菟丝子,净淘酒浸,曝干,日抄数匙,以酒下。"

《瑞竹堂经验方》:"菟丝子(酒浸焙干,研作饼晒干入药)。""菟丝子(酒浸焙干,捣)。""菟丝子(水洗,酒浸蒸)。""(菟丝子洗净,捣为末)。"

《医学入门》:"菟丝子……水淘洗去砂土,晒干,择去杂子,酒浸二三日,蒸出芽,捣烂如膏为丸。或作饼,晒干入药亦好。紧急只用酒炒研末。"

# 69. 淡豆豉

【用名·应付】　豆豉、淡豆豉、淡豉香、豉香豉汁(以上均付淡豆豉)。

【来源】　本品为豆科植物大豆 *Glycine max* (L) Merr. 的种子经发酵加工而成。全国各地皆产。建昌帮习以江西产者为通用正品。夏季黑大豆成熟后,拔下全株,晒干,打下种子,筛尽泥土杂质,晒干备用。原药黑大豆以粒饱满、色黑、有黄色膜状物者为佳。

【制法实录】　淡豆豉:①取黑大豆,拣去杂质及杂色、霉烂瘪粒,洗净,沥干余水,置容器内。②取定量的桑叶、青蒿(每黑大豆 100kg,用桑叶、青蒿各 7kg),置锅内加水煎汤,过滤分别药渣、药汁。③将药汁倒入容器内,与净黑大豆拌匀,密闭闷润,至药汁吸尽为度,取出。④入木甑内,待锅中水沸,隔水坐锅上,用武火蒸至上大气,以豆熟为度,停火密闭闷 1 小时,起甑,取出。⑤将黑豆摊放室内箩盖或席垫上,约 7cm 厚,稍凉时用煎过的桑叶、青蒿药渣覆盖于上,再用麻布遮盖,闷1周,至发酵长满黄衣时,取出,除去药渣。⑥抢水洗净,沥干余水,后放瓮内,以湿黄泥封口,置露天晒闷3周,至充分发酵,取出。⑦入硫黄熏房(或熏橱)内,用定量硫黄(每豆豉100kg,用硫黄0.5kg)熏1~2小时,取出。日(晾)晒夜露至干即得。

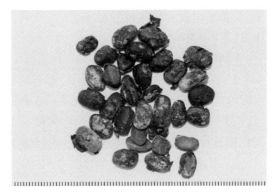

图7-38　淡豆豉

【成品性状】　淡豆豉:呈扁椭圆形粒状,外皮灰黑色或咖啡色,略皱缩,上附黄白色膜状物,皮泡松,种仁棕黄色,质坚实(图7-38),气香,味微甜。

【炮制机理】　黑大豆,性味甘平,具补肾、解毒之功。经桑叶、青蒿炮制,其性偏寒;发酵后具香气,能升能散,具解表除烦作用。

【性能剂量】　苦、辛、凉。入肺、胃经。除表除烦,宣发郁热;治虚烦不眠、血尿,均用制品。内服:煎汤,6~15g,入药宜另包后下。哺乳期妇女不宜用。

【贮藏】　入缸内密闭,置阴凉干燥处,防霉防蛀,防鼠食。

【注意事项】

1. 淡豆豉加工炮制以夏秋季节为宜,发酵时必须注意保持一定湿度和温度。

2. 发酵过程为先长白衣,后长满黄衣。只长白衣为发酵不充分,不能入药。

3. 制豆豉的辅料常用者为桑叶、青蒿,亦有以苏叶、麻黄(各4kg)制者,前者制品性偏寒、以除烦力胜,后者制品性偏温、以解表力胜。

【文献摘粹】

《本草纲目》:"造淡豉法:用黑大豆二三斗,六月内淘净,水浸一宿沥干,蒸熟取出摊席上,候微温蒿覆。每三日一看,候黄衣上遍,不可太过。取晒簸净,以水拌干湿得所,以汁出指间为准。安瓮中,筑实,桑叶盖厚三寸,密封泥,于日中晒七日,取出,曝一时,又以水拌入瓮。如此七次,再蒸过,摊去火气,瓮收筑封即成矣。"

《神农本草经疏》:"豉,诸豆皆可为之……有盐、淡两种,惟江右淡者治病。"

《医酦》:"大豆豉……系大豆蒸熟盦晒。江右每制卖,极多,味淡无盐,入药方验。"

《调疾饮食辩》:"豆经蒸罨为豉,则不作泄,为食中佳品,百病不忌。有咸、淡二种,咸者但充食料,淡则能升能散。"

# 70. 槟榔

【用名·应付】　槟榔、花槟榔、大白①、大腹子(以上均付槟榔片)。

【来源】　本品为棕榈科植物槟榔 *Areca catechu* L. 的干燥成熟种子,多系栽培。主产于广东、云南、台湾等地。国外以菲律宾、印度、斯里兰卡及印度尼西亚产量最多,又称"海南

① 大白:旧时进口槟榔"大白槟"的简称,以个大形圆,断面大理石样纹理明显而得名。

子"。春末至秋初采收成熟果实,用水煮后,干燥,除去果皮,取出种子,干燥。药材以个大、体重、质坚、无破裂者为佳。

【制法实录】

1. 一法(清水加明矾浸润法) ①取原药材,入容器内,加入清水,水过药面17cm,不换水浸泡7~10天(夏秋约7天,冬春约10天),中途撒入定量明矾末(每槟榔100kg,用明矾末1kg),继续浸泡至刀切爽刀、无干心为度。②捞起,入丝笋内,用清水冲洗干净,沥干余水。③切圆薄片,摊晾(勿晒)至干,筛去灰屑即得。损耗约10%。

2. 二法(砂水罨润法) ①取净白中砂(每槟榔100kg,用砂150kg),放容器内,将槟榔和砂拌匀,埋入砂内,砂过药面3cm。②加入清水,水平砂面,罨润7~10天(夏秋约7天,冬春约10天),至槟榔刀切爽刀、无干心为度。③取出入丝笋内,用清水冲洗干净,沥干余水。④切圆薄片,摊晾(勿晒)至干,筛去灰屑即得。损耗约10%。

【成品性状】 槟榔:为类圆形薄片,表面呈灰白与棕红色交错相间的大理石样花纹,周边淡黄色或淡红棕色(图7-39),质坚脆易碎,气微,味涩微苦。

【炮制机理】 一法清水加明矾浸润法和二法砂水罨润法的作用均为软化药材,便于切片。两法均有防腐臭作用。

【性能剂量】 苦、辛、温。入胃、大肠经。杀虫消积,降气行水。治食积腹胀,诸虫(绦虫、姜片虫、蛔虫、血吸虫等)、痢疾、疟病,水肿、脚气等;均用净生片。内服:煎汤,3~10g;驱绦虫、姜片虫,大剂可用至30~60g。

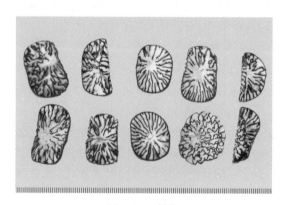

图7-39 槟榔

【贮藏】 入容器内,置通风干燥处,防霉防蛀。

【注意事项】

1. 建昌帮药界古法制槟榔为水浸法,浸7~21天,不换水,浸后槟榔上布满涎沫,奇臭难闻。近代一法加用白矾末有防腐防臭作用,使涎沫减少,臭味消失,便于切片。

2. 建昌帮药界近代习用砂水罨润法软化槟榔。因水分较少,浸液不泛红。流失的药性也少,又因槟榔埋藏于湿砂薄水中,不易发热、泛红、腐臭、生黏液,同样达至软化目的。

3. 建昌帮药界槟榔饮片极薄,入煎易出味,薄片与刀工和润制程度有明显关系。

4. 当天未切制完的槟榔个,应放回水中浸漂,以免完药干燥,切制饮片卷角。

5. 槟榔饮片干燥忌高温,不宜用火制,不宜晒,否则颜色泛红,影响外观,降低疗效。

【文献摘粹】

《雷公炮炙论》:"槟榔……凡使,先以刀刮去底,细切。勿经火,恐无力效。若熟使,不如不用。"

《黎居士简易方论》:"槟榔(酸粟米饭裹,湿纸包,灰火中煨,令纸焦,去饭)。""槟榔(面煨熟,去面)。""槟榔(剉,炒)。"

《医学入门》:"槟榔……生时甚大易烂,用灰汁煮熟焙干,始堪停久……刀刮去底,细切。急治生用,经火则无力;缓治略炒,或醋煮过。"

# 71.　薏苡仁

【用名·应付】　薏苡仁、苡米仁、苡仁、苡米、米仁、生苡仁(以上付生薏苡仁)、炒苡米仁、炒薏苡仁(以上付炒薏苡仁)。

【来源】　本品为禾本科植物薏苡 *Coix lacryma-jobi* L. var. *mayuen* (Roman.) Stapf 的干燥成熟种仁。均系栽培,我国大部分地区均产,主产于福建、山东、河北、辽宁、江西等地。习以福建产者为道地。秋季果实成熟后割取全株,打下果实,除去叶梗,即为"壳米仁"。将壳米仁晒或烘至全干,趁热轧或碾去外壳及黄褐色外皮,去除杂质,收集种仁,晒干,即为"白米仁"。药材以粒大饱满、色白、完整者为佳。

【制法实录】

1.　生薏苡仁　取白薏苡仁,用清水抢水洗净,淘去残壳及皮屑,用丝箩沥干余水,晒至全干即得。损耗约 10%。

2.　炒薏苡仁　①取生薏苡仁,用米筛筛取完整的净白薏苡仁(筛下的作生薏苡仁用),置容器内。②加入清水,水过药面 17cm,浸泡 1 天,换水 1~2 次,中途用木棍搅拌,以水浸透心为度。捞出用丝箩沥干余水。③润过的薏苡仁入木甑内,用长竹筷子打气眼。待锅中水沸,将木甑隔水坐锅上,用武火蒸 2~4 小时。中途往甑内药面上喷淋少量热水 1~2 次,蒸至外色光亮、内无白心时,起甑取出。④倒入箩盖内,趁热喷洒少量清油(每药材 100kg,用植物油 1kg),拌匀,使薏苡仁颗粒松散不结团。⑤先晾干表皮,再晒至足干,以牙咬脆断为止。⑥取适量净白细沙(每次入锅薏苡仁 100kg,用细砂 500kg)入锅内,用武火炒至烘热或轻松流利,投入干燥蒸薏苡仁。武火快速翻炒至薏苡仁色转微黄、膨胀、透香时,快速铲起。⑦用铁丝筛筛去细砂及灰屑,铺开摊晾即得。损耗 25%~30%。

【成品性状】　①生薏苡仁:呈宽卵形或长椭圆形,表面乳白色,质坚实、光滑,偶有残存淡棕色种皮(图 7-40),断面白色,粉性,气微,味微甜;②炒薏苡仁:形如生薏苡仁,全面鼓起,表面黄白色(图 7-41),质酥软,具香气,味甜;③蒸薏苡仁如图 7-42 所示。

【炮制机理】　生用具有渗湿利水、清肺热、化痈肿、治疣、抗癌作用。炒后芳香,能增强补脾和胃、固涩止带、止泻作用。

【性能剂量】　甘、淡、凉。入脾、胃、肺经。健脾补肺,清热排脓,利湿。治泄泻,湿痹,拘挛,屈伸不利,水肿脚气,肺痿肺痈,肠痈淋浊,白带,皮肤疣。渗利水湿,清热排脓,治疣抗癌,用净生品。健脾和胃止泻,用炒制品。内服:煎汤,10~30g。入药时捣碎。传统认为孕妇慎用。

【贮藏】　入缸瓮内,密闭,置通风干燥处,防霉防蛀,防鼠食。

【注意事项】

1.　生薏苡仁易虫蛀,洗后沥干余水,入硫黄熏房(橱)内,用定量硫黄(每药材 100kg,用硫黄 0.5kg)熏 2~4 小时,可防虫蛀,

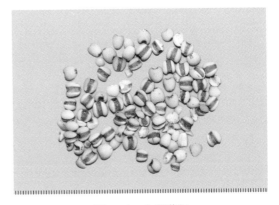

图 7-40　生薏苡仁

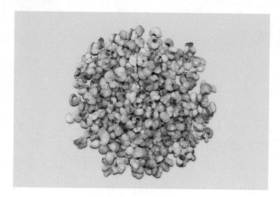

图 7-41　炒薏苡仁

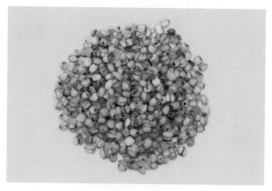

图 7-42　蒸薏苡仁

并赋白色。

2. 建昌帮药界炒薏苡仁工艺特殊,取法于食品炒冻米花工艺,此法相传已久,沿用迄今。

3. 蒸薏苡仁时,中途喷淋 1~2 次热水,可使薏苡仁充分膨胀鼓起。蒸后晒前应先晾干表皮,否则薏苡仁易碎裂,增加损耗。

4. 薏苡仁在蒸制后,宜先晾后晒至足干。当天砂炒未完,可密闭存放过夜。如薏苡仁回潮,砂炒则易成冻子(又称僵子、哑子),不易爆裂。因而,存放过夜的应复晒至干足。

【文献摘粹】

《黎居士简易方论》:"薏苡仁(微炒)。""薏苡仁(炒)。"

《医学入门》:"薏苡仁……水洗略炒,或和糯米炒热、去米。"

《奇效良方》:"薏苡仁:汤泡,去皮,炒。"

# 第八章 全草类

## 72. 广藿香

【用名·应付】 广藿香、藿香（付藿香全草，或藿香叶、梗各半）、藿香叶、藿香梗。

【来源】 本品为唇形科植物广藿香 *Pogostemon cablin*（Blanco）Benth. 的干燥地上部分。均系栽培，主产于广东（高要、广州、湛江等地）、海南、四川、江苏、浙江等地。习以广东产者为道地药材。夏秋季生长旺盛时采收，割取地上部分，日晒夜堆，闷 2~3 天，反复至干。药材以叶多、茎枝绿色、香气浓者为佳。

【制法实录】 ①取原药材，拣去杂质，除去残根，将老粗梗与嫩枝梗带叶折断分开。②嫩枝梗叶用清水抢水洗净泥沙灰屑。切 0.5cm（长约如米粒）小段，晾晒干即为"藿香叶"。③粗梗如上洗净后，切斜竹叶薄片，晾晒干，筛去灰屑，即为"藿香梗"。损耗 10%~15%。

【成品性状】 ①藿香叶：为嫩茎枝、叶混杂的小段、丝片。嫩茎枝呈方圆形，被柔毛，叶有柄，皱缩而破碎，灰绿色或棕褐色，两面均有白色绒毛，边缘有大小不规则钝齿，香气特异，味微苦。②藿香梗：卷曲成圆，竹叶形斜薄片，中间髓部白色，周边灰褐或棕色，毛茸较少。（图 8-1）

【炮制机理】 纯洁药材，便于分部调剂。

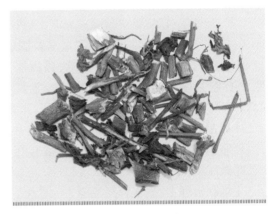

图 8-1 广藿香

【性能剂量】 辛，微温。入肺、脾、胃经。芳香化浊，和中止呕，发表解暑。治湿浊中阻，脘痞呕吐，暑湿倦怠，胸闷不舒，寒湿闭暑，腹痛吐泻，鼻渊头痛，口臭。走表，宣散风寒湿滞，用叶；走中，宽胸和胃、止呕安胎，用梗；清暑解表，用藿香全草。内服：煎汤，6~10g。外用：煎水含漱。

【贮藏】 入容器内，置阴凉干燥处，防霉防蛀，防香气失散。

【注意事项】 本品芳香质轻，不宜洗润过久，只宜清水抢水洗，洗后不宜堆闷，以免霉烂。干燥方法以晾晒为宜，曝晒则香气走失，药效不及。

【文献摘粹】

《集验背疽方》："藿香：去枝杖，取叶用，以水洗净去沙尘，有日晒干，无日以微火焙。"

《医学入门》:"藿香……水洗去土梗,用叶。"
《药品化义》:"藿香……晒干,取叶同梗用。"

# 73. 肉苁蓉

【用名·应付】 肉苁蓉、苁蓉、大云 ①、大芸、淡大云、淡苁蓉、酒苁蓉、制大芸(以上均付酒苁蓉)。

【来源】 本品为列当科植物肉苁蓉 *Cistanche deserticola* Y. C. Ma 或管花肉苁蓉 *Cistanche tubulosa* (Schrenk) Wight 等同属近缘植物的肉质茎,多系野生。主产于内蒙古、甘肃、新疆、青海等地。习以内蒙古产者为道地药材。春秋季采收其寄生肉质茎。春季采者,除去残茎,半埋于沙土中,待过盛夏晒干者,称"甜大芸""淡大芸"。秋季采者,因水分多,油性大,不易晒干,便投入天然盐湖中 1~3 年后取出晒干者,称"盐苁蓉""咸大芸"。以上药材均以肥大、肉质、条粗长、棕褐色、柔软、滋润者为佳。

【制法实录】 酒苁蓉随所用原料不同,其制法略有不同。

其一法为:①取盐苁蓉原药材,去除杂质,大小分档置容器内。②加入清水浸漂,水过药面 12~17cm。浸漂时间冬春 3~4 天,日换水 1~2 次;夏秋 2~3 天,日换水 2~3 次(换水时要搅动)。漂至口尝无咸味为度,捞出,沥干余水。③晒至七八成干。④置容器内,用定量温黄酒(每淡苁蓉 100kg,用黄酒 20kg)均匀喷洒,麻布遮盖,闷润 1~2 天,中途经常翻动,以吸尽黄酒为度。⑤入木甑内,待锅中水沸,隔水坐锅上,用武火蒸 2~3 小时,至熟透时,停火密闭闷一夜后,起甑取出。⑥晒至六七成干,切斜中片,晒至全干,筛去灰屑即得。损耗 25%~30%。

其二法为:①取淡苁蓉除去杂质,大小分档。②用清水洗净,捞出。沥干余水。③晒至七八成干。④置容器内,用定量温黄酒(每淡苁蓉 100kg,用黄酒 20kg),均匀喷洒,麻布遮盖,闷润 1~2 天,中途经常翻动,以润胀吸尽黄酒为度。⑤蒸、切操作同上。损耗 15%~20%。

【成品性状】 酒苁蓉:为不规则斜中片,质坚脆,色棕黑,显花纹(图 8-2),微有酒气,味微甜、苦。

【炮制机理】 盐苁蓉经浸漂去除盐分,可减少腻膈作用。过咸不利于人体,更不利于某些疾病的治疗。酒蒸能增强其温肾壮阳之功。

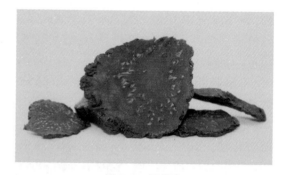

图 8-2 酒苁蓉

① 大云:"大寸云"的简称。"寸云"(或"寸芸")为"苁蓉"的西北方言谐音用字。苁蓉以大为佳,故或称"大寸云""大芸"。旧时为防苁蓉肉质茎腐烂,或将采集到的鲜品投入盐池或盐湖中腌制。此类咸苁蓉多销南方。"咸苁蓉""咸大芸"不能直接入药,需经炮制漂去盐分,故处方均称"淡苁蓉"或"淡大云"。现代或将其置沙土中半埋半露,迅速干燥,此亦称"甜大云""淡大云"(见《金世元中药材传统鉴别经验》284 页)。

【性能剂量】　甘,温。入肾、大肠经。补肾阳,益肾精,润燥通便。治男子阳痿,女子不孕、带下、血崩,腰膝冷痛,肠燥便秘;均用制品。内服:煎汤,10~15g。润肠剂可用至24g。

【贮藏】　置阴凉干燥处,防霉防蛀。

【注意事项】

1. 肉苁蓉药材有盐苁蓉、淡苁蓉之别。盐苁蓉一定要通过浸漂去净咸味。浸漂时要大小分档,以防软硬不均。

2. 肉苁蓉饮片易霉蛀。如有霉蛀苗头,饮片可用黄酒洗1次,复蒸至原色,晒干即可。

【文献摘粹】

《黎居士简易方论》:"苁蓉:酒浸一宿,焙。"

《济世碎金方》:"肉苁蓉(酒浸洗)。""苁蓉(大者,酒蒸)。""苁蓉(酒浸,焙干)。"

《医学入门》:"肉苁蓉……酒浸一宿,刷去浮甲及心中白膜如竹丝草样,不尔,令人上气不散。酒蒸,或酥涂灸。"

# 74.　荆芥

【用名·应付】　芥穗、荆芥穗、江芥穗(以上均付荆芥穗)、荆芥、江荆芥(以上均付荆芥,即荆芥茎叶)、炒荆芥、荆芥炭、黑荆芥(以上均付炒荆芥)。

【来源】　本品为唇形科植物荆芥 *Schizonepeta tenuifolia* Briq. 的干燥地上部分或花穗,栽培或野生。主产于江西、江苏(太仓)、浙江(杭州)、河北、湖南、湖北等地。习以江西吉安产者(线荆芥)为道地药材。夏秋两季花开到顶、穗绿色时采割,除去杂质,干燥,亦有先单独摘取花穗,再割取枝,分别晒干。前者称"荆芥穗";后者称"荆芥"。药材以茎细、色淡黄绿、穗长而密、香气浓者为佳。

【制法实录】

1. 荆芥穗　①取线荆芥或荆芥全草,抖净泥沙,拣去杂草,去除残余须根。②选晴天早上用清水抢水洗净,捞起,将穗头朝上竖放,待水沥干。③切取花穗部分(线荆芥地上红茎及花穗习惯上均作花穗用)成0.5cm段片,又称"荆芥米",晾晒干,筛去灰屑即得。损耗约10%。

2. 荆芥　①取荆芥穗下的净粗梗及叶用清水抢水洗净后,沥干余水,入容器内,麻布遮盖,闷润2~3小时。②切0.5~1cm段,晾晒干,筛去灰屑即得。损耗约5%。

3. 炒荆芥(荆芥炭)　①取干燥净荆芥段(粗梗),入热锅内用文火不断翻炒,至冒黄烟或出火星时,喷洒少量清水,灭尽火星,再炒至色转黑褐,存性为度,取出。②立即置窄口瓮内密闭1天取出;或出锅后薄层摊于净石板地上去火毒,筛去灰屑即得。损耗约30%。

【成品性状】　①荆芥穗:为规则小段片,长约0.5cm,无粗茎叶,花冠多脱落,宿萼钟状,先端5齿裂,淡棕色或黄绿色,被短柔毛(图8-3),香气浓郁,味微涩而辛凉;②荆芥:为不规则段片,0.5~1cm长,茎叶混合,茎为方柱形,淡黄绿色,被短柔毛,叶片皱缩卷曲,破碎,气芳香,味微涩,辛凉;③荆芥炭:形如荆芥,表面黑褐色,内部焦黄色,质脆存性,具焦香气,味苦。

【炮制机理】　洁净药材,切小段后便于后下,易煎出味。炒炭发散力减弱,增强止血功能。

【性能剂量】 辛,微温。入肺、肝经。发表散风,透疹,理血;炒炭止血。治感冒发热,恶寒、头痛、麻疹、风疹、咽喉肿痛、中风口噤、吐血衄血、便血崩漏、产后晕血、疮疡初起。一般均用荆芥。头面风痛、产后血晕用荆芥穗,止血用荆芥炭。内服:煎汤,5~10g。外用:荆芥适量,捣敷,或研末调敷,煎水洗。

【贮藏】 入容器内,置阴凉干燥处,防霉防蛀。

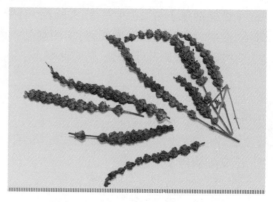

图 8-3　荆芥穗

【注意事项】

1. 本品花穗香气浓郁,发散力比粗梗强。花穗、枝梗洗润软化过程不同,故宜分部润切和入药。

2. 本品为辛温发散药,其性轻扬,宜选晴天当天加工完毕。必须抢水洗,不宜久洗久润伤水。宜低温晒晾,不宜曝晒、烘焙,否则香气走失,影响药效。

3. 药材体轻质松,炒炭宜注意火候,炒炭后入窄口瓮内密闭存性,可防复燃灰化。

【文献摘粹】

《医学入门》:"荆芥……取花实成穗者,日干用。"

《万氏女科》:"荆芥穗:略炒。""荆芥末:炒黑色。"

# 75. 麻黄(附:麻黄根)

【用名·应付】 麻黄、生麻黄、泡麻黄(以上付泡麻黄)、炙麻黄、蜜麻黄(以上付蜜炙麻黄)、生麻绒、炙麻绒、麻黄根。

【来源】 本品为麻黄科植物草麻黄 *Ephedra sinica* Stapf、木贼麻黄 *Ephedra equisetina* Bge. 或中麻黄 *Ephedra intermedia* Schrenk et C. A. Mey. 的干燥草质茎,均系野生。主产于河北、河南、山西、陕西、内蒙古、甘肃、辽宁等地。习以河北八达岭一带及河南郑州产者为道地药材。秋季采割麻黄的绿色草质茎,去净泥土,分离根部,放通风干燥处,先晾成六成干,再晒干即得。药材以干燥、茎粗、淡绿或黄绿色、内心红棕色、充实、手搓不脱节、味苦涩者为佳。

【制法实录】

1. 泡麻黄(生麻黄) ①取原药材,去除杂质,清水抢水洗净,入丝箩内沥干余水。②切去根(另放,"麻黄根"作止汗药用),切约0.5cm长米粒小段,晾干,筛去灰屑,即为净麻黄,置容器内(药装至容器高度的2/3)。③加入沸水,水过药面10cm,迅速用木棍搅拌后,密闭泡5~10分钟,取出,再用清水冲洗1次,去除浮沫。④晾晒至干,筛去灰屑即得。损耗约20%。

2. 蜜炙麻黄 ①取原药材,如上加工成净麻黄。②将净麻黄段倒入热锅内,文火炒热。③淋入定量预制炼蜜(每麻黄100kg,用炼蜜20kg)。拌匀后转微火,慢慢炒炙至色微黄,微粘手为度,取出。④摊晾至酥爽,发亮,不粘手时即得。损耗无。

3. 生麻绒 ①取原药材,去除杂质,清水抢水洗净后沥干余水,切去根(另放)。②入容器内,加入沸水,水过药面10cm,搅拌后密闭泡5~10分钟,取出,再用清水冲洗去除浮沫,晾晒至七八成干。③入石臼杵或入碾槽内来回车(轻碾)成纤维疏松的绒状,筛去粉末,卷成小绒团,晾干即得。损耗约40%。

4. 蜜炙麻绒 ①取原药材,如上加工成生麻黄绒。②入热锅内,以下操作及辅料用量同炙麻黄。损耗约20%。

5. 麻黄根 去除杂质及残茎,清水洗净,润透,切薄片,晾晒干即得。

【成品性状】 ①泡麻黄(生麻黄):呈细圆柱形米粒小段,表面黄绿色或淡黄色,粗糙,有细纵棱线,质轻脆,无根(图8-4),气微香,味涩,微苦;②炙麻黄(蜜炙麻黄):形如泡麻黄,呈深黄绿色,略有光泽(图8-5),有蜜香,味甜;③生麻绒:呈绒团状,淡绿色,体轻(图8-6);④蜜炙麻绒:形如生麻绒团,呈深黄绿,黏结(图8-7),有蜜香,味甜;⑤麻黄根:饮片为类圆形薄片,质坚硬,表面黄白色,纤维性,有菊花心。

【炮制机理】 去根,为分离不同入药部位,麻黄与麻黄根作用不同。生品麻黄发汗力强,

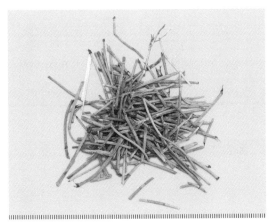

图8-4 生麻黄

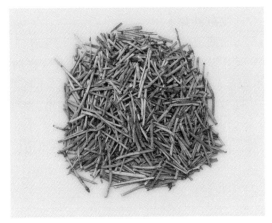

图8-5 炙麻黄

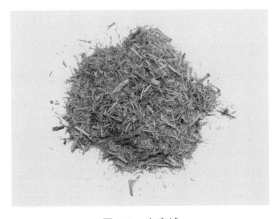

图8-6 生麻绒

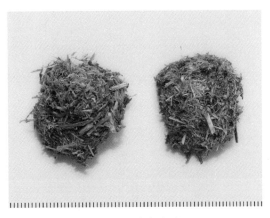

图8-7 蜜炙麻绒

沸汤泡后,烈性稍减,可去其"令人烦闷"的副作用。蜜炙能增强润肺平喘之功,并缓其发汗作用。麻绒较麻黄力更缓,适用于老幼虚人。

**【性能剂量】** 辛、微苦,温。入肺、膀胱经。发汗散寒,宣肺平喘,利水消肿。治伤寒表实,发热恶寒无汗,头痛鼻塞,骨节疼痛,咳嗽气喘,风水浮肿,小便不利,风邪顽痹,皮肤不仁,风疹瘙痒。外感咳嗽用泡麻黄,内伤咳喘用炙麻黄。老幼体虚者选用麻绒。止汗用麻黄根。内服:煎汤,1.5~10g。

麻黄根:甘,平。入心、肺经。敛汗固表,常用于体虚自汗、盗汗。煎服:6~10g。外用:适量研粉撒扑。

**【贮藏】** 生麻黄、生麻绒入容器内,置通风干燥处。炙制品入陶器内,密闭贮藏,置阴凉干燥处。防潮、防霉、防高温、防鼠食。

**【注意事项】**

1. 仲景有麻黄去根节之说,认为去根节者解汗解表力尤胜。后世及近代药界多去根不去节,用于解表而不宜发汗太甚者亦效。特殊处方注明要去根节的"净麻黄",可在去根后剪去节。

2. 麻黄干燥只宜用晾干法,不宜用曝晒法,曝晒即褪色变为黄白,减轻药力。烈日下可薄纸遮盖,以免曝晒之弊。

**【文献摘粹】**

《金匮要略》:"麻黄:去节,半两,汤泡。"

《本草经集注》:"凡汤中用麻黄,皆先别煮两三沸,掠去其沫,更益水如本数,乃内余药,不尔令人烦。麻黄皆折去节,令理通,寸剉之。"

《黎居士简易方论》:"麻黄(去根节,微炒,去汗)。""麻黄(去根节净)。"

《儒门事亲》:"麻黄:去根不去节。"

《医学入门》:"麻黄……发汗用身去节,水煮三沸去沫。止汗用根。"

# 第九章 皮　类

## 76. 肉桂

【用名·应付】　肉桂、玉[①]桂、桂心、蒙自桂、企边桂(以上均付肉桂丝片)、肉桂粉、肉桂末、肉桂面(以上均付肉桂粉)。

【来源】　本品为樟科植物肉桂 *Cinnamomum cassia* Presl 的干燥树皮及枝皮,多系野生。主产于广西、广东、云南(蒙自)、台湾等地。习以"广肉桂"为道地药材。越南进口者旧称"交趾肉桂",习以为最佳品。一般于 8—10 月桂树收浆期间采取。选择树身大的桂树,按一定宽度剥取树品,加工成不同规格。剥取生长 5~6 年的幼树干皮和粗枝皮,晒 1~2 天后,卷成圆筒状,阴干即成"官桂"。剥取 10 年生的干皮,两端削齐,夹在木制的凹凸板内,晒干即成"企边桂"。剥取老年桂树的干皮,在离地 30cm 处做环状割口,将皮剥离,夹在桂夹内晒至九成干时取出,纵横堆叠,加压,约 1 个月后完全阴干即成"板桂"。刮去外层之粗皮,或又刮去内面之薄皮,取中心者,均为"桂心"。药材均以皮细肉厚、断面紫红色、油性大、香气浓、味甜、微辛、嚼之渣少者为佳。

【制法实录】
1. 肉桂丝　①取原药材,刷净内外灰屑。②向药材上喷洒适量清水后,用湿毛巾包裹闷润 1 天,中途喷淋清水 1 次。③取出,刮去外面褐灰色粗皮。④取出,切顶头薄丝片,晾干,筛去灰屑即得。损耗 5%~10%。

2. 肉桂粉　①取原药材,用湿毛巾包润 4~5 小时,中途喷淋清水 1 次。②刮去外面粗皮,刷去内外灰屑,晾干。③捣碎后碾或粉碎成极细粉末,过 80~100 目筛即得。损耗 10%~15%。

【成品性状】　①肉桂丝:为不规则顶头薄丝片,外表棕色,粗糙,内部红棕色,油润,两层间有一黄棕色浅纹(图 9-1),香气特异浓裂,味甜辣;②肉桂粉:为红棕色,细粉,气

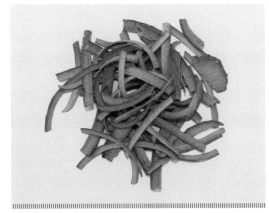

图 9-1　肉桂丝

① 玉:南方某些地区方言发音与"肉"同,故借字为"玉"。

味同上。

【炮制机理】 纯洁药材,方便煎出药味及服用。

【性能剂量】 辛、甘,大热。入肾、脾、心、肝经。补元阳,暖脾胃,除积冷,通血脉。治命门火衰,肢冷脉微,亡阳虚脱,腹痛泄泻,寒疝奔豚,腰膝冷痛,经闭癥瘕,阴疽,流注,以及阳虚浮越,上热下寒;均用净生品(或丝或粉)。内服:煎汤,1~5g。配方时应另包。肉桂丝片入药不宜久煎,药汤密闭泡去渣服或后下煎服。肉桂末以药汤或开水冲服,应稍等5分钟沉淀后再服,以免粘喉咙,引起不适。也可用面包片或馒头包裹嚼服。灌装胶囊亦可。孕妇慎用。不宜与赤石脂同用。外用:研末,适量。

【贮藏】 入瓮内密闭,置阴凉干燥处;防走油及香味散失。

【注意事项】

1. 肉桂辛甘纯阳,其气香烈,有"不见火"之古训。故炮制不宜高温久蒸或曝晒。丝片易于捣碎,粉末便于吞服。

2. 肉桂为多年生乔木,外皮老化有地衣苔藓附生,色灰棕,气微,无味,无油性,有小毒。去除老化粗皮,可纯洁药材。

3. 商品药材中的"桂皮"现大多指樟科植物天竺桂、阴香、细叶香桂或川桂等的树皮,俗称"土肉桂",多作食品调味品,不可代肉桂药用,应予注意。

【文献摘粹】

《本草经集注》:"凡用桂心……皆削去上虚软甲错处,取里有味者秤之。"

《黎居士简易方论》:"肉桂(去粗皮)。""肉桂(去皮,不见火)。"

《医学入门》:"肉桂……凡使,色紫而厚者佳,刮去粗皮。"

# 77. 杜仲

【用名·应付】 杜仲、川杜仲、炒杜仲、盐杜仲(以上均付盐杜仲)。

【来源】 本品为杜仲科植物杜仲 *Eucommia ulmoides* Oliv. 的干燥树皮,栽培或野生。主产于四川、贵州、云南等地,习以四川大巴山脉及贵州娄山山脉产者为道地药材,统称"川杜仲"。清明至夏至间,选取15~20年以上的植株,按药材规格大小剥下树皮,压平、晒干。药材以皮厚、完整、断面丝多、内表面黑褐色者为佳。

【制法实录】

1. 生杜仲　①取原药材,大小厚薄分档。用清水洗净灰屑、苔垢等杂质,竖放入丝箩内,湿麻布遮盖,闷润1天,以内外湿润均匀为度。②取出刮去栓皮,先切2cm宽长条,再切成2cm×3cm扁平骨牌片,晒干即得。损耗15%~20%。

2. 盐杜仲　①取生杜仲片,大小厚薄分档,入容器内。加入定量温盐水溶液(每净杜仲100kg,用食盐2kg,掺沸水6kg溶化),翻拌均匀,湿麻布遮盖,闷润4~5小时,以药透汁尽为度,晾干。②取定量净白中砂(每次入锅,杜仲与砂的重量比为1:5),置锅内武火不断翻炒至烘热或轻松流利,倒入杜仲片,转文火不断翻炒至外表黑灰色,手折杜仲易断丝为度。③取出用铁丝筛筛去砂子及灰屑,摊晾即得。损耗15%~20%。

【成品性状】 ①生杜仲:呈板片状或两边稍向内卷,外表面淡棕色或灰棕色,有皱纹或纵裂槽纹,较薄的树皮未去粗皮,可见斜方形皮孔,内表面暗紫色或紫褐色,光滑,质脆,易折断,断面有细密、银白色、富弹性的橡胶丝相连(图9-2),气微,味微苦,嚼之有胶状残余物;②盐杜仲:为不规则扁平骨牌片,表面黑灰色,粗糙,内面焦黄色,光滑,质坚脆,折断面有银白色具弹性的丝状物,折之易断(图9-3),气微,略有咸味。

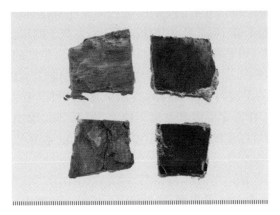

图9-2　生杜仲　　　　　　　　　　　　　　　图9-3　盐杜仲

【炮制机理】　盐制引药入肾,直走下焦,增强补肾作用。砂炒使饮片体稍膨胀,酥松,易断丝,方便煎煮出药味,且饮片洁净,损失较少。

【性能剂量】　甘,温。入肝、肾经。补肝肾,壮筋骨,安胎。治腰膝酸痛,眩晕,小便余沥,胎漏欲坠;均用制品。内服:煎汤,6~15g。

【贮藏】　入容器内,置阴凉干燥处,防潮。

【注意事项】

1. 炒杜仲,建昌帮药界亦有盐水润后直接炒及随炒随淋盐水法。前者炒后饮片不洁净;后者盐水易被铁锅吸附,结晶、粘锅。讲究形色气味者,均用盐水润后晾干和砂炒法,饮片膨松酥脆,易断丝,洁净、损耗少等。

2. 局部地区或有将"藤杜仲"("红杜仲")、"土杜仲"混充杜仲使用者。鉴别此类混充品最主要的方法:折断树皮,断面两端有银白色、细密胶丝相连,缓慢牵拉,其丝可拉长大到1cm 以上才断者为真品。混充品断面虽也有丝,但既不细密,又拉之即断。

【文献摘粹】

《黎居士简易方论》:"杜仲(姜汁炒断丝)。""杜仲(炒去丝)。""杜仲(去粗皮,姜汁和酒炙香熟)。""杜仲(剉,酒淹一宿,炒断丝)。""杜仲(去粗皮,剉,姜汁拌,腌一夕,日干,炒)。""杜仲(剉如骰子大,麸炒黄色)。"

《瑞竹堂经验方》:"杜仲(细切,姜汁浸,炒去丝)。""杜仲(酥炒去丝)。""杜仲(去皮,用生姜自然汁拌匀,炒断丝)。""杜仲(去皮剉碎,酒拌,炒断丝)。"

《景岳全书·本草正》:"杜仲……其功入肾。用姜汁或盐水润透,炒去丝。"

《医学入门》:"杜仲……削去粗皮,酥蜜涂炙,或姜汁涂炙,以丝断为度。"

# 78. 厚朴

【用名·应付】 厚朴、川厚朴、姜厚朴、根朴(以上均付姜厚朴)、星朴(无星朴,可以姜厚朴代)。

【来源】 本品为木兰科植物厚朴 *Magnolia officinalis* Rehd. et Wils. 或凹叶厚朴 *Magnolia officinalis* Rehd. et Wils. *var. biloba* Rehd. et Wils. 的干燥干皮、根皮,栽培或野生。主产于四川、湖北、浙江、贵州、江西、福建等地。习以四川产者(川厚朴)为道地药材。湖北恩施一带产的"紫油朴"品质特优,为通用正品。立夏至夏至(5—6 月间)剥取(此时水分多,皮易剥)。以生长 20 年以上的植株干皮("筒朴")、靠近根部的干皮与根皮(靴朴)、主根之皮("根朴")为好。先将外表粗皮刮取,阴干,再堆放于土坑内,在一定温度和湿度下使之"发汗"后,取出晒干,再蒸熟使其变软,卷成筒状,阴干即可。药材以皮糙肉细、内肉色深紫、油性足、香味浓厚、味苦辛微甜、嚼之少残渣者为佳。

【制法实录】

1. 姜厚朴　①取原药材,大小厚薄分档,用清水洗净灰屑,去除杂质,竖放入丝箩内。②湿麻布遮盖,闷润 1 天,至内外湿润均匀时,用刮皮刀刮去外表粗皮。③根据厚朴原药材部位,切出不同片形。根朴:切成宽 × 长为 0.3cm×3.3cm 的斜丝片;靴朴:用切药刀切成 3.3cm 宽的长条,再用片刀斜批成宽 × 长为 1.7cm×3.3cm 的斜肚片;筒朴:先切成宽 × 长为 0.4cm×3.3cm 的段条,再直切成约 0.15cm 宽的丝条片。④上述各种部位的药材切片后晾晒干,置缸内。⑤加入定量生姜汁(每厚朴 100kg,用生姜 12kg 榨汁,掺水 12kg),上下翻动,拌匀,麻布遮盖,闷润 1~2 天后,取出,晾至六成干。⑥入热锅内,用文火不断翻炒至转棕褐色,约九成干时,立即取出,筛去灰屑,摊晾即得。损耗 15%~20%。

2. 星朴　①取原药材(不用筒朴①),如上加工至吸尽姜汁(辅料用量同上)。②入热锅内,用文火不断翻炒至七成干后,立即出锅。③趁热入锅内,麻布遮盖,密闭堆闷 2~3 个月,至内外黑褐色,断面起白色小星光时,取出晾干,筛去灰屑即得。损耗约 15%。

【成品性状】 ①姜厚朴:一般为丝条片(图 9-4),靴朴为肚片(或称指甲片,图 9-5),表皮灰褐色,内面光滑,棕褐色,有顺纹,质坚、具浓郁的厚朴香气和姜香气,味辣微苦;②星朴:形如姜厚朴,内外色黑褐,断面有小星光(点状闪光性结晶)。

【炮制机理】 厚朴生性峻烈,味辛辣,对咽喉有刺激性。姜汁润后炒制,可减缓对咽喉的刺激性,并增强其温中化湿、宽中和胃的功效。

【性能剂量】 苦、辛,温。入脾、胃、肺、大肠经。温中,下气,燥湿,消痰。治胸腹痞满胀痛,反胃呕吐,宿食不消,痰饮喘咳,寒湿泻痢;均用姜制品。内服:煎汤,3~15g。传统认为,孕妇慎用。

【贮藏】 入容器内,置阴凉干燥处;防走气。

【注意事项】

1. 根朴为厚朴的地下根皮,靴朴为靠近根部的干皮,筒朴为主干的干皮。建昌帮药界

---

① 筒朴:建昌帮认为,"厚朴"中的"根朴"所含"油性"和"星点"较"筒朴"更明显。从饮片的片形来看,"筒朴"外皮粗厚,油性差,难伸展,切片易碎,故炮制"星朴"一般不选"筒朴"。

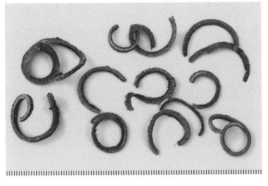

图 9-4　厚朴

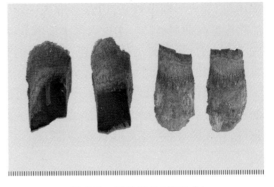

图 9-5　厚朴肚片(指甲片)

根据不同部位的药材,切成特定片形,如斜丝片(根朴)、斜肚片(靴朴)、丝条片(筒朴),以方便鉴别不同等级的药材。

2. 建昌帮药界过去厚朴除筒朴因含油量少,不可制星朴外,均加工炮制成星朴,认为星朴质最佳,因星朴炮制时间较长,近代很少加工。

【文献摘粹】

《本草衍义》:"厚朴……有油味苦,不以姜制,则棘人喉舌。"

《黎居士简易方论》:"厚朴(去粗皮,姜汁制,炙)。"

《瑞竹堂经验方》:"厚朴(二两,去粗皮,青盐一两同炒,青盐不见烟为度,不用盐)。""厚朴(去皮,姜汁浸炙)。"

《医学入门》:"厚朴……肉厚色紫者佳。去粗皮。入汤药,用生姜汁炒;入丸药,用醋炙或酥炙。"

# 79. 桑白皮

【用名·应付】　桑白皮、桑皮、桑根白皮、炙桑皮、蜜炙桑皮(以上均付蜜炙桑皮)、生桑皮。

【来源】　本品为桑科植物桑 *Morus alba* L. 除去栓皮的干燥根皮。栽培或野生。主产于广东、安徽、浙江、江苏、河南、湖南等地。其他各地亦产。习以广东、江浙一带蚕桑区产者为通用正品。冬季采挖,洗净,趁鲜刮去黄棕色栓皮,纵向剖开。以木槌轻击,使皮部与木心分离,剥取白皮,晒干。药材以色白、皮厚、质韧无粗皮、粉性足者为佳。

【制法实录】

1. 生桑白皮　①取原药材,除去杂质,厚薄分档。②根据原药干湿度,用定量温矾水(每药材 100kg,用明矾末 1kg)抢水洗净,捞出,放丝箩内,沥干余水,湿麻布遮盖,闷润 3~4 小时,取出,刮去残余栓皮。③晾晒至六七成干,切斜丝片,晒至全干。筛去灰屑即得。损耗约 10%。

2. 炙桑白皮　①取定量炼蜜和沸水(用炼蜜 20kg,掺沸水 4kg),拌和溶化。②将干燥生桑白皮片投溶液中(每净桑白皮 100kg,投入上述炼蜜溶液)拌匀,湿麻布遮盖,闷润 1 天,经常翻动,使药透汁尽。③取定量干燥净糠(每次入锅,桑白皮与蜜糠的重量比为 2:1),入热锅内,用文火不断翻炒至,边炒边淋入一定浓度的蜜水溶液(用炼蜜 5kg,掺沸水 1kg),拌匀后将蜜糠向四周铺开。④投入蜜水溶液润过的桑白皮,先文火后微火,不断翻动,慢慢炒炙,约 2~3 小时,至药材内外金黄色,微粘手时出锅,筛去糠及灰屑,摊晾至干爽、酥脆、不粘手时,即入陶器内密闭贮藏。损耗无。

【成品性状】 ①生桑白皮:呈曲直不平的斜丝条片,表面淡黄白色或淡黄色,片柔软,断面显纤维性(图 9-6),气微,味甘、微苦;②炙桑白皮:形如生桑白皮斜丝片,表面黄白色,略带黏性,有光泽(图 9-7),略具蜜香,味甘。

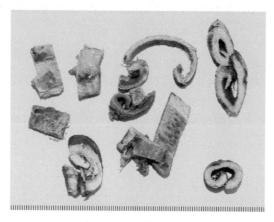

图 9-6 生桑白皮

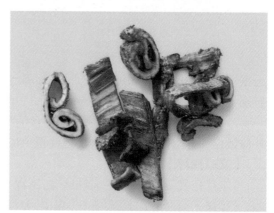

图 9-7 炙桑白皮

【炮制机理】 生桑白皮清热利水,蜜炙增强润肺止咳之功。

【性能剂量】 甘,寒。入肺经。泻肺平喘,行水消肿。治肺热喘咳,吐血,水肿,脚气,小便不利。泻肺利水消肿用生品,润肺平喘用炙制品。内服:煎汤,6~15g。

【贮藏】 净生品入容器内,置通风干燥处。炙制品入陶器内密闭,置阴凉干燥处贮藏。防霉防蛀,防鼠咬。

【注意事项】

1. 桑白皮洗润,堆积过久则伤水,易牵丝变韧,生涎滑物,故只宜抢水洗稍润,做到当天完成洗、切、干燥诸工序。

2. 如遇阴雨或处置不当,产生涎滑物,可用硫黄熏 1 次,有漂白、祛涎滑作用。

3. 蜜水溶液润后,蜜糠炙制的桑白皮,吸蜜均匀,炙制后无二重皮现象。

【文献摘粹】

《黎居士简易方论》:"桑白皮(剉,炒)。""桑白皮(蜜炒)。"

《瑞竹堂经验方》:"桑白皮(去赤皮)。"

《世医得效方》:"桑白皮(蜜炙)。"

《医学入门》:"桑白皮……采土内东行嫩根去骨,铜刀刮去薄皮,勿令皮上涎落。利水生用,咳嗽蜜蒸或炒。"

# 80. 黄柏 [1]

【用名·应付】 黄柏、黄蘗、川黄柏、川柏、生黄柏(以上付生黄柏)、盐黄柏、炒黄柏(以上付盐炒黄柏)、酒黄柏、黄柏炭。

【来源】 本品为芸香科植物黄皮树 *Phellodendron chinense* Schneid.(川黄柏)及黄蘗 *Phellodendron amurense* Rupr.(关黄柏)除去栓皮的干燥树皮,系野生或种植。川黄柏主产于四川(峨眉山)、重庆(南川、武隆、丰都等地)、贵州、云南;关黄柏主产于辽宁、吉林等地。3—6月间采收,选 10 年以上黄柏,轮流剥取部分树皮,不能一次剥尽,以保持原树继续生长。采收时,以刀将树皮划开,剥下树皮,刮去外粗皮,晒干或烘干。药材以片张厚大、鲜黄色、无栓者为佳。

【制法实录】

1. 生黄柏 ①取原药材,厚薄分档。②用定量温矾水(每黄柏 100kg,用明矾末 1kg)抢水洗净,沥干余水,放丝箩内,湿麻布遮盖,润 4~6 小时,以软为度,取出。③刮去残余栓皮、摊晾。选厚片切 3.3cm 长的丝片作生黄柏,选薄片切三角片作炒黄柏用。晾晒至全干,筛去灰屑即得。损耗约 10%。

2. 盐黄柏 ①取黄柏如上洗、润,切作三角片,置容器内。②取定量食盐末与沸水溶化为食盐水(每净黄柏 100kg,用食盐 2kg,掺沸水 5kg),加入容器,翻拌均匀,麻布遮盖,润 2~3 小时,取出,晾干。③取定量净白中砂(药材与砂的重量比为 1∶10),置热锅内用武火炒至烘热或轻松流利,倒入药材,转文火不断翻炒,至药材呈棕褐色为度,取出,筛去砂子及灰屑,摊晾即得。损耗约 10%。

3. 酒黄柏 ①取黄柏如上洗、润,切宽丝片(长宽 3.3cm×0.5cm),置容器内。②加入定量黄酒(每净黄柏 100kg,用黄酒 10kg),翻拌均匀,麻布遮盖,润 2~3 小时,取出,晾干。③砂炒方法同上。损耗约 10%。

4. 黄柏炭 ①取黄柏如上洗、润,切作三角片。②取定量净白中砂(药材与砂的重量比为 1∶10),入热锅内,用武火炒至外表呈焦黑色为度,取出,用铁丝筛筛去砂子及灰屑。入窄口瓮中密闭 1 天,取出,筛去灰屑即得,或出锅筛净后置净石板地或铁皮上薄层摊晾,去火毒,筛去灰屑即得。损耗 20%~25%。

【成品性状】 ①生黄柏:呈曲直不一的直条薄丝片,长约 3.3cm,宽 0.2~0.3cm,表面黄色(图 9-8),质脆,易折断,气微,味极苦;②盐黄柏:为小三角形片,厚约 3~4mm,表面棕褐色(图 9-9),味咸苦;③酒黄柏:为长 × 宽 3.3cm×0.5cm 的宽丝条片,表面棕褐色(图 9-10),略有酒气;④黄柏炭:形如盐黄柏,外表焦黑色,内部棕褐色(图 9-11),存性。

【炮制机理】 盐制引药下行入肾,增强清下焦湿热、泻相火之力。酒制引药上行,清上焦之热。制炭可增强凉血止血作用。

【性能剂量】 苦,寒。入肾、膀胱经。清热燥湿,泻火解毒。治热痢泄泻,消渴黄疸,痿躄,梦遗淋浊,痔疮便血,赤白带下,骨蒸劳热,目赤肿痛,口舌生疮,疮疡肿痛。降实火、清热燥湿及外治,用生品。消虚火、滋肾阴,用盐黄柏。清上焦热,用酒黄柏。清热止血,用黄柏炭。

---

[1] 黄柏:宋及宋以前医籍多作"蘗木"或"黄蘗"。元明以后逐渐从俗,"柏"代"蘗"。

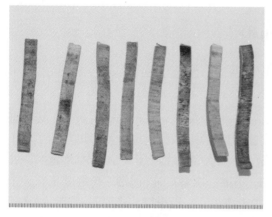

图 9-8 生黄柏

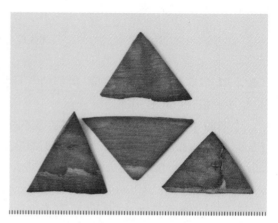

图 9-9 盐黄柏

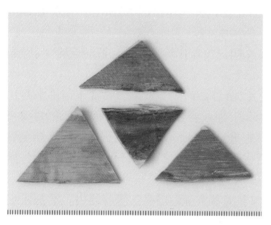

图 9-10 酒黄柏

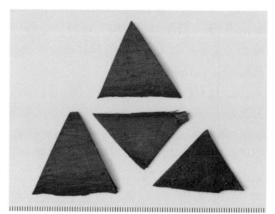

图 9-11 黄柏炭

内服:煎汤,5~10g;外用:生品适量,研末。

【贮藏】 入容器内,生黄柏、黄柏炭置通风干燥处,盐黄柏、酒黄柏置阴凉干燥处。防潮,防霉、防蛀。

【注意事项】

1. 黄柏含黏液质,不宜水浸,否则易流失药汁,并发黏变质。建昌帮药界近代以温矾水抢水洗,可保药材外皮干爽不生黏液。

2. 黄柏切制为多种片形,方便不同炮制的饮片鉴别。

3. 建昌帮药界砂炒黄柏或炒炭,可使药材受热均匀,表面洁净,内部松脆,并可避免灰化,提高药材质量。

【文献摘粹】

《世医得效方》:"黄柏(去粗皮,酒浸一日夜,炙焦)。""黄柏(用刀略去粗皮,取内皮不以多少)。""黄柏(蜜涂,炙紫色)。""黄柏(盐炒)。"

《医学入门》:"黄柏……铜刀削去粗皮,生蜜水浸半日,取出炙干,再涂蜜慢火炙之,每两炙尽生蜜六钱为度。入下部,盐酒炒。火盛者,童便浸蒸。"

# 第十章 花 类

## 81. 款冬花

【**用名·应付**】 款冬花、款冬、冬花、炙冬花、蜜炙冬花（以上均付蜜炙冬花）。

【**来源**】 本品为菊科植物款冬 *Tussilago farfara* L. 的干燥花蕾，栽培或野生。主产于甘肃（灵台）、陕西（榆林）、山西（太原）、河南、青海、四川、内蒙古等地。习以甘肃所产的灵台款冬花为道地药材。冬季或地冻前（10月下旬至12月下旬）在花尚未出土时采挖，摘取花蕾，除去花梗及泥沙，阴干。药材以蕾大、色紫红、花梗短、无开放花朵者为佳。

【**制法实录**】 蜜炙冬花：①取原药材，拣去残梗及杂质。筛去灰屑即为净冬花。②将净冬花置热锅内用文火炒热，淋入定量预制炼蜜（每款冬花100kg，用炼蜜25kg），先文火、后微火，不断轻轻翻炒至微黄色，微粘手时取出，摊晾至酥爽、不粘手即得。无损耗。

【**成品性状**】 蜜炙冬花：单个头状花序呈圆棒状，常数个基部连生，上端渐细或带有短梗，外被鱼鳞状苞片，表面棕黄色，具光泽，见风后略有黏性（图10-1），具蜜香气，味甜。

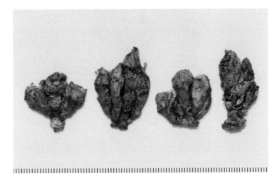

图10-1 蜜炙冬花

【**炮制机理**】 蜜炙，能增强润肺止咳功效。

【**性能剂量**】 辛、微苦，温。入肺经。润肺下气，止嗽化痰。治咳逆喘息、喉痹，均用制品。内服：煎汤，6~10g。

【**贮藏**】 入陶器内密闭贮藏，置阴凉干燥处，防潮，防虫蛀。

【**注意事项**】

1. 款冬花不宜洗，不宜曝晒，不宜硫黄熏。否则颜色变黑，香气消失，降低药效。

2. 款冬花药材以新鲜为宜，不宜久贮。

【**文献摘粹**】

《世医得效方》："款冬花（去梗）。""款冬花（去皮）。""款冬花（去芦枝梗）。"

《济世碎金方》："款冬花（去梗，蜜炒）。""款冬花（净蜜炒）。"

《医学入门》："款冬花……花半开者良。去枝土，甘草水浸一宿，阴干。"

# 82. 蒲黄

【用名·应付】 蒲黄、蒲黄粉、炒蒲黄、蒲黄炭、黑蒲黄(以上均付炒蒲黄)、生蒲黄。

【来源】 本品为香蒲科植物水烛香蒲 *Typha angustifolia* L.、东方香蒲 *Typha orientalis* Presl 或同属植物的干燥花粉。均系野生。全国大部分地区有产,多产于江苏、湖北、山东、浙江、安徽等地。夏季花将开放时采收蒲棒上部黄色雄性花穗,晒干后碾轧,筛取花粉。药材以粉细、体轻、色鲜黄、滑腻感强者为佳。

【制法实录】

1. 生蒲黄 取原药材揉碎结块,筛去花丝及杂质即得。损耗约 5%。

2. 炒蒲黄(蒲炭) ①取原药材,如上净选。②置微热锅内,用微火轻轻翻炒至黑褐色,微冒烟,尚存性时,立即出锅并置窄口瓮内密闭 1 天,或出锅后薄层铺放净石板地上摊晾,去火毒即得。损耗 30%~35%。

【成品性状】 ①生蒲黄:为黄色粉末,质轻松(图 10-2),手捻有滑腻感,入水浮,气微味淡;②蒲黄炭:形如生蒲黄,表面黑褐色(图 10-3)。

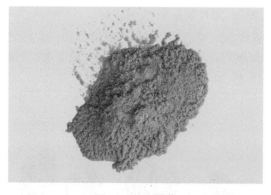

图 10-2 生蒲黄

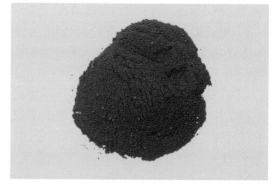

图 10-3 蒲黄炭

【炮制机理】 生品行血散瘀;炒炭性转涩,增强收敛止血功能,但无行血之用。

【性能剂量】 甘,平。入肝、心包经。凉血止血,活血消瘀。治瘀血肿痛之经闭腹痛,产后瘀阻作痛,跌仆血闭,疮疖肿毒,以及外治重舌,口疮,聤耳流脓,耳中出血,阴下湿痒;均用净生品。治吐血,齿龈衄血,崩漏,泻血,尿血,血痢,带下;均用制炭品。内服:煎汤,5~10g;外用:研末,适量,撒或调敷。孕妇慎服。

【贮藏】 入容器内,置通风干燥处,防潮,防蛀,防灰尘。

【注意事项】

1. 建昌帮药界的炒蒲黄与蒲黄炭为同一种炮制品,均付蒲黄炭。

2. 蒲黄为花粉,质特轻,炒炭要注意锅温、火候及炒制程度。不宜炒至冒大烟、出火星,要注意存性;出锅后要注意防止复燃。

【文献摘粹】

《日华子本草》:"蒲黄……此即是蒲上黄花。入药要破血消肿即生使,要补血止血即炒用。蒲黄筛下后有赤滓,名为萼。炒用,甚涩肠,止泻血及血痢。"

《黎居士简易方论》:"蒲黄(炒香)。""真蒲黄(纸衬铫内,慢火炒)。""真蒲黄(微炒,纸铺地上,出火毒)。"

《医学入门》:"蒲黄……产于香蒲之上而色黄,即花中涩屑也。隔纸炒黄,蒸半日,焙干。"

《鲁府禁方》:"蒲黄:炒黑。"

# 83. 槐米(附:槐花)

【用名·应付】 槐米、槐花、生槐米、生槐花(以上付生槐米、生槐花)、炒槐米、炒槐花、槐米炭、槐花炭。

【来源】 本品为豆科植物槐 *Sophora japonica* L. 的干燥花蕾(槐米)或干燥花(槐花),栽培或野生。全国大部分地区多有生产。主产于安徽(亳州、五河县)、广东、广西、河北、山东、河南、江苏、辽宁等地。习以两广产者为道地药材。夏季花未开时采收的花蕾为槐米,花初开放时采收的花朵为槐花,除去杂质,当日晒干。药材槐米以花蕾足壮,花萼色绿而厚、无枝梗者为佳。槐花以色黄白、整齐、无枝梗杂质者为佳。槐米含苞待放、气味较厚、效力较佳。

【制法实录】

1. 生槐米、生槐花 拣净杂质,除去梗柄,筛去灰屑即得。损耗约5%。

2. 炒槐米、炒槐花 取原药材净选如上,置热锅内,用文火轻轻翻炒至颜色转深黄色时,取出,摊晾。筛去灰屑即得。损耗10%~15%。

3. 槐米炭、槐花炭 ①取原药材净选如上。②置热锅内先文火、后微火,不断快速翻炒,至冒烟或出火星时,喷淋少量清水,灭尽火星,再炒至药材表面转黑褐色,存性为度,立即取出。③置窄口瓮内密闭1天,取出。或出锅后置净石板地上薄层摊晾,去火毒,筛去灰屑即得。损耗30%~35%。

【成品性状】 ①生槐米:为长卵形或长椭圆形干燥小花蕾,外表黄绿色或黄褐色,稍皱缩(图10-4),质松脆易碎,气弱,味微苦;②炒槐米:形如生品,深黄色,并有香气;③槐米炭:外面焦黑色,内部深棕色,存性,仍可见朵状(图10-5);④生槐花:为皱缩卷曲的小花朵,花瓣极薄、多散落,花萼钟状连结,丝状雄蕊,黄白色,体轻易碎,无臭,味微苦;⑤炒槐花:形如生品,呈深黄色;⑥槐花炭:形如生品,焦黑色,有碎末,存性(图10-6)。

【炮制机理】 生品凉血清热;微炒及炒炭可缓和苦寒之性,并加强收敛止血之功。

【性能剂量】 苦,微寒。入肝、大肠经。清热凉血,止血。治肠风便血,痔血尿血,血淋崩漏,衄血,赤白痢下,风热目赤,痈疽疮毒,中风失音。清热凉血,止血,生品和炒品一般通用。脾胃素弱者,或嚼烂咽汁,多选用炒品;收敛止血,用制炭品。内服,煎汤,6~10g。吞服,研末,1.5~3g。传统认为,孕

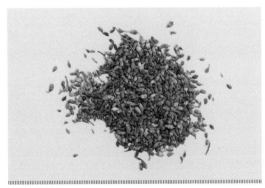

图 10-4 生槐米

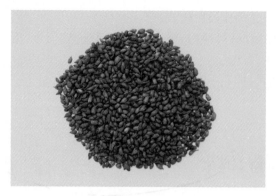

图 10-5  槐米炭

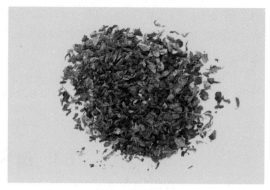

图 10-6  槐花炭

妇禁服或慎服。外用:生品煎水洗或研末外敷。

【贮藏】 入容器内,置阴凉通风干燥处,防霉,防蛀,防变色。

【注意事项】

1. 槐米、槐花与槐角,分别为槐的不同生长期的花蕾、花朵与成熟果实,其形态及效力有别,应予注意,区别使用。

2. 槐花质轻,炒炭应注意火候、翻炒速度,药材色泽及质地变化,出锅后仍要注意防止复燃。

3. 槐花应用以新鲜者为佳。贮之过久或遇潮,易变黑或霉烂。

【文献摘粹】

《黎居士简易方论》:"槐花:炒。"

《世医得效方》:"槐花一味炒香熟,三更后床上仰卧,随意服。""槐花新瓦上炒香熟,三更后床上仰卧,随意而食。"

《炮炙大法》:"槐花:未开时采收,陈久者良。入药拣净,酒浸,微炒。若止血,炒黑。"

# 第十一章 叶 类

## 84. 枇杷叶

【用名·应付】 枇杷叶、杷叶、扒叶("扒"为"杷"的音误)、蜜杷叶、炙杷叶(以上均付蜜杷叶)、生杷叶。

【来源】 本品为蔷薇科植物枇杷 *Eriobotrya japonica*(Thunb.)Lindl. 的干燥叶,均系栽培。主产于江苏、浙江、广东、福建、湖北等地。习以江苏、广东产的"苏杷叶""广杷叶"为通用正品。秋冬季采摘后,晒至七八成干时,扎成小把,再晒干。药材以叶大、色灰绿、不破碎者为佳。

【制法实录】

1. 枇杷叶 ①取原药材,除去杂质,剪去叶柄。②将叶背面用无烟炭火烘热或晒至绒毛干燥时,用药刷刷净背面绒毛。③夏季用清水,冬季用温水抢水洗净,晾干。④切约 5mm 宽丝片,晒干,筛去灰屑即得。损耗约 5%。

2. 蜜炙杷叶 ①取净杷叶丝倒入热锅内,用文火不断翻炒至热。②淋入定量炼蜜(每净枇杷叶 100kg,用炼蜜 25kg),转微火,慢慢炒炙 10~20 分钟,至杷叶转老黄色,微粘手时为度。③取出摊晾,至干爽、酥脆、光亮,不粘手即得。损耗约 5%。

【成品性状】 ①枇杷叶:为丝条状,宽约 5mm 宽,表面灰褐色,黄棕色或红棕色,背面无绒毛,叶面革质而脆,具光亮,气微,味微苦;②蜜炙杷叶:形如杷叶丝,表面显老黄色,微显光泽,略带黏性,气微,味微甜。

【炮制机理】 去毛,可免绒毛入咽刺激喉痒;蜜炙可增强润肺止咳之功。

【性能剂量】 苦,微寒。入肺、胃经。清肺止咳,降逆止呕。治肺热咳嗽,气逆喘急,胃热呕吐,烦热口渴。和胃降逆用净生品,清肺止咳用蜜炙品。内服:煎汤,5~10g。

【贮藏】 枇杷叶入容器内,置通风干燥处;蜜炙杷叶入容器内密闭,置阴凉干燥处。防潮,防霉,防蛀。

【注意事项】

1. 枇杷叶炮制时应刷去绒毛,然绒毛柔软,不易刷去,须用无烟炭火烘炙或晒至干燥后方可刷净。

2. 建昌帮药界,枇杷叶习以秋冬季老叶为好,而青叶多绒毛,不易刷去,且药力不全。

【文献摘粹】

《新修本草》:"枇杷叶……用叶须火炙,布拭去毛,不尔射人肺,令咳不已。"

《世医得效方》：“枇杷叶，去白毛、蜜涂炙。”

《医学入门》：“枇杷叶……每叶……以粗布拭去毛净，甘草汤洗一遍拭干，酥炙。其毛射人肺，令咳不可疗。”

# 第十二章 藤木树脂类

## 85. 大血藤

【用名·应付】 大血藤、红藤、大活血、活血藤(以上付大血藤)、酒大血藤。

【来源】 本品为木通科(大血藤科)植物大血藤 *Sargentodoxa cuneata*(Oliv.)Rehd.et Wils. 的干燥藤茎。主产于四川、湖北、江西等地。8—9月采收,除去枝叶,洗净,切段长约30~60cm,晒干。以气香、味淡、条匀、茎粗者为佳。

【制法实录】

1. 大血藤 取原药材,除去杂质,刮去粗皮,洗净泥屑,用水浸泡,润透,切椭圆形薄片,干燥。

2. 酒大血藤 取净大血藤片,加黄酒,闷润至吸尽,蒸至内外干心,干燥。每100kg药材,用黄酒20kg。

【成品性状】 ①大血藤:呈长椭圆形薄片,表面灰棕色,粗糙,外皮常呈鳞片状,剥处显暗红棕色,质硬,断面皮部红棕色,有数处向内嵌入木部,木部黄白色,有多数细孔状异管,散孔型排列,射线呈放射状,气微,味微涩;②酒大血藤:形如大血藤,颜色较生品稍深(图12-1),略有酒气。

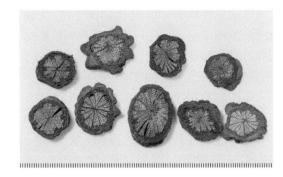

图12-1 酒大血藤

【炮制机理】 本品多生用,炮制后使药物洁净,切片有利于有效成分溶出,便于调剂与制剂;酒制增强活血通络的作用。

【性能剂量】 性平,味苦。归肝、大肠经。清热解毒,活血,祛风止痛。用于肠痈腹痛,热毒疮疡,经闭,痛经,跌仆肿痛,风湿痹痛。内服:煎汤,9~15g;或浸酒。外用:适量,捣烂敷患处。孕妇慎服。

【贮藏】 置干燥处,箱装贮存,防霉、防潮。

【注意事项】

1. 润制前大小分档,减少浸润时间,增加闷润时间。

2. 蒸制应控制火候,大火蒸制上汽,小火慢蒸至透。

【文献摘粹】《植物名实图考》:"大血藤即千年健……广西《梧州志》:'千年健,浸酒,祛风延年。'"

# 86. 木通①

【用名·应付】　木通、川木通、淮木通②(以上均付木通片)。

【来源】　本品为木通科植物木通 *Akebia quinata* (Thunb.) Decne.、三叶木通 *Akebia trifoliata* (Thunb) Koidz. 或白木通 *Akebia trifoliate* (Thunb.) Koidz. *var.australis* (Diels) Rehd. 的干燥藤茎。本品全国产地甚多,江西亦为主产地之一。此种木通呈长圆形,略扭曲,外皮粗糙,有纵沟。节处膨大或不明显,质坚实,断面皮部较厚、黄棕色,木部黄白色,有放射性纹理,其间布满导管孔。气微,味仅轻微苦涩。药材以身干、条匀、无黑心者为佳。另有川木通,为毛茛科植物小木通 *Clematis armandii* Franch. 或绣球藤的 *Clematis montana* Buch. -Ham. 干燥藤茎。其藤茎民间亦用此通窍利水。川木通主产于四川、陕西、湖北、贵州等地,南方多用。明代南城人王文谟《济世碎金方》载有"川木通",可见建昌帮很早用的就是"川木通"。南丰人李梴《医学入门》的木通,是五加科植物通脱木(药材名"通草")的别名,既非木通科植物,亦非毛茛科植物。

【制法实录】　鉴于关木通(淮木通)已禁用,故建昌帮的原炮制法不再记载。仅录川木通的炮制法。①取原药材,先刮去外表残余粗皮。②将木通段与适量净白粗砂(木通与砂的重量比为1∶5)均匀拌罨于水池或缸中(一层砂,一层药材,木通横放),砂高出药面 3~7cm,加入清水,水平砂面,罨润 1~2 天,取出。③切斜薄片,晾干,筛去灰屑即得。损耗约 15%。

【成品性状】　川木通为斜薄片,色淡黄略绿,断面多层、整齐、环状排列的小孔及放射状纹理,形如车辐状(图 12-2),体轻质硬,不易折断,洁净,气微味苦。

【炮制机理】　软化药材,方便切制,薄切易煎出药味,便于调剂。

【性能剂量】　川木通:淡、苦,寒。入心、肺、小肠、膀胱经。泻火行水,利尿祛湿,通经催乳,通利血脉。治小便赤涩,淋浊,水肿,胸中烦热,喉痹咽痛,遍身拘痛,妇女经闭,乳汁不通,用净生片。内服:煎汤,3~10g。

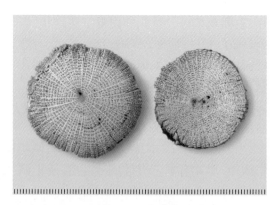

图 12-2　川木通

---

① 木通:清代及清代以前医药书所载木通皆为木通科植物,此为历代正品。晚清出现可引起肾衰竭、味极苦、利尿力强的马兜铃科植物东北马兜铃 *Aristolochia manshuriensis* Kom.,习称关木通。此木通产量大,近现代曾作为木通入药,而古代正品木通科的木通反而不见用。《中华人民共和国药典》原载关木通、川木通。2003 年关木通禁用后,2005 年版《中华人民共和国药典》收载的"木通"为木通科植物。

② 谢宗万.中药材品种论述(上册).2 版.上海:上海科学技术出版社,1990:451.(该书提到:淮通"商品有两个类型,一类是川木通中部分品种称淮通,另一类是马兜铃科马兜铃属植物,常见者为淮通马兜铃的藤茎"。但此种见于陕西及四川峨眉,江西未见)

传统认为孕妇慎用。

【贮藏】　入容器内,置通风干燥处。

【注意事项】

1. 注意辨别药物来源,注意不再使用味极苦的"关木通"。

2. 软化木通不能久浸,否则药材表面易生涎滑物,且流失药性,应少浸多润,用砂和少量清水润法,不易产生涎滑物,流失药性亦少。

3. 川木通切圆片易碎,宜斜薄片,并方便饮片鉴别。

4. 木通宜晾干,不宜曝晒。曝晒后颜色变淡,失去原色。

【文献摘粹】

《济世碎金方》:"川木通。""木通(去节)。"

《瑞竹堂经验方》:"木通(去皮)。"

# 87. 鸡血藤

【用名·应付】　鸡血藤、血风藤、九层风(以上付鸡血藤)、酒鸡血藤。

【来源】　本品为豆科植物密花豆 *Spatholobus suberectus* Dunn 的干燥藤茎。本品又有大血藤、血风藤、三叶鸡血藤、九层风等别名,主产于云南、广西等地。秋、冬二季采收,除去枝叶,切断,晒干。以质坚实、难折断、折断面呈不整齐裂片状、气微味涩、条均匀、断面有赤褐色层纹圈、有血红色渗出物者为佳。

【制法实录】

1. 鸡血藤　趁鲜切片干燥,或取干燥原药材用水浸润透,切片,或洗净后蒸软趁热切片,晒干。

2. 酒鸡血藤　取净鸡血藤片,加黄酒,闷润至吸尽,蒸至内外干心,干燥。每100kg药材,用黄酒20kg。

【成品性状】　①鸡血藤:呈椭圆形、长矩圆形或不规则的斜切或圆片,厚 0.3~1cm,栓皮灰棕色,有的可见灰白色斑,栓皮脱落处显红棕色,切面木部红棕色或棕色,导管孔多数,韧皮部有树脂状分泌物呈红棕色至黑棕色,质坚硬,气微,味涩;②酒鸡血藤:形如鸡血藤,颜色较生品稍深(图 12-3),略有酒气。

【炮制机理】　炮制后使药物洁净,切片有利于有效成分溶出,便于调剂与制剂。酒制增强活血通络的作用。

【性能剂量】　性温,味苦、甘。归肝、肾经。补血,活血,通络。用于月经不调,血虚萎黄,麻木瘫痪,风湿痹痛。内服:煎汤,或浸酒。内服:10~15g,大剂量可用至 30g;或浸酒。阴虚火亢者慎用。

【贮藏】　置通风干燥处,防霉、防蛀。

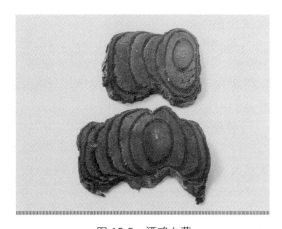

图 12-3　酒鸡血藤

【注意事项】

1. 润制前大小分档,减少浸润时间,增加闷润时间。

2. 蒸制应控制火候,大火蒸制上汽,小火慢蒸至透。

【文献摘粹】

《本草纲目拾遗》:"鸡血藤胶……土人取其汁……似鸡血,作胶最良。"

《药性蒙求》:"鸡血藤……泡酒饮之。"

# 88. 乳香

【用名·应付】 乳香、炒乳香、醋乳香、制乳香(以上均付炒乳香或醋乳香)、生乳香。

【来源】 本品为橄榄科植物乳香树 *Boswellia carterii* Birdw. 及其同属近缘植物的干燥油胶树脂,均系进口。主产于索马里、埃塞俄比亚等地。春季盛产,春夏均可采收。采时将树皮自下而上切一狭沟。树脂渗入沟中,数天后凝成团块,即可采得。药材以淡黄色、颗粒状、半透明、无砂石、无树皮等杂质、粉末粘手、气芳香者为佳。

【制法实录】

1. 生乳香 取原药材,去除黏附表面的杂质,筛去灰屑即得,入药时打碎。损耗 5%~10%。

2. 炒乳香 ①取原药材,净选方法如上,打成小粒。②倒入热锅内,用文火不断翻炒,至溶化成液胶状,转微火,继续翻炒至药材冒黑烟,表层呈黑褐色、明亮、透香时,快速铲起。③铺于洁净的湿石板地(或白铁皮)上,摊晾去火毒,以折断内无韧性为度。取块敲碎成小粒即得。损耗 40%~50%。

3. 醋乳香 ①取原药材净选,炒制方法同炒乳香。②炒至药材冒黑烟,转黑褐色,时喷淋定量醋液(每乳香 100kg,用醋 5kg),继续翻炒至明亮、透香时,立即出锅。③以下操作同炒乳香。损耗 40%~50%。

【成品性状】 ①生乳香:为球形或泪滴状颗粒,或不规则小块状,淡黄色,半透明,质坚硬,蜡样(图 12-4),气芳香,味极苦;②炒乳香:呈黑褐色,明亮,有轻度油腻气的小颗粒(图 12-5);③醋乳香:疏松质脆(图 12-6),具焦香,微有醋气。

【炮制机理】 生乳香气味辛烈,对胃刺激性强,易引起呕吐。炒后可减少油分,缓和药性,免去呕吐反应。醋制引药入肝,可增强止痛功效,并易煎出药味。

【性能剂量】 辛、苦,温。入心、肝、脾经。调气活血,定痛追毒。治气血凝滞,心腹疼痛,跌打损伤,痛经,产后瘀血刺痛,痈疮肿毒,疮疡溃破而久不收口,生熟功用相同。胃气弱者用炒制品或醋制品,可免恶心呕吐。外治用生品。内服:煎汤,3~10g;外用:

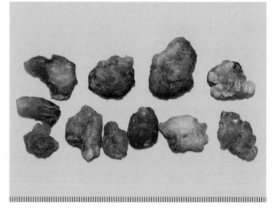

图 12-4　生乳香

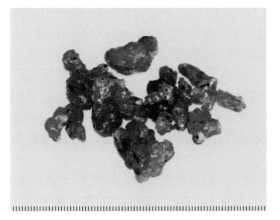

图 12-5　炒乳香

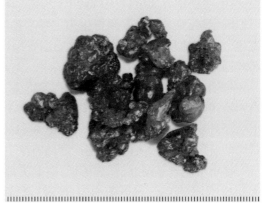

图 12-6　醋乳香

生品研末。传统认为孕妇忌服。

【贮藏】　入陶器内,置阴凉干燥处;防热,防灰尘。

【注意事项】

1. 乳香富含油胶,无煅法。炒制目的即去除部分油性,以免令人恶心呕吐。若有人处方写"煅乳香",可付炒乳香或醋乳香。

2. 炒乳香要严格控制火候,防止炭化或燃烧,以免丧失药性。

3. 没药炒制方法同乳香。

【文献摘粹】

《太平惠民和剂局方》:"乳香……细研,入米醋一碗,熬令熟香。"

《黎居士简易方论》:"乳香(研如粉)。""乳香(乳钵坐水盆中,研)。""乳香(皂子大,研)。"

《医学入门》:"乳香……入丸、散,微炒,杀毒。得不粘,或捣碎纸包,席下眠一宿,另研。"

《寿世保元》:"乳香……入砂锅内,微火炒,出其烟,研细末。"

# 89. 槲寄生

【用名·应付】　寄生、桑寄生、槲寄生(皆付生品)、酒槲寄生、酒桑寄生(皆付酒制品。处方应付的药材参下"来源"项)。

【来源】　本品在《神农本草经》中名"桑上寄生",简称"桑寄生"。据本草考证,其来源为桑寄生科多种植物的干燥带叶茎枝。其中,最主要的来源为植物桑寄生 *Taxillus chinensis* (DC.) Danser、槲寄生 *Viscum coloratum* (Komar.) Nakai。但古代医方书多以桑寄生或寄生等为处方名,未见用槲寄生为名者。故古代医方之桑寄生实含当今的植物桑寄生、槲寄生。《中华人民共和国药典》1963 年版以"寄生"为药物正名,来源为植物桑寄生与槲寄生;1977 年版以后则分别将"桑寄生""槲寄生"单立条,令药物名与植物名一致,但两者功效相同。现代商品药材虽仍有桑寄生、槲寄生两类,但以槲寄生的生产与使用区域最广。槲寄生主产于北方,桑寄生主产于南方,其产地与使用地区并不完全一致。例如,槲寄生在北京地区不习惯使用,主销南方及出口 [1]。故当今药物"桑寄生""寄生"的处方应付要依据不同地区用药习惯确定。习惯使用植物槲寄生为主要来源的地区,处方的"寄生""桑寄生"皆付给药材"槲寄生"。习惯使用植物桑寄生的地区,因临床医家罕用"槲寄生"为处方名,故不会遇到处方名与药物来源不同的问题。

据明代李梴《医学入门》记载:"桑寄生……深黄色并实中有汁稠黏者真。"可见建昌府自古所用药物"桑寄生"为桑寄生科植物槲寄生。因此,建昌帮传统炮制法中的"寄生"实际上就是药材"槲寄生"。今《中华人民共和国药典》既已将"槲寄生"单立,因此本书按建昌帮实际所用来源,载入传统炮制"酒槲寄生"。

槲寄生主产于河北、辽宁等地,以北方地区居多。一般在冬季至次春采收,用刀割下,除去粗枝,阴干或晒干。以条均匀、枝嫩、色黄绿、带叶、整齐不碎者为佳。其与桑寄生的药材区别是:槲寄生茎枝节部膨大,节上有 2~3 叉状分枝,表面金黄、黄绿或黄棕色,有纵皱,质柔韧,嚼之有黏性;叶长椭圆状披针形。桑寄生药材茎枝表面红褐色或灰褐色,有细小棕色皮孔或棕褐色茸毛,质坚硬;叶多卷曲,展平后呈卵形或椭圆形。以下仅录建昌帮所用槲寄生制品。

**【制法实录】**

1. 槲寄生　除去杂质,用清水抢水洗净,润透,切成 1cm 厚片或段片,干燥,筛去灰屑。

2. 酒槲寄生　取槲寄生厚片,加黄酒,润透,炒干,筛去灰屑。100kg 药材,用黄酒 20kg。

**【成品性状】**　①槲寄生:呈圆柱形,厚片或段片,表面黄绿色、金黄色或黄棕色,有纵皱纹,有叉状分枝,叶片呈长椭圆状披针形,味微苦,嚼之有黏性;②酒槲寄生:形如槲寄生,颜色较生品深,略有焦斑(图 12-7),微有酒气。

**【炮制机理】**　便于调剂与制剂,净选切片后使药物洁净,有利于溢出有效成分。酒制增强舒筋活络、止痛功效。

**【性能剂量】**　性平,味苦。归肝、肾经。祛风湿,补肝肾,强筋骨,安胎。用于风湿痹痛,腰膝酸软,筋骨无力,头晕目眩。内服:煎汤,10~15g;或入丸、散;浸酒或捣汁。外用:适量,捣敷。适合妇女体虚者用。

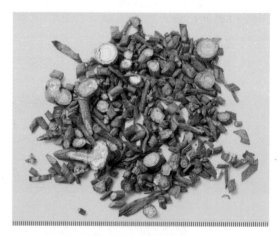

图 12-7　酒槲寄生

**【贮藏】**　置通风干燥处,防蛀,防霉。

**【注意事项】**　控制炒制火候(文火)和时间。

**【文献摘粹】**

《雷公炮炙论》:"桑上寄生……用铜刀和根、枝、茎细剉,阴干了任用,勿令见火。"

《黎居士简易方论》:"桑寄生(略炙)。"

《本草汇言》:"真桑上寄生……酒炒。"

《生草药性备要》:"桑寄生:浸酒祛风。"

① 金世元. 金世元中药材传统鉴别经验. 北京:中国中医药出版社,2012:162.

# 第十三章 菌类、曲类

## 90. 茯苓

【用名·应付】 茯苓、白茯苓、云茯苓、云苓、贺云苓、贺苓、浙茯苓(以上均付贺云苓)、朱茯神、朱神、辰茯神(以上均付朱茯神)、苓皮、茯苓皮(以上均付苓皮)、茯神、赤茯苓、带皮苓(付1/3茯苓皮、2/3茯苓)。

【来源】 本品为多孔菌科植物真菌茯苓 *Poria cocos* (Schw.) Wolf. 的干燥菌核,野生或种植。主产于浙江、安徽(霍山、岳山)、湖北(麻城、罗田)、河南(商城)、云南(丽江)及江西等地。古今野生茯苓以云南产者闻名,故有"云苓"之称,堪称道地。后世栽培茯苓主产于安徽、湖北、河南等地,运用最多。采集时间为秋后8—9月。家种茯苓1年后采挖,出土后去净泥土及杂质,大小分档。在室内堆置"发汗①"。

"发汗"法:①选一避风雨处,用干稻草或干糠在地上垫1层,约7~10cm。②将鲜茯苓堆于其上,约50~66cm高。③上面再覆盖1层干稻草或干糠,约7~10cm,麻布遮盖5~8天,使茯苓内部水分析出。④取出后,用竹刷帚刷净泥土,拭干水珠,稍摊晾。待表皮干燥后,调换干稻草或干糠,然后反复"发汗"闷2~3次,取出。⑤用篾席摊晾数日(茯苓不能着地,否则吸潮腐烂),晒至全干,以表皮皱缩、皮色变褐为度,即为"个茯苓"。损耗约50%。药材以个大、身干体重,坚实、皱纹深、断面白色细腻、嚼之黏牙者为佳。

【制法实录】 根据原药材品种(鲜茯苓或个茯苓),采取不同方法炮制。

1. 鲜茯苓炮制方法 ①取鲜茯苓原药材"发汗"毕,取出即是"个茯苓"。②将"个茯苓"入木甑内,待锅中水沸,隔水坐锅上,用武火蒸3~5小时(根据药材大小定时间),注意保持锅内水量,蒸至个茯苓用茯苓钻(木柄铁锥)刺探中心,锥身不黏滞为度。起甑取出。③放篾筛上摊晾1~2天,晾干表皮水分。④用茯苓铲刀削下外层薄皮,晒干切成中等方块,即为"茯苓皮"。去皮后的茯苓须装入容器内,用湿麻布遮盖,保持湿润。⑤将去皮茯苓削取6~9mm厚的淡紫红色二层皮,晒干切中等方块,即为"赤茯苓"。削去二层"赤茯苓"之后的茯苓团块(即白茯苓)亦入容器、湿麻布遮盖。⑥将容器内的白茯苓个定形,削成类半月形长条体。削下的碎片晒干后,用豆筛筛1次,筛上的为"散苓",筛下的为"碎苓",均可作"白茯苓"入药。⑦用切药刀将定形的白茯苓切成平整成列的中片白茯苓,习称"贺云苓"。切割"贺云苓"

---

① 发汗:物质堆积,内部蕴热,促使其内部水分向外蒸发,遇外界低温则凝如汗珠,故俗称"发汗"。鲜药茯苓、枳壳等常用此法干燥。

时,切药刀右面直立紧靠一块用布包好的靠石(靠石为厚 7cm、宽 21cm、高 17cm 的平砖),以保证切下的片张不散乱倒下。切片按半斤一列的顺序排放簸筛上,置硫黄熏房(或熏柜)内,用定量硫黄(每药材 100kg,用硫黄 1kg)熏 3~4 小时,取出。用包装纸包扎(每扎 0.25kg),分列 2 包,包扎时固定四周及底部,敞开上面后,烘或晾晒至干,每 2 扎作 1 包,即得"贺云苓"。⑧切茯苓时遇松树枝根贯穿苓心的拣出,即为"茯神"。⑨配方时茯神表面拌抹少量朱砂末(每茯神 100g,用朱砂 2g)者即为"朱茯神",又称"辰茯神"。

2. 干个茯苓炮制法　"干个"指干燥团块状。①将已加工的干个茯苓大个分档。②分档用冷水浸 1~3 天(小个浸 1~2 天,大个浸 2~3 天)。③捞起刷净泥土,用湿麻布遮盖闷润 1~2 天。④取出放入塘锅内,加水,令水平药面,投入定量食盐(每干个茯苓 100kg,用食盐 2kg),煮焖时注意添沸水,保持水量,并经常上下翻动,煮至茯苓钻插入中心不费力时取出。⑤入缸内,湿麻布遮盖,闷润 1~2 天,保持湿度。⑥切削方法同上述操作。

【成品性状】　①茯苓皮:为不规则中等方块状,质软而轻,略有弹性,外表黑褐色,内面白色,味淡;②赤茯苓:为不规则中等方块,淡红或淡棕色;③白茯苓:为不规则中等方块,白色(图 13-1);④贺云苓:为类半圆形中片,长 3~7cm,宽 3~5cm,白色洁净,对光看有淡灰色水纹,俗称"云彩";⑤茯神:为贺云苓中贯有松根者(图 13-2);⑥散苓、碎苓:为大小厚薄不一的碎茯苓片,白色;⑦朱神(朱茯神):形如贺云苓,表面黏附红色朱砂粉末。

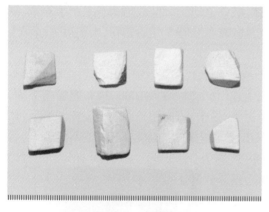

图 13-1　白茯苓

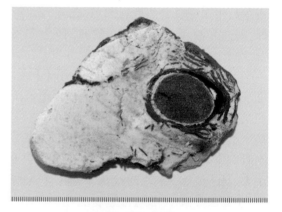

图 13-2　茯神

【炮制机理】　茯苓通过"发汗",使内部水分析出,有防霉、防腐烂作用。各种切削方法根据茯苓各部药用不同而切割。个茯苓用少量盐煮,传统认为有缩紧不散和增强润下利尿作用。朱砂拌,传统认为能增强安神定志之功。

【性能剂量】　甘、淡,平。入心、肺、脾、肾经。白茯苓:利水渗湿,健脾补中,宁心安神,以健脾渗湿为主。赤茯苓:分利湿热,以清热通淋为主。赤苓皮:利水消肿而不伤正。茯神:宁心安神。朱茯神:安神定志。带皮苓:健脾消肿。内服:煎汤,3~15g,入药时,可将大块茯苓折碎。

【贮藏】　入容器内,置通风干燥处;防霉,防蛀。

【注意事项】

1. 茯苓的加工炮制一般在原产地将鲜茯苓直接加工、蒸制,切削成饮片。干个茯苓的煮制法为外地购进干货的炮制法。大的"个茯苓"一个可达几十至几百斤,一锅煮不了多少,故煮法不适宜大量生产,以蒸法为多用。

2. 建昌帮药界饮片"贺云苓"炮制方法独特,具有饮片薄而不散,外观美,易于出味等特点。传统习称"贺云苓"的原因有二:①云苓为延年益寿药,"圣斗士苓"有"庆贺云雾山中得真苓"之意。②切削时切药刀右面紧靠一块靠石,饮片切下后一列一列地排列,饮片包装时又是一列一列扎成包,在建昌方言中"一列、一列"的同义词语是"一贺、一贺","贺"字指定了茯苓饮片形态,故称"贺云苓"。与散苓、碎苓形成区别。古时建昌帮药界饮片贺云苓畅销汉口、福建等口岸。

【文献摘粹】

《新修本草》:"茯苓……作丸散者,皆先煮之两三沸乃切,曝干。"

《黎居士简易方论》:"白茯苓(去皮)。""茯苓皮。""赤茯苓。"

《医学入门》:"茯苓……去粗皮杵末,水飞浮去赤膜,晒干,免致损目。"

《外科证治全生集》:"茯苓:蒸透切。"

《伪药条辨》:"茯苓:当取整个切片,照之微有筋膜者真。切之其片自卷,以洁白为上。"

《医学衷中参西录》:"茯苓:若入煎剂,其切作块者,终日煎之不透,必须切薄片,或捣为末,方能煎透。"

# 91．六神曲

【用名·应付】　六神曲、炒神曲(以上均付六神曲)、焦六神曲。

【来源】　本品为禾本科植物小麦的麸皮和苦杏仁、赤小豆、鲜辣蓼、鲜青蒿、鲜苍耳草等药物混合经发酵而成的加工品。多于夏季生产加工。

【制法实录】

1. 六神曲　取鲜辣蓼、鲜苍耳草、鲜青蒿各10kg,切碎,熬取适量药汁,再加入甘草粉、赤小豆粉、苦杏仁末各6kg和麦麸100kg,混合拌匀,用稻草盖住保温,使其发酵1周,至外表长出菌丝,干燥,碾细,再加面粉25kg和适量清水,调匀成稠糊状,用模压成小方块,干燥。

2. 炒六神曲　取六神曲,用糠炒至表面棕黄色。每100kg六神曲,用谷糠10kg。

3. 焦六神曲　取六神曲,用武火炒至表面褐色至焦褐色,断面焦黄色,取出略喷清水,放凉。

【成品性状】　①六神曲:呈小立方体,表面土黄色,粗糙,质脆易断,气特异,微有香气;②炒六神曲:形如六神曲,表面黄色或焦黄色,有焦斑,气香;③焦六神曲:形如六神曲,表面褐色至焦褐色,断面焦黄色,具焦香气。

【炮制机理】　六神曲生用健脾开胃,并有发散作用;炒六神曲偏于消导,善补中焦脾脏,健脾和胃;焦六神曲消食化积力强,以治食积泄泻为主。

【性能剂量】　甘、辛,温。归脾、胃经。消食和中。用于食积停滞,胸痞腹胀,呕吐泻痢。

【贮藏】　置阴凉干燥处,防蛀。

【注意事项】

1. 发酵温度应控制在25~28℃;环境湿度应保持在70%~80%。

2. 辣蓼、青蒿、苍耳草用鲜品为佳,如无,可用 30% 鲜品量的干品代替。

3. 药料混合后水分应适宜,以"手握成团,掷之即散"为好。

4. 发酵过程中,应定时翻动,防止局部温度过高,确保发酵彻底。

【文献摘粹】

《瑞竹堂经验方》:"神曲(六两,剉作小块,炒香熟)。"

《医学入门》:"造神曲法:六月六日,或三伏上寅日,采蓼草三两,青蒿、苍耳草各六两,俱捣自然汁,杏仁末一两、带麸白面二升,赤小豆一碗,煮软熟,去皮研,然后取前汁共一处拌匀,踏实成曲。一如造酒药法出白,愈久愈好,入药炒令香。"

# 第十四章 动物类

## 92. 血余炭

【用名·应付】 血余、血余炭、乱发炭、头发炭、煅血余、煅血余炭（以上均付血余炭）。

【来源】 本品为人头发经加工而成的炭化物。各地均产。收集健康人发，用碱水洗去油垢，清水漂净后，晒干。药材以色黑、发亮、质轻者为佳。

【制法实录】 血余炭：①收集健康人的头发入容器内，用清水浸1天，日换水3次，然后滗干水。②取定量大皂荚（每头发100kg，用大皂荚110kg）打碎，煎适量药汤；或用适量碱水倒入容器内，密闭浸泡，水冷后搓洗几遍，捞出用清水洗净药汁，晒至足干。③将净头发置煅锅内，上面反扣覆盖一口径略小些的铁锅，两锅结合处用湿纸贴1层，再用湿盐泥（黄泥与食盐末重量比为6∶1，加水调成泥糊，习称"六一泥"）密闭封严，待泥稍干后将锅置炉灶上，将1张湿草纸贴于盖锅底上。④用炭火加热煅1~2小时，至白纸呈焦黄色，或盖锅上滴水即沸时离火。⑤待锅摊晾后取出，刹成小块即得。损耗30%~35%。

【成品性状】 血余炭：为不规则小块状，大小不一，色乌黑而光泽弱，呈蜂窝状（图14-1），捻之清脆有声，质轻酥松易碎，有臭气，味苦。

【炮制机理】 生品不入药，煅炭后有止血之功。

【性能剂量】 苦，平。入肝、胃经。清瘀止血。治吐血，鼻衄，肌衄，齿龈出血，血痢，血淋，崩漏；均用制品。内服：煎汤，3~10g，配方入煎宜打碎。吞服：研末，每次1.5~3g。

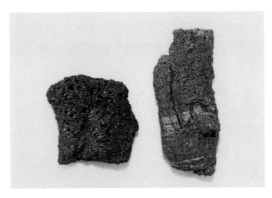

图 14-1 血余炭

【贮藏】 入陶器或玻璃器皿内，置通风干燥处；防潮，防尘。

【注意事项】

1. 血余炭属药材头发，旧称满月婴儿的胎发最佳，近现代以健康者头发为佳。

2. 煅制血余炭属煅锅焖煅法。两之间不能漏气，如有缝漏气，应用时用湿盐泥封固，以防锅内头发见风燃烧灰化，盐泥有干后不易爆裂等特点。

3. 煅至一定程度离火后锅转次序，方能揭开扣锅，否则易复燃灰化。

【文献摘粹】

《金匮要略》:"乱发……烧灰。"

《世医得效方》:"乱发(如鸡子大,烧灰用)。"

《先醒斋医学广笔记》:"胎发:火煅,发用小砂罐盐泥炼极熟,将发入罐中,封固,阴干,以炭火围之,俟黑烟将尽,即起。若青烟出,发枯不可用矣。非细心人不可任,盖火候不可过也。"

《本草求真》:"皂荚洗,煅用。"

《神农本草经读》:"以皂荚水洗净,复用甘草水洗、盐水洗,晒干,入瓶内,以盐土固济,煅存性,谓之血余灰,研极细用。"

# 93. 全蝎

【用名·应付】 全蝎、全蝎虫、全虫、淡全虫、制全蝎(以上均付制全蝎)、蝎尾、蝎梢(以上均付淡蝎尾)。

【来源】 本品为钳蝎科动物东亚钳蝎 *Buthus martensii* Karsch 的干燥全体,野生或家养。主产于河南(南阳)、山东(青州)、湖北、安徽、河北等地。习以山东等地产者(北全蝎)为道地药材。清明至谷雨间捕捉者为"春蝎",质优;夏末秋初捕捉者为"伏蝎",质较次。白天于产区温暖处翻起石块,即可发现并捕捉。夜间用灯光诱捕,用竹筷夹入光滑瓷盆内。捕捉后,将蝎子放入清水中漂几小时后,使蝎子腹内吐出泥土,再将其入锅内以定量食盐和水(每药材100kg,用食盐12kg)浸没,水平药面,煮至蝎背部显出抽沟、全身僵挺为度。捞出蝎子用清水洗去泥浊,阴干即为咸全蝎,未加盐者为淡全蝎。药材以身干、色黄、完整、腹中少杂物、少盐霜者为佳。

【制法实录】 制全蝎:①取盐全蝎,拣去杂质,倒入适量清水内,轻轻洗去盐霜,捞出,沥干余水。②取定量净薄荷叶和沸水(每药材100kg,用薄荷6kg)置容器内,密闭浸泡15分钟,滤去药渣。③将全蝎倒入薄荷液中,密闭闷润至药透汁尽,取出。晾晒至足干即得。损耗约30%。

【成品性状】 制全蝎:为扁平长椭圆形,后腹部尾状,色黄,尾刺尖端褐色(图14-2),体轻质脆,略有咸腥气味。

【炮制机理】 薄荷水制,有矫味去毒之功。

【性能剂量】 辛,平,有毒。入肝经。祛风止痉,通络止痛,抗癌解毒。治惊风抽搐,癫痫中风,半身不遂,口眼㖞斜,偏头痛,风湿痹痛,破伤风,淋巴结核,风疹疮肿;均用制品。内服:煎汤 2.5~6g,或 1~4 枚,研末。或单用蝎尾 0.6~1.5g,外用研末。孕妇忌用。

【贮藏】 入陶器内加盖,置阴凉干燥处。防返潮。

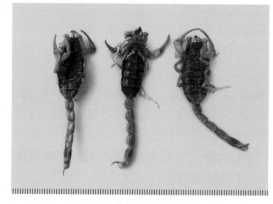

图 14-2 制全蝎

【注意事项】

1. 建昌帮药界习用薄荷水制全蝎,有增强疏风清热解毒、镇惊作用,并可矫其气味。此法在元代《瑞竹堂经验方》(该书反映了建昌路的炮制法)中即有记载。

2. 旧称蝎尾力宏。近代多以全蝎入药,特殊处方才分别调配。

【文献摘粹】

《黎居士简易方论》:"蝎梢(去毒,炒)。""全蝎(去毒,炒)。""全蝎(炒,青色者佳)。"

《瑞竹堂经验方》:"全蝎(不去毒,用薄荷叶炙)。""蝎,泡湿,用糯米半升,于大瓦上铺平,将蝎铺于米上,焙,令米黄为度,去米不用)。"

《医学入门》:"蝎……有用全者,有用梢者,梢力尤切,水洗炒去毒。"

# 94. 牡蛎

【用名·应付】　牡蛎、左牡蛎、生牡蛎、生牡蛎粉(以上付生牡蛎粉)、煅牡蛎、煅牡蛎粉(以上付煅牡蛎粉)。

【来源】　本品为牡蛎科动物长牡蛎 *Ostrea gigas* Thunberg、大连湾牡蛎 *Ostrea talienwhanensis* Crosse 或近江牡蛎 *Ostrea rivularis* Gould 的贝壳。养殖或野生。主产于沿海各地区,四季可采。取得后,去肉,取壳。洗净,晒干。古以左壳[①]厚而大,有"左牡蛎"之称。药材以个大、整齐、壳厚、不炭化、面光洁者为佳(图14-3)。

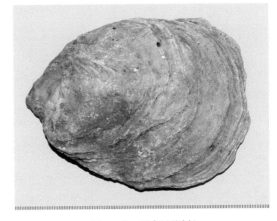

图 14-3　牡蛎(药材)

【制法实录】

1. 生牡蛎　①取原药材用清水洗刷净灰屑,晒足干。②碾或粉碎成细末,过60目筛箩即得。损耗约10%。

2. 煅牡蛎　①取原药材用清水洗刷净,晒足干,大小分档。②在大小合适的围灶内地面上,垫1层少量的碎木炭和火种,上面分层铺放完整干燥的净生牡蛎壳,并将定量碎木炭(每牡蛎壳100kg,用碎木炭50kg)置牡蛎中间、四周及上面。③点火煅烧至牡蛎微红时取出,摊晾,去净杂质、灰屑。④碾或粉碎成细末,过80~100目筛即得。损耗约20%。

【成品性状】　①生牡蛎粉:为白色粉末,具光泽(图14-4),味微咸;②煅牡蛎粉:为灰白色粉末(图14-5),质轻松,味微咸涩。

【炮制机理】　牡蛎煅后可增强固涩、敛汗、制酸之功,且易于粉碎和煎出药味。

【性能剂量】　咸,微寒。入肝、胆、肾经。敛阴潜阳,止汗涩精,化痰软坚。治惊痫眩晕,自汗盗汗,遗精淋浊,崩漏带下,瘰疬瘿瘤。养阴清热,平肝潜阳,软坚散结,用生牡蛎。收敛

---

① 左壳:牡蛎由两片壳合成。其中黏着石上的一片既大且尖,古人称此黏石之壳为"左壳",故"左牡蛎"意即牡蛎大片壳为佳。

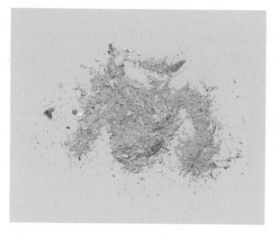

图 14-4　生牡蛎粉

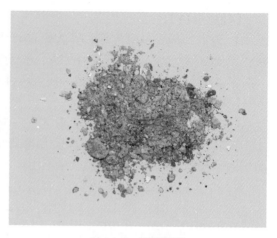

图 14-5　煅牡蛎粉

止汗,涩精止带,制酸和胃或外用,均用煅牡蛎。内服:煎汤,10~30g。入药应另包先煎。外用:煅品研末,干撒、调敷或作扑粉。

【贮藏】　入陶器内加盖,置阴凉干燥处;防返潮。

【注意事项】

1. 建昌帮药界煅牡蛎燃料为无烟燃料。近代亦有用其他燃料(如干糠)或用混合燃料者。如用木炭与锯木屑或干糠(每牡蛎100kg,用木炭10kg,锯屑或糠70~80kg)为燃料,制成品形色气味无明显变化,可减少燃料消耗。

2. 煅牡蛎必须注意火候及煅制程度,原药材必须充分干燥,否则煅制品色泽偏暗。

3. 煅至药材微红即可,不可煅之过久。若煅至红透,则药材变黑色,且味苦、灰化,影响药质。

4. 生牡蛎入煎剂的,另包,宜先煎。煅牡蛎或可用于内服制胃酸(冲服)及外治法(外敷),故粉末宜细,应过80~100目筛。生牡蛎仅用于煎剂,只需研后过60目筛即可。

【文献摘粹】

《黎居士简易方论》:"左顾牡蛎(先用韭叶捣盐泥固济,火煅,放冷,取白者)。""煅牡蛎粉"。

《瑞竹堂经验方》:"牡蛎(火煨煅)。""牡蛎(四钱,左顾者,炒赤色)。""厚牡蛎(以腐草鞋重包,插定,火煅,并研细)。"

《世医得效方》:"牡蛎(杵碎,炒)。""牡蛎(米泔浸,煅,取粉)。""牡蛎(火煅,取粉)。""牡蛎(一块,用破草生包缚,入火内煅令通红,去火候冷,取出研)。"

《医学入门》:"牡蛎……先用盐水煮一时,后入火煅红研粉用。"

# 95. 龟甲 [1]

【用名·应付】 龟板、龟底板、元武板、血龟板、生龟板(以上均付生龟甲)、炒龟板、醋龟板、酥龟板(以上均付醋酥龟甲)。

【来源】 本品为龟科动物乌龟 *Chinemys reevesii*（Gray）的背甲及腹甲。均系野生。主产于浙江(嘉兴地区)、湖北(荆州)、湖南、安徽、江苏、江西等地。全年均可捕捉。秋冬为多，杀死后，剔去筋肉，旧取其腹甲(下甲)，洗净，晾晒干，即为"血板"；煮死后取下之甲为"汤甲板"。近年腹甲(龟板)、背甲(龟壳)均入药，故不宜将上甲废弃。药材上下甲板或血板以块大、无破碎、洁净、无腐肉者为佳。

【制法实录】

1. 生龟甲 ①带血底板或上甲有残肉筋膜者，用清水洗净残血及杂质，放入缸内。取定量朴硝和生石灰(每龟甲 100kg，用朴硝 10kg、生石灰 10kg)加清水溶化，倒入缸内，水平药面为度。腌制 3~10 天(夏秋 3~5 天，冬春 7~10 天)，待残肉筋膜烂后，取出，用清水冲洗干净，晒干。②捣为不规则小片状即得。损耗约 5%~10%。

2. 醋酥龟甲 ①取适量白粗砂，入锅内用武火不断翻炒至烘热，淋入定量植物油(每砂子 100kg，用植物油 2kg)不断翻炒至砂子现油亮时。②用钳将完整或大块的干燥净生龟壳埋于烘热的油砂中，焖烫 20~30 分钟(体质小的焖 20 分钟，体质大的焖 30 分钟)至药材转金黄色，敲之易碎，透香为度，以钳取出。③趁热入醋盆，喷淋定量醋液(每净龟甲 100kg，用醋 20kg)，一边喷淋，一边翻簸，以吸进醋汁为度，取出。④摊晾至干燥，酥脆即得。损耗约 10%~15%。

【成品性状】 ①生龟甲：敲碎后为不规则扁平排骨片，外表灰白色，腹面有明显线痕，断面呈锯齿状交叉(图 14-6)，质坚硬，气微腥，味微咸；②醋酥龟甲：形如生龟甲，为棕褐色，表面黄色，质酥脆，略具醋色。

【炮制机理】 龟甲生用滋阴潜阳为主。醋制龟甲能引药入肝，滋阴补血，益肾健骨。砂炒醋淬，则龟甲质酥脆易碎，并可祛其腥臭。

【性能剂量】 咸、甘，微寒。入肝、肾经。滋阴潜阳，补肾健骨。治肾阴不足，骨蒸劳热，吐血衄血，久咳遗精，崩漏带下，腹痛骨

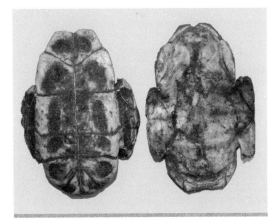

图 14-6 生龟甲

---

[1] 龟甲：据郑金生考证[《"龟甲、败龟、龟板"考辨——论龟甲当用上、下甲》,中医杂志,1982(3):56-58]及杨梅香等实验研究证实,本品自古上甲、下甲同用,两者具有同等功效。故自《中华人民共和国药典一九九〇年版一部》(北京:人民卫生出版社,1990:152)开始,规定龟甲的背甲与腹甲可同等入药。本书初稿之时,《中华人民共和国药典》尚未有新规定,故当时所载本品用于炮制的原料仍为龟板。现在全甲可入药,故原料可用龟甲。

痿,阴虚风动,久痢久疟,痔疮,小儿囟门不合。滋阴潜阳,用净生品;补肾固精,强筋壮骨,用醋制品。内服:煎汤,10~24g,捣为粗粒,先煎。

【贮藏】 生龟甲放容器内,置通风干燥处;醋龟甲置阴凉干燥处;防潮、防霉、防尘。

【注意事项】

1. 建昌帮药界传统去残肉筋膜的方法有两种。一法为朴硝生石灰腌制法,如本品炮制方法中所述;一法为砂水罨润法(具体操作详"鳖甲"项下)。用以上两法去除残肉筋膜的共同特点是:①辅料简便,成本低廉;②无虫蛀,无腥臭,不污染和改变药性;③操作简单,工序时间较短。

2. 动物类药材砂炒制有两法。一为油炒焖烫法,如本品炮制法所述,适用于形体较大的动物骨壳类药材;一为砂炒法,适用于体质较小或较薄的动物皮、甲、内脏等(详见鳖甲炮制法项下)。龟甲敲成小块亦可用砂炒法。

3. 龟甲用粗砂炒制,药材入锅前要求干燥,否则易粘砂。

4. 醋淬时用趁热喷淬法,可节省用醋量,淬后药材易干燥。

【文献摘粹】

《太平惠民和剂局方》:"败龟:酒醋涂,炙令黄。"

《本草纲目》:"龟甲……古者上下甲皆用之。"

《济世碎金方》:"净龟板(酥炙)。""败龟板(酥炙透)。""龟板(去裙,酥炙)。"

《医学入门》:"取江湖中水龟,生脱未中湿者良。其次卜师钻过者名败龟板,大者亦佳。酥炙,或猪脂、酒皆可。"

# 96. 鸡内金

【用名·应付】 鸡内金、内金、鸡肫皮、生鸡内金(以上付生鸡内金)、炒内金、炒鸡内金(以上付炒内金)。

【来源】 本品为雉科动物家鸡 *Gallus gallus domesticus* Brisson 的干燥砂囊内壁,均为家养。全国各地均产。将鸡杀死后,取出砂囊,剖开,趁热剥下内壁(剥取时不能下水,否则不易剥离,而且易碎),洗净,晒干。药材以个大、干燥、完整不碎、色黄、无杂质者为佳。

【制法实录】

1. 生鸡内金 取原药材,用温水抢水洗去砂石及鸡粪、鸡毛等杂质,晒干研末(或研碎)。损耗约10%。

2. 炒鸡内金 ①取原药材,用温水抢水洗去杂质,晒干,大小分档,并取适量放入铁撮斗内。②取定量净白中砂(砂与每次入炒鸡内金的重量比为10∶1)放入锅内,用武火炒至烘热或轻松流利时(砂温约200℃),转微火,锅内存砂,分次按比例装入白铁撮斗内。将砂与鸡内金在撮斗内快速翻簸约3~5分钟,烫至鸡内金全面鼓起,卷曲成朵状为度。③迅速用铁丝筛筛去砂子及灰屑即得。损耗约15%。

【成品性状】 ①生鸡内金:为不规则碎片,表面黄色或黄绿色,显波状条棱,质脆,易碎,断面胶质状,有光泽(图14-7),气微腥,味微苦;②炒鸡内金:全体发泡鼓起,酥脆,成卷缩状朵片,黄白色(图14-8),具焦香气。

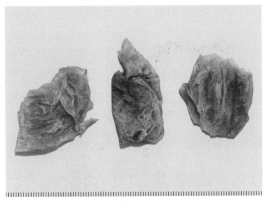

图 14-7 生鸡内金

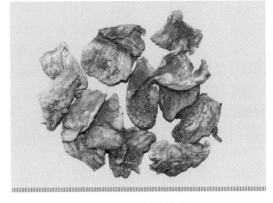

图 14-8 炒鸡内金

【炮制机理】 鸡内金经热砂离锅烫炒后,具焦香气,可去除臭秽之气,并增醒脾、开胃、止泻之功。

【性能剂量】 甘,平。入脾、胃、小肠、膀胱经。消食积,止遗尿,化结石。治食积胀满,呕吐反胃,泻痢疳积,消渴遗尿,胆石症及泌尿系结石诸症。排石通淋,用净生品;开胃消食,固肾止遗,用炒制品。内服:煎汤,3~15g,研末吞服 3~5g。配方时应打碎。

【贮藏】 入容器内,置通风干燥处;防重压,防灰尘,防潮。

【注意事项】

1. 建昌帮药界鸡内金有生、熟两品。

2. 砂烫鸡内金,工艺巧如烹饪术中的离火翻炒(指炒至一定程度时将锅离火连续颠翻的技术)。采用热砂离锅烫炒鸡内金,其特点是温度适宜,受热均匀,可使鸡内金形色气味俱佳。色泽鲜艳,无腥臭,具焦香。

3. 炒制鸡内金,要求净药材鸡内金干燥,否则不易发泡,且黏裹砂粒。

4. 砂炒鸡内金,本地有另一新法:用温水抢水洗后,沥干余水,切作小方块(如蚕豆大),晒干,入炒至烘热的砂内(大档用中砂,小档用细砂),不断翻炒至全白鼓起,出锅后筛尽砂子即得。本炒法有受热均匀,鸡内金发泡全面、产色美观等优点。

【文献摘粹】

《太平圣惠方》:"鸡肫胵中黄皮(一两半,微炙)。""鸡胵黄皮(烧为灰)。"

《世医得效方》:"鸡内金焙为末。""鸡膍胵……烧为灰。"

# 97. 刺猬皮

【用名·应付】 刺猬皮、猬皮、炒猬皮、醋猬皮(以上均付炒猬皮)。

【来源】 本品为刺猬科动物刺猬 *Erinaceus europaeus* 及其同属近缘动物的干燥外皮,多系野生。主产于湖北、湖南、江西、江苏、台湾等地。全年均可捕得。冬季较易。捕得后,用竹片纵剖腹部,将皮剥下,翻撑开,向内撒一层石灰,置通风干燥处(避日晒以免泛油),阴干。药材以皮张大、不泛油、肉脂刮净、刺毛整洁者为佳。

【制法实录】 炒猬皮:①取原药材,削去残肉,用火燎去刺尖,清水抢水洗净石灰等杂质,沥干水。②切骨牌片,晒干待炒。③取定量净白中砂(每次入锅,药材与砂的重量比为1:10),放入锅内用武火炒至烘热或轻松流利,倒入干燥刺猬片,转文火,不断翻炒至药片全体卷曲发泡。呈棕黄色时出锅,用铁丝筛筛去砂子及灰屑,倒入容器内。④趁热立即用定量醋液(每猬皮100kg,用醋10kg)均匀喷淬,一边翻簸,一边喷洒,以吸尽醋汁为度,取出摊晾,转酥脆即得。损耗30%~35%。

【成品性状】 炒猬皮:为带刺的皮骨牌片,刺焦秃酥脆,多卷曲或秃,刺发泡、鼓起,皮无毛,呈焦黄色,略有醋气。(图14-9)

【炮制机理】 砂炒法使刺猬皮在均匀受热后矫正气味,使药材变松脆,便于制剂;醋淬能增强刺猬皮祛瘀止痛、收敛之功,且有利于祛腥矫味,粉碎调剂。

【性能剂量】 苦,平。入大肠、胃经。降气定痛,凉血止血。治反胃吐食,腹痛疝气,肠风痔疮,遗精;均用制品。内服:煎汤,6~12g;外用研末,适量撒患处。传统认为孕妇忌服。

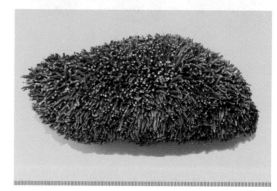

图14-9 烫刺猬皮

【贮藏】 制品入容器内,置阴凉干燥处,密闭贮藏;防霉,防蛀,防泛油。

【注意事项】

1. 古称药材多刺者有祛风作用,故净选时或去除腹下无刺的边皮,不予入药。

2. 以砂炒制可节约辅料,与滑石粉、蛤粉炒制效果基本相同。

3. 砂炒时药材要干燥,要注意火候和炒制程度,防止焦化。

【文献摘粹】

《世医得效方》:"猬皮(烧,存性)。""猬皮(剉,研)。""刺猬皮(铁器中炒焦黑为度)。""猬皮(剉碎,罐内烧存性)。"

《医学入门》:"猬皮……入药烧灰,或炙黄,或炒黑,或水煮,任入汤、丸。"

《类证治裁》:"刺猬皮:蛤粉炒。"

# 98. 穿山甲

【用名·应付】 穿山甲、鲮鲤、山甲、炒甲珠、炮山甲(以上均付炒甲珠)、醋山甲、醋甲珠(以上均付醋甲珠)。

【来源】 本品为鲮鲤科动物穿山甲 Manis pentadactyla L. 的鳞甲,多系野生。主产于广东、广西、贵州、云南等地。捕捉后杀死,剥取甲皮,晾干为"甲张"。将甲皮置沸水中略煮,甲片自行脱落,晒干。或直接用沸水烫死,取下甲片,洗净晒干,即为"生甲片"。此动物今属国家重点保护野生动物,应予以保护。药材以片匀、色青黑、无杂质、不带皮肉者为佳。

【制法实录】

1. 炒甲珠　①取生穿山甲片,大小分档,曝晒至足干。②取适量净白中砂(每次入锅穿山甲 50g,用中砂 500g),入锅内武火炒至砂子烘热或轻松流利,铺平锅底,并向四周铺开。③倒入生穿山甲片,用四周的热砂覆盖稍焖几秒,立即不断快速翻炒,至穿甲片全部鼓起,外色转黄白色,质酥脆时立即快速出锅。④用铁丝筛筛去砂子及灰屑,摊晾即得。损耗约 10%。

2. 醋山甲　①取原药材,如上操作,炒后筛净。②趁热入容器内,用定量醋液(每穿山甲 100kg,用醋 10kg)均匀喷淬,一边翻簸,一边喷淬,以醋液吸干为度。③取出晾晒干即得。损耗 10%~15%。

【成品性状】　①炒甲珠:为边缘向内卷曲,全面鼓起的朵状片,质轻而酥脆,易折断,折断面具层次,色黄白,无腥臭,味微咸;②醋山甲:形如炒甲珠,色黄,微有醋气。

【炮制机理】　穿山甲品质坚韧,略带腥臭,且难以破碎与煎煮出汁。砂炒可去除穿山甲腥臭气味,并使药材酥脆,便于粉碎,易煎出药味。醋淬可增强活血消肿止痛之效,并兼具矫臭和易于粉碎等作用。

【性能剂量】　咸,微寒。入肝、胃经。消肿溃痈,搜风活络,通经下乳。治痈疽疮肿,风寒湿痹,月经停闭,乳汁不通。外用止血,一般用炒甲珠。通络消肿定痛,用醋山甲。内服:煎汤,3~10g。入药时宜捣碎,研末吞服,每次 1~1.5g。外用适量,研细末。传统认为,孕妇及痈疽已溃者忌服。

【贮藏】　入容器内,炒甲珠置通风干燥处,醋制品置阴凉干燥处。防潮,防尘。

【注意事项】

1. 穿山甲片来源于国家保护的珍贵野生动物穿山甲,现已不准随意捕杀。

2. 穿山甲片砂炒前必须充分干燥,否则鼓起不全面,粘连、卷藏砂子,外观色暗不白。

3. 辅料砂子选用净白中砂。若砂面不洁净,炒甲珠表面也不洁净。出锅后则应抢水洗净,晒干。

4. 炒制所用火候及炒制时间要恰当,若火力过猛,炒制时间过久,或炒制时未亮锅底,甲珠易烫出油,卷角烧边,躲藏或黏附砂子。

5. 建昌帮药界还有用热砂离火离锅、在铁撮斗内翻簸烫炒甲珠一法。离火离锅烫法所得成品色泽鲜艳,无烧边粘砂现象。

6. 醋淬甲珠亦可用白醋。

7. 建昌帮药界过去有尾甲鳞尖而厚、药力尤胜之说,近代已不予分别。

【文献摘粹】

《黎居士简易方论》:"川山甲(剉,蛤粉炒,去粉)。""川山甲(烧存性)。"

《瑞竹堂经验方》:"穿山甲(剉碎,用蛤粉炒胀,去粉)。""穿山甲(酥炙)。""穿山甲(炙黄)。""穿山甲(酥炙黄)。""穿山甲(炮)。"

《医学入门》:"鲮鲤甲……水洗,细剉,蚌粉炒成珠,为末。"

《本草纲目》:"穿山甲,黄土炒。""穿山甲,竹刀刮去肉,将羊肾脂抹甲上,炙黄,如此七次,为末。"

# 99. 桑螵蛸

【用名·应付】 桑螵蛸、桑蛸、盐桑蛸(以上均付盐桑蛸)。

【来源】 本品为螳螂科昆虫中华绿螳螂(大刀螂)*Paratenodera sinensis* Saussure 及其同科多种动物的干燥卵鞘。均为野生。主产于浙江、江苏、广东等桑蚕区。深秋至次年春季采收,采得后除去树枝,置蒸笼内蒸 30~40 分钟,杀死虫卵,晒或烘干。药材以干燥完整、幼虫未出,色黄体轻而带韧性,无树枝草梗等杂质为佳。

【制法实录】 盐桑螵蛸:①取原药材去除枝梗杂质,用清水抢水洗净,立即取出,沥干余水,晒干,置容器内。②用适量的食盐末与沸水拌和溶化,将容器内药材喷洒均匀,麻布遮盖药材,闷润 3~4 小时,以药透汁尽为度。③入木甑内,待锅中水沸,隔水坐锅上,用武火蒸 40 分钟左右,至上气时取出。④晒干,切开(一切成二),筛去灰屑即得。损耗约 10%。

另有酒桑螵蛸,制法除喷洒闷润用黄酒之外,其闷润工序同盐桑螵蛸,唯不用蒸法,而用谷糠锅内拌炒法,至透香气即可。

【成品性状】 ①盐桑螵蛸:为海绵状洁净碎段,质轻松而韧,断面有许多小室,内有长圆形小卵,黄褐色(图 14-10),略有咸味;②酒桑螵蛸如图 14-11 所示。

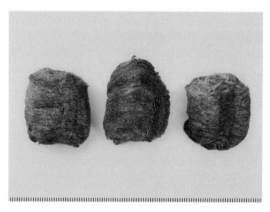

图 14-10 盐桑螵蛸

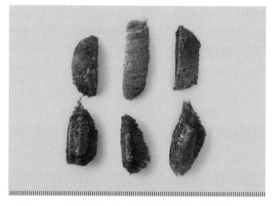

图 14-11 酒桑螵蛸

【炮制机理】 蒸制可杀死残余虫卵,洁净药材。盐制引药入肾,增强益肾固精、缩尿功能。

【性能剂量】 甘、咸,平。入肝、肾经。补肾固精,缩尿止浊。治遗精白浊,小便频数,遗尿,赤白带下,阳痿早泄,均用制品。内服:煎汤,5~10g。

【贮藏】 入容器内,置阴凉干燥处。防潮,防霉、防蛀。

【注意事项】

1. 桑螵蛸为螳螂的卵鞘,内有虫卵,如不蒸制,次年春夏易孵出小螳螂而失去药效。生用令人泄泻,蒸制可免致泻。

2. 建昌帮药界制桑螵蛸,过去亦有在洗后晒干,用盐水润透再入热锅文火炒至米黄色者。

【文献摘粹】

《神农本草经》:"桑螵蛸……蒸之。"

《名医别录》:"当火炙,不尔令人泄。"

《本草衍义》:"桑螵蛸……《蜀本图经》浸炮之法,不若略蒸过为佳。"

《世医得效方》:"桑螵蛸(酒浸,切,炙)。""桑螵蛸(盐水炙)。""桑螵蛸(瓦上焙燥)。""桑螵蛸(慢火炙八分熟,存性)。"

《医学入门》:"桑螵蛸……炮熟免令泻病生。……热水浸淘七遍,焙干,炮令黄色,免令作泻,或略蒸过用亦好。"

# 100. 鹿茸

【用名·应付】　鹿茸、关鹿茸、鹿茸片(以上均付鹿茸片)、血茸片、鹿茸粉。

【来源】　本品为鹿科动物梅花鹿 *Cervus nippon* temminck 或马鹿 *Cervus elaphus* Linnaeus. 的雄鹿尚未骨化密生茸毛的幼角(图 14-12)。野生或家养。花鹿茸主产于吉林、辽宁、黑龙江、河北等地,多为人工饲养。习以东北长白山产者("关鹿茸")为道地上品。马鹿茸主产于内蒙古、新疆、青海、甘肃等地,多为野生。

夏秋两季锯或砍取鹿茸,为增加产量,今多用"锯茸"。"砍茸"系带脑骨之茸,此法现用于不再生茸的老鹿,或用于出口高档茸(须用强壮好鹿)。锯茸后,经排血、炸煮等加工后阴干或烘干即得。鹿茸商品药材繁多,根据鹿的种类、生长时间,以及茸的大小、部位、枝叉及老嫩程度的不同,名目各异。花鹿茸饮片称"黄毛茸片""黄茸片",毛鹿茸饮片称"青毛茸""青茸片"。其近角尖端切下者质嫩而优,称"血茸片"。距顶部较远处切下者质老而次,称"鹿茸粉片"。

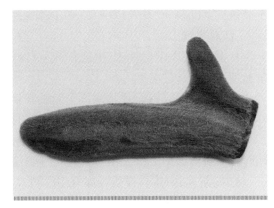

图 14-12　鹿茸

在花鹿茸中,两叉不长,如马鞍状的称"鞍子",具一个侧枝的称"二杠""二杠茸"。主枝习称"大挺",两个侧枝的称"三岔";三个侧枝的称"四岔"。一般每年锯茸 1~2 次,第一次锯下的称"初生茸""头荏茸""正品茸";第二次的称"再生茸",多为"二杠茸"。"三岔"每年只收 1 次。在马鹿茸中有一个侧枝的称"单门",两个的称"莲花",三个的称"三岔",四个的称"四岔",习称头毛茸质优于青毛茸。药材以粗大、挺圆、顶端丰满、质嫩而轻、毛细而红棕色、油润、光亮者为佳。

【制法实录】

1. 鹿茸片　①取原药材,用清油(食用油)灯或酒精灯点火,转动茸体用火燎烤,使茸毛均匀受热,以茸毛卷曲酥脆为度。②用瓷片轻刮,去除茸毛,再用上法燎烤,刮去细茸毛,勿伤茸皮。③用白布 2~3 层将鹿茸缠紧,在锯口处用锥钻孔 4~5 个小孔。④取温黄酒适量(每鹿茸 100kg,用黄酒 10kg),分次徐徐灌入鹿茸锯口小孔内,以灌透自溢为度,然后用布包裹锯口,锯口朝上竖放。润半天,至吸匀黄酒,茸体稍膨胀,无硬心为度。⑤入容器内或蒸笼内,待锅中水沸,隔水坐锅用武火蒸软,约1小时,即上大气时取出。⑥拆去布条,趁热切或刨圆中片。⑦在箩盖内垫2张草纸,纸上平铺1层药片,再覆盖薄纸1张,加薄层细砂压紧,晾晒或烘干即得。损耗约5%。

2. 鹿茸粉　①切制及切制前操作同上,茸片大小分档。②置铁丝上(茸片与筛中间垫一白纸)或入锅内(铁锅与茸片中间垫一洁净的纸)文火烘焙,中途经常翻动至米黄色,微酥时取出,摊晾至酥爽时。③碾或粉碎成极细粉末,过80~100目,用小玻璃瓶分装,封口即得。损耗10%~15%。

【成品性状】　①鹿茸片:为蛋黄色或米黄色不规则圆薄片,边缘皮层棕色或灰黑色,无茸毛,断面可见细蜂窝眼,略有酒气,味微咸,无茸毛;②鹿茸粉:为蛋黄色或米黄色极细末。

【炮制机理】　茸毛入药会刺激咽喉,引起咳嗽,为非入药部位,宜刮去。酒制能去除腥气,并增加温肾壮阳作用。蒸制能软化药材,有利于切刨。切片或制粉方便调剂或服用。

【性能剂量】　甘、咸,温。入肾、肝经。壮元阳,补气血,益精髓,强筋骨,调冲任,托痘毒。治虚劳羸瘦,精神倦乏,眩晕耳鸣,耳聋,腰脊冷痛,筋骨痿软,阳痿滑精,宫冷不孕,崩漏带下,阴疽不敛;均用制品。内服:研末,吞服0.5~1.5g。

【贮藏】　入容器内密闭收藏,置阴凉干燥处。防潮,防蛀。生品与等量花椒同贮,防虫蛀。本品系贵重细料,应专人、专柜、专账保管。

【注意事项】

1. 传统血茸片,多系野生鹿茸或砍茸,加工时未经排血的血茸制片。近代有将马鹿茸带血加工为血茸片者。

2. 传统另有"制鹿茸",系用羊脂油在锅内文火炙者。用少量羊脂油炙,或多量羊脂油炸者,可增强补肾阳之功。"炙鹿茸"不能用猪油代炙。

3. 鹿茸易虫蛀,用烘焙法可防蛀。曝晒易使外皮分离,断面变淡色,且片张易卷翘,故晒时宜加盖白纸用沙压,使片张平整。且不被蝇虫污染。

4. 润制鹿茸,建昌帮药界亦有用白酒者。

5. 鹿茸饮片等级及名称:近顶端的上段(茸端、嘴头)切下的为一等"花茸片"。其中,最顶端的称"腊片"。次层的称"血片",合称"腊血片"。中段的中上段切下的二等花茸片,习称"粉片""细砂片"。中下段切下的为三等花茸片,习称"粗砂片"。最下段(茸座)切下的为四等花茸片,习称"骨砂片""骨片"。其中,腊血片质最优,骨片质最差。

【文献摘粹】

《雷公炮炙论》:"鹿茸……每五两鹿茸,用羊脂三两,炙尽为度。"

《太平惠民和剂局方》:"鹿茸:凡使……先燎去毛令净,约三寸已来截断,酒浸一日,慢火炙令脆方用,或用酥涂炙。"

《黎居士简易方论》:"嫩鹿茸(酥炙)。""鹿茸(蜜炙)。""鹿茸(燎去毛,酒浸,炙)。""茄子鹿茸(火燎去毛,劈开,酒浸,炙)。"

《瑞竹堂经验方》:"鹿茸(酒蒸)。""茄子鹿茸(火燎去毛,劈开,酒浸炙)。""鹿茸(酒涂炙)。""鹿茸(盐炙)。"

《医学入门》:"鹿茸……茸端如玛瑙者亦好。用酥涂匀,火焰中急燎去毛尽,微炙用。"

# 101. 斑蝥

【用名·应付】 斑蝥、斑蝥虫、斑猫、花斑蝥、炒斑蝥、米炒斑蝥、制斑蝥(以上均付米炒斑蝥)。

【来源】 本品为芜青科昆虫南方大斑蝥 *Mylabris phalerata* Pallas 或黄黑小斑蝥 *Mylabris cichorii* Linnaeus. 的干燥虫体。均系野生。主产于河南、广西、安徽、四川、贵州、湖南、云南、江苏等地。以河南、广西产量较大。原昆虫7—9月间多群集,以大豆花、大豆叶、花生、茄叶及棉花芽、叶、花等为食。宜在早上露水未干时捕捉。捕捉时宜戴手套及口罩,以免毒素刺激皮肤黏膜。捕得后,置布袋中,用沸水烫死,取出晒干。药材以身干、个大、有黄色花斑、色鲜明、完整不碎、无败油气者为佳。

【制法实录】 米炒斑蝥:①取原药材斑蝥,拣去杂质,剪去头、足、翅。②取定量糯米(每次入锅,净斑蝥与糯米的重量比为1:5),抢水洗净后立即捞出,沥干余水,晾干表皮水分。③将糯米置热锅内,用文火炒干,倒入净斑蝥轻轻翻炒,至米转棕黄色时取出,筛去米粒及灰分,摊晾即得。损耗20%~25%。

【成品性状】 制斑蝥:呈长圆形虫体,无头、足、翅,背面棕黄色,腹部乌黑色(图14-13),质酥脆,气微。

【炮制机理】 去头、足、翅,乃为纯洁药材。米炒制使受热均匀,可降低毒性,并去除特异臭气,减少对胃肠的刺激。糯米炒斑蝥法最早见于建昌府籍医家李景芳《李氏婴儿得效方》及李梴《医学入门》,可见此法在建昌府渊源有自。

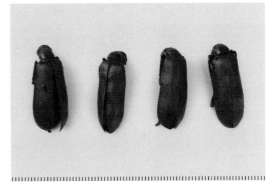

图 14-13 制斑蝥

【性能剂量】 辛,热,有大毒。入肝、胃、肾经。攻毒蚀疮,破血消癥。内服治瘰疬癥痕,狂犬咬伤;外用治恶疮死肌,积年顽癣,痈疽不溃,口眼㖞斜,喉蛾赘疣。均用制品。本品有大毒,内服宜慎。研末每次0.03~0.06g,入丸散或用桂圆肉包裹再服。外用研末,敷贴、发疱,或酒醋浸外涂,不宜大面积用。体弱及孕妇忌用。

【贮藏】 生品按毒剧药品管理方法单独隔离存放。制品放陶器内,置通风干燥处。

【注意事项】

1. 斑蝥有毒,加工炮制全过程要注意防毒及劳动保护,应戴口罩、手套及防护眼镜,受污染则易发肿起疱。加工完成后,要用肥皂水洗手洗脸。

2. 炒制后的米粒不能重复用作辅料,要及时妥善处理,以免动物误服中毒。

【文献摘粹】

《蜀本草》:"《图经》云:凡用斑猫、芜青、亭长之类,当以糯米同炒,看米色黄黑,即出,去头、足及翅脚,以乱发裹,悬屋栋上一宿,然后入药用。"

《黎居士简易方论》:"斑蝥(去头足翅,少醋煮熟,为末)。"

《李氏婴儿得效方》:"斑猫(糯米炒,去皮足翅,不用米)。"

《医学入门》:"斑蝥……去翅足,入糯米中炒,米黄为度,生则令人吐泻。"

# 102. 蜈蚣

**【用名·应付】** 蜈蚣、天龙、制蜈蚣、炙蜈蚣(以上均付炙蜈蚣或制蜈蚣)、蜈蚣粉。

**【来源】** 本品为蜈蚣科动物少棘巨蜈蚣 *Scolopendra subspinipes mutilans* L. Koch 或其同属近缘动物的干燥虫体(图14-14),野生或家养。主产于浙江(岱山)、江苏、湖北、四川、湖南、安徽、河南、陕西等地。习以浙江、江苏产者佳。4—6月间捕捉。捕得后,置竹笼内,用开水烫死,取两端削尖的竹片,插入头尾两部,绷直烘或晒干。药材以身干、条长、头红、背身绿、腹面黄、头足完整者为佳。

**【制法实录】**

1. 制蜈蚣(米炒) ①取原药材,拣去杂质,用干布拭净,摘去竹片及头足。②用少量黄酒(每蜈蚣100g,用黄酒10g)均匀喷洒蜈蚣,略润。③横切为两半段片。④取定量糯米(每次入锅,药材与米的重量比为1:5)洗净,沥干余水,稍晾干,入锅内文火炒干、炒热。⑤立即将蜈蚣段倒入锅内,与糯米不断翻炒,至蜈蚣转金黄色时立即出锅。⑥筛去糯米及灰屑,摊晾即得。损耗10%~20%。

2. 炙蜈蚣(火炙) ①取原药材,拣去杂质,用干布拭净,摘去竹片及头足。②将虫体用单层洁净的纸卷卷入纸筒。③点燃纸的一端,待纸烧完,虫体变焦色时吹净纸灰,折断成小段即得。

**【成品性状】** 制蜈蚣或炙蜈蚣:均为无头足的洁净虫体,色焦黄(图14-15),质脆,有特殊气味。

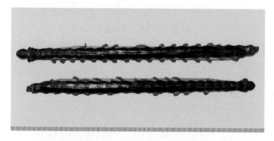

图14-14 蜈蚣(原药材)

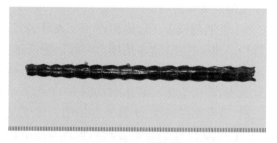

图14-15 制蜈蚣

**【炮制机理】** 去头足可降低毒性,纯洁药材。酒润可矫气味。火炙(燎)或米炒均为高温祛毒之法,亦可方便粉碎。

**【性能剂量】** 辛,温,有毒。入肝经。祛风定惊,攻毒散结。治中风惊痫,破伤风,百日咳,瘰疬结核,癥积瘤块,疮疡肿毒,风癣白秃,痔漏,烫伤;均用制品。两法制品通用。内服:煎汤,2.5~4.5g,或1~3只;研末兑服,每天1~2g。外用适量研末,涂敷。传统认为孕妇忌服。

**【贮藏】** 干燥品与等量干花椒拌匀遮盖,同贮于缸瓮内,置阴凉干燥处。防霉,防蛀。

【注意事项】

1. 蜈蚣有毒,制蜈蚣经米炒去毒后,可供药房随时配方调剂。

2. "炙蜈蚣"非指蜜炙,而是以火炙燎之义。此法适应近代蜈蚣以"只"论价,配方时临时纸包火燎之,今多被采用。

【文献摘粹】

《黎居士简易方论》:"蜈蚣(去头足,炙)。"

《世医得效方》:"蜈蚣(酒洗去粪,炙)。""赤脚蜈蚣(酒炙)。""赤足蜈蚣,去足炙令焦,细研如粉。"

《济世碎金方》:"金头蜈蚣,用新瓦焙干,莫令焦黑。""金头蜈蚣(黄酒炙过)。""蜈蚣(去头尾足,以薄荷叶包煨)。"

《医学入门》:"蜈蚣……姜汁炙,去头足,为末,再用绵纸盛,就无烟火上炒熟用之。"

# 103. 蕲蛇

【用名·应付】　蕲蛇、祁蛇("祁"乃"蕲"音误)、制蕲蛇、酒蕲蛇、炒蕲蛇(以上均付酒制蕲蛇)。

【来源】　本品为蝰科动物五步蛇 *Agkistrodon acutus* (Güenther)(棋盘蛇)除去内脏的干燥全体。多为野生。主产于浙江、江西、福建、湖北等地。古以湖北蕲州(今蕲春)产者为道地药材,故称"蕲蛇",今主产地并非蕲春。夏季捕捉后,剖腹除去内脏,洗净,用10根小篾片撑开腹壁,以蛇头为中心盘成圆盘状。另用篾条4根作十字形上下夹紧固定,烘干。或不用竹片撑开,直接烘干,干燥后拆除竹片。药材以身干、个大、头尾齐全、花纹斑块明显、腹腔内部黄白色者为佳。

【制法实录】　酒蕲蛇:①取原药材,切去头、尾(尾3cm)部。②用木炭火烘烤蛇背,至鳞片翘起时,趁热以硬刷刷去鳞片。③切成3cm长骨牌片,筛尽灰屑,置容器内。④取定量黄酒(每净蕲蛇片100kg,用黄酒10kg)均匀喷洒,麻布遮盖,闷润2~4小时,以吸尽黄酒为度,取出晒干(或焙干)。⑤取定量净白中砂(每次入锅,蕲蛇与砂的重量比为1∶10),置热锅内武火炒至烘热或轻松,转文火,投入干燥蕲蛇片,不断翻炒至质酥脆透香、转黄褐色为度,取出。⑥用铁丝筛筛去砂子及灰屑,摊晾即得。损耗10%~15%。

【成品性状】　酒蕲蛇:呈棕褐色或黄褐色骨牌片,背部两侧有黑褐色与淡棕色组成的"V"纹斑(又称"方胜纹"),无头尾及鳞,内面显黄白色,有明显骨骼分布(图14-16),微有酒香气,味微咸。

【炮制机理】　去头可降低毒性,去鳞尾乃为纯洁药材。酒制增强活血祛风通络功效,并可矫气味。砂炒易酥脆,易煎出药味,

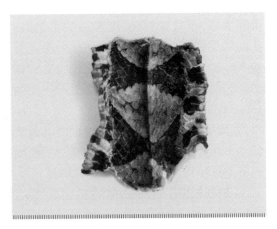

图14-16　酒蕲蛇

并可通过高温解毒。

【性能剂量】 甘、咸,温,有毒。入肝经。祛风湿,透筋骨,定惊搐。治风湿瘫痪,骨节疼痛,麻风疥癣,小儿惊风搐搦,破伤风,杨梅疮,瘰疬恶疮;均用制品。内服:煎汤 3~9g;研末吞服 1~1.5g,或浸酒服。

【贮藏】 原药材与等量花椒拌匀共贮,可防虫蛀。酒蕲蛇入陶器内,密闭贮藏,置阴凉干燥处;防霉,防蛀,防鼠咬。

【注意事项】

1. 建昌帮药界,蕲蛇传统炮制均去头、尾及鳞。除去有毒及无药效部位,可纯洁药材。《修事指南》有"去鳞甲者免毒存"的说法,但蛇之鳞甲未必有毒。

2. 砂炒法可使骨、皮酥脆,防霉,易煎出味,并有高温解毒之效。

【文献摘粹】

《黎居士简易方论》:"白花蛇(酒浸,取肉)。"

《瑞竹堂经验方》:"白花蛇头(一个带项二寸,酒浸炙)。""白花蛇(酒浸取肉,炙)。"

《医学入门》:"白花蛇……有大毒,宜去头尾各一尺,取中段酒浸三日,去酒炙干,去皮骨。"

# 104. 僵蚕

【用名·应付】 僵蚕、天虫、姜蚕、白僵蚕、僵虫、炒僵蚕、姜僵蚕(以上均付姜制僵蚕)。

【来源】 本品为蚕蛾科昆虫家蚕 Bombyx mori Linnaeus. 的幼虫感染白僵菌 Beauveria bassiana (Bals.) Vuillant 而致死的干燥蚕体。均系家养。主产于江苏、浙江、四川、河南、湖南、安徽、山东等地。收集病死后的僵蚕,倒入石灰中拌匀,吸去水分,晒干或文火烘干,筛去灰屑即得。药材以条直、肥壮、质坚、色白、断面光者为佳。

【制法实录】 姜僵蚕:①取原药材,筛去灰屑,拣去丝头杂质,大小分档,用清水抢水洗净,晒干,置容器内。②用定量的生姜和沸水榨取生姜汁(每僵蚕 100kg,用生姜 10kg,掺沸水 5kg 榨汁),加入容器,拌匀,麻布遮盖,闷润 1~2 天(夏秋 1 天,冬春 2 天),待吸尽姜汁,取出晒至全干。③将定量预制蜜麸(每次入锅,僵蚕与蜜麸的重量比为 2∶1)置热锅内,文火快速翻炒,至冒青烟时,将蜜麸铺平锅底,并向四周铺开。④立即倒入僵蚕,快速翻炒 3 分钟,以色转深黄,透焦香气时立即取出。⑤筛去麦麸及灰屑,摊晾即得。损耗 15%~20%。

【成品性状】 姜僵蚕:呈弯曲类圆条节状。头、足、体可辨认,表面皱缩,黄色,断面平坦光亮(图 14-17),微有姜气,味微咸。

【炮制机理】 姜制麸炒可矫腥臭气味,杀死偶存活的孢子,并能增强祛风化痰止痛作用。

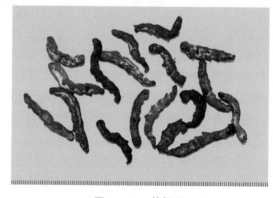

图 14-17　姜僵蚕

【**性能剂量**】 咸、辛,平。入肝、肺经。祛风解痉,化痰散结。治中风失音,惊痫,头风,喉风,喉痹,瘰疬结核,风疮瘾疹,丹毒,乳腺炎;均用制品。内服:煎汤,5~10g;研末吞服1~1.5g。外用:研末撒或调敷。

【**贮藏**】 入容器内,置阴凉干燥处;防霉。拌入适量花椒粉可防虫蛀。

【**注意事项**】

1. 蜜麸炒僵蚕色深黄,洁净。如不用蜜麸,姜汁清炒僵蚕色易变黑,且不洁净。

2. 以姜汁润后须干燥,再以蜜麸炒制。如天气不佳,可在润制时姜汁内加少量白矾末(每僵蚕 100kg,加白矾 1kg),有缩水防腐作用。

3. 商品中有以普通死蚕冒充僵蚕者,其蚕弯曲,且质软,断面不光滑,应注意鉴别。在药材商品中,如缺僵蚕,近代有以"僵蛹"作代用品者。僵蛹系缫丝厂将杀死的蚕蛹经人工接种白僵菌培养而成,功效较逊。

【**文献摘粹**】

《圣济总录》:"白僵蚕……麸炒令黄。"

《世医得效方》:"白僵蚕(炒,去除嘴)。""僵蚕(炒断丝)。""僵蚕(姜汁炒)。""白僵蚕(直者,去丝、嘴,炒)。""白僵蚕直者不以多少,用生姜片切同炒,候赤黄色为度,去姜不用,为末。"

《医学入门》:"僵蚕……头番干久者佳,糯米泔浸去涎嘴,火焙或姜汁炒。"

# 105. 鳖甲

【**用名·应付**】 生鳖甲、别甲("别"乃"鳖"的音误)、脚鱼壳、水鸡壳(以上均付生鳖甲)、醋鳖甲、酥鳖甲、酥制鳖甲(以上均付醋酥鳖甲)。

【**来源**】 本品为鳖科动物鳖 *Trionyx sinensis* Wiegmann 的背甲,野生、饲养均有。主产于湖北、湖南、安徽、江西、江苏、浙江、福建等地。全年皆可捕捉,夏秋两季为多。近多为食用后收集。民间捕捉后,砍去鳖头,将鳖身入沸水内烫 10~20 分钟,至背甲能剥落时,取出。剥下背甲,刮净残肉,晒干,若不烫、生剥者为"血鳖甲"。药材以血鳖甲干燥、只大、甲厚、无残肉者为佳。

【**制法实录**】

1. 生鳖甲 ①取定量净白粗砂(每鳖甲 100kg,用粗砂 100kg)装缸内,将有残肉筋膜的血鳖甲洗净残血及杂质后,埋入缸内砂中,加入定量清水和生石灰(每鳖甲 100kg,用生石灰10kg),以水平药面为度,浸润 2~3 天(夏秋约 2 天,冬春约 3 天),待残肉筋膜腐烂后,取出。②用清水冲洗干净,晒干。③捣为不规则扁平骨牌片即得。损耗 10%~15%。

2. 醋酥鳖甲 ①取净生鳖甲晒干,敲成不规则扁平骨牌片,大小分档。②取定量净白中砂(每次入锅,鳖甲与砂子的重量比为 1:10),置热锅内武火加热,不断翻炒至砂子烘热或轻松流利时,倒入生鳖甲片,转文火,不断翻炒 15~20 分钟,至呈棕黄色,敲至易碎为度。③立即取出,用铁丝筛筛去砂子及灰屑。④趁热入醋盆内,喷淋定量醋液(每鳖甲100kg,用醋 20kg),一边喷淋,一边翻簸,以吸尽醋汁为度,取出摊晾至干燥酥脆即得。损耗 10%~15%。

【成品性状】　①生鳖甲：为不规则扁平骨牌片，表面青白色，背面密布凹陷细点，边缘有齿状突起（图14-18），质坚硬，气微腥，味淡；②醋酥鳖甲：形如生鳖甲，表面深黄色（图14-19），微有焦香气，味微酸。

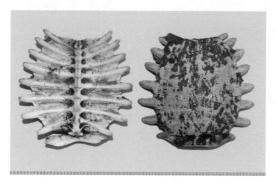  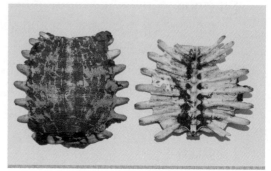

图 14-18　生鳖甲　　　　　　　　　　　　图 14-19　醋酥鳖甲

【炮制机理】　生鳖甲滋阴清热，平肝潜阳力胜。砂炒醋淬后质酥脆，可矫腥臭，易敲碎及煎出药味，可引药入肝，增强软坚散结之功。

【性能剂量】　咸，微寒。入肝、肾经。养阴清热，平肝息风，软坚散结。治劳热骨蒸，阴虚风动，劳疟疟母，癥瘕痃癖，经闭经漏，小儿惊痫。养阴清热，平肝潜阳、息风，用净生品；软坚散结，用醋制品。内服：煎汤，10~24g，入药时捣为粗粉，先煎。旧时或认为本品有坠胎作用，孕妇忌服。

【贮藏】　生鳖甲入容器内，置通风干燥处。醋鳖甲置阴凉干燥处。防潮、防霉、防尘。

【注意事项】

1. 去生鳖甲残肉筋膜法，除了砂子石灰水罨润法，还可参考龟甲条运用朴硝石灰水腌制法，效果亦好。

2. 砂炒鳖甲用中砂，药材入锅前要求干燥，炒制时火候宜先武火、后文火。火力过大，炒制时间过长，药材易焦黄老化，损坏药性。砂温过高时，可一边减弱火力，一边掺以凉中砂，拌和降温。如炒制火力不足，时间太短，则药材不酥脆，难捣碎，不易煎出药味。

3. 醋淬采用趁热喷淬法，否则药材不易吸尽醋汁，且难以干燥，并易回潮。

【文献摘粹】

《黎居士简易方论》："鳖甲（醋炙微黄，去裙）。""鳖甲（醋浸，炙，去裙襕）。"

《世医得效方》："大鳖甲（醋煮三五十沸，去裙襕，别用醋炙黄）。""大鳖甲（炙黄，醋淬五七次，去腥）。"

《军门秘传》："团鱼骨（烧灰为末）。"

《医学入门》："鳖甲……用九肋多裙、重七两者，生剔去肉，取甲酽醋炙黄色。去劳热，用小便煮一日夜。"

# 第十五章 矿 物 类

## 106. 自然铜

【用名·应付】 自然铜、然铜、醋然铜、煅然铜、然铜末(以上均付煅然铜末)。

【来源】 本品为等轴晶系黄铁矿的矿石,主含硫化铁。主产于四川、广东、广西、湖南、河北、辽宁、云南等地。全年可采。在矿区拣取有黄色光泽的矿石,除去泥杂即得。药材以块整齐、色黄而光亮、断面有金属光泽者为佳(图15-1)。

【制法实录】 煅然铜:①取原药材,用清水洗刷去灰屑,大的敲碎,装入小砂罐内加盖。②上下四周堆围碎木炭(每药材100kg,用炭100kg,反复煅烧用),点燃煅烧,

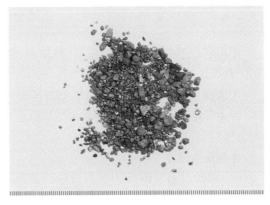

图 15-1 自然铜

煅至罐内自然铜全体通红为度,用铁钳取出。③立即趁热投入醋盆内,用定量醋(每自然铜100kg,用醋30~40kg)浸淬,至无声时捞出。④如上反复煅淬2~3次,至药材开裂,表面光泽消失,变黑褐色为度。⑤晾晒干后,碾成细粉,过80~100目筛即得。损耗10%~15%。

【成品性状】 然铜末:为黑褐色细粉,质重,无臭,味淡。

【炮制机理】 醋制可增强散瘀止痛之功。煅制可纯洁药材,煅淬后自然铜酥松、易于粉碎,并易煎出药味。据建昌乡贤的医籍记载,最晚从元代开始,建昌炮制就沿用醋淬之法。

【性能剂量】 辛,平。入肝经。散瘀止痛,接骨续筋。治跌打损伤,筋骨断折,血瘀疼痛,积聚,瘿瘤,疮疡烫伤;均用制品。内服:煎汤3~10g。入药时应另包先煎。外用适量,调敷。

【贮藏】 入陶器内,置阴凉干燥处。防尘、防潮、防生锈。

【注意事项】

1. 自然铜质重坚硬,煅制时须用耐火小砂罐,可单罐或多罐煅制。每罐以2~3kg为宜,过重则不易取出。多罐同煅时,罐与罐之间要保持一定距离,围以木炭煅烧。

2. 煅自然铜为直火明煅法,可加盖或不加盖,加盖者可防灰屑污染及爆裂,但不需要封口密闭。

3. 醋淬时,会产生异种气体及爆裂现象,操作时宜背风,注意防护。

**【文献摘粹】**

《黎居士简易方论》:"自然铜(好者,杵碎,用生铁铫子内,以炭火一秤,渐渐三二焰起,闻腥气,又闻似硫黄气,其药乃成,放冷取出。如药有五色者,即甚妙也。然后安向净黄湿土上,着纸先视其药,用盆子合之,不得通风一宿,出火毒。乳钵内研细,以水净淘黑汁浓者,收取,次更细淘,又收浓者三五度,淘澄,定去清水,用新瓦盆内,将纸衬之,合并,干如黑粉)。""自然铜(醋淬、火煅九次,细研)。"

《瑞竹堂经验方》:"自然铜(醋淬七次。以上各一两,研)。""自然铜(醋淬七次,水飞)。""自然铜(煅,醋淬七次,研)。""自然铜(火煅,醋蘸七次)。"

《军门秘传》:"自然铜(醋淬,火煅为末,水飞)。"

《医学入门》:"自然铜……凡使,火煅醋淬九次,细研,水飞用。"

# 107. 炉甘石

**【用名·应付】** 炉甘石、甘石、芦甘石、煅炉甘石(以上付煅炉甘石)、黄连制炉甘石、熊胆制炉甘石。

**【来源】** 本品为碳酸盐类矿物方解石族菱锌矿,主含碳酸锌($ZnCO_3$)。主产于湖南、广西、四川等地。全年均可采挖。采挖后除去杂石,晒干。以块大色白或显淡红色、体轻、质松者为佳。

**【制法实录】**

1. 煅炉甘石　取净炉甘石,打碎,置坩埚内,在无烟炉火中煅烧至微红,取出,立即倒入水盆中浸淬,搅拌,倾出混悬液,将石渣晾干,再煅烧 3~4 次,最后将石渣弃去。取混悬液澄清,倾去清水,将滤出的细粉干燥。

2. 黄连制炉甘石　取黄连煎汤,加入上述煅炉甘石细粉,拌匀并使吸尽,烘干。每煅炉甘石细粉 100kg,用黄连 15kg。

3. 熊胆制炉甘石　取熊胆汁,过滤,加入开水稀释,拌入煅炉甘石细粉,至吸尽,烘干,碾细粉。1kg 炉甘石细粉,加熊胆汁 100g,加开水 300ml 化开。

**【成品性状】** 炉甘石:呈白色、淡黄色或粉红色的粉末,体轻,质松软而细腻光滑,气微,味微涩;黄连汤制后为黄色细粉(图 15-2),质轻,味极苦;熊胆制后为深黄色细粉(图 15-3),味苦。

**【炮制机理】** 本品一般不生用,煅淬后用水飞使药物纯洁细腻,便于外用;黄连汤制可增强清热明目、敛疮解毒功效;熊胆制,增强清热解毒的功效。

**【性能剂量】** 性平,味甘。归肝、脾经。解毒明目退翳,收湿止痒敛疮。治目赤肿痛,睑弦赤烂,翳膜遮睛,胬肉攀睛,溃疡不敛,脓水淋漓,湿疮瘙痒。外用适量,研末调敷。忌内服。

**【贮藏】** 置干燥处,防尘。

**【注意事项】**

1. 熊胆汁需加开水稀释。

2. 黄连煎煮需控制加水量,黄连汤需过滤去渣,趁热拌入。

3. 煅炉甘石可重复多次,煅透为止。

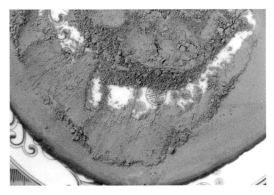

图 15-2 黄连制炉甘石

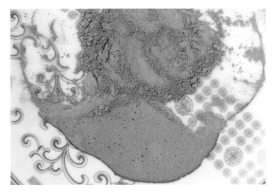

图 15-3 熊胆制炉甘石

【文献摘粹】

《黎居士简易方论》:"炉甘石(煅,研)。"

《瑞竹堂经验方》:"炉甘石(六两,炭火在铁片上烧红透,于黄连汁内蘸之。依前烧七次,研为末)。""炉甘石(四两,用童子小便煅淬五七次,研细,黄连水飞五七次)。"

《济世碎金方》:"甘石(三黄汤煅过,水飞)。""芦甘石(醋淬)。""甘石(火煅过)。"

《医学入门》:"炉甘石……用砂罐一盛、一盖,于炭火中煅令通赤,以童便或黄连水淬之,再煅、再淬九次,细研,水飞过用。"

# 108. 硫黄

【用名·应付】 硫黄、石硫黄、生硫黄、明硫黄(以上若注明外用,付生硫黄)、制硫黄、熟硫黄、西土、熟土(以上若注明内服,付制硫黄)。

【来源】 本品为天然硫黄矿或含硫矿物冶炼而成的自然硫(S)。主产于山西、陕西、河南、湖北、四川、广东及台湾等地。全年可采。挖得泥块状硫黄矿石,经过土法加工,放入罐内,加热熔化,除去杂质,倒入模型内,冷却后,打成碎块。药材以色黄、光亮、松脆、无杂质者为佳。

【制法实录】

1. 生硫黄 取原药材除去杂质,敲成小块或研细末即得。

2. 制硫黄

(1) 一法:①取原药材,除去杂质,敲成小块。②取定量干净鲜青松叶(每药材100kg,用青松叶10kg)平铺锅内底部及四周,将敲成小块的硫黄置松叶上,勿使其直接接触铁锅,倒入新鲜豆腐浆(每硫黄100kg,用豆腐浆100kg),加入清水,浆水过药面7~10cm。③武火加热煮沸后改文火,煮约4小时,至青松叶煮烂,豆腐浆变墨绿色,硫黄烊化为度,取出。④置清水内漂净,待冷去除松叶,捞出硫黄,晾干,碾粉即得。

(2) 二法:①以竹栅或篾垫置于锅底,取新鲜豆腐块放竹栅或篾垫上,将净生硫黄敲碎,置豆腐(每硫黄100kg,用豆腐200kg)上,使硫黄不直接接触铁锅,加入清水,水过药面7~10cm。②用武火加热煮沸后,转文火煮4小时,至豆腐转墨绿色且上浮,硫黄烊化,去除豆腐块。③倒入清水内,漂1~2天,捞出晾干,碾细粉,过80目筛即得。

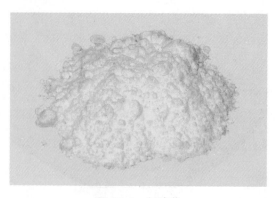

图15-4　制硫黄

【成品性状】 ①生硫黄:呈块状,性脆质硬,有光泽,为黄色或黄绿色,易溶化,火焰青蓝色,臭气特殊,味淡;②制硫黄:为洁净无杂质的淡黄色细粉(图15-4),臭气稍减。

【炮制机理】 青松叶垫锅底可使硫黄隔离铁锅,并使溶化的硫黄中的砂石等杂质下沉而易于分离;与豆腐浆水共制硫黄,可缓和燥性及臭味,消火毒,降低毒性。碾粉则便于入药和制剂。豆腐煮硫黄同样有去毒作用。

【性能剂量】 酸,温,有毒。入肾、大肠经。壮阳补火,通便杀虫。治阳痿,虚寒泄泻,冷痢,老年便秘,疥癣,湿疹,疮癞。内服均用制品,外用均用净生品。内服:煎汤,制硫黄0.5~3g,多入丸散。外用:生硫黄适量研末,煎水洗或合药涂敷。孕妇忌服。畏芒硝、朴硝、玄明粉,不宜同用。不可近火,以防燃烧。

【贮藏】 按毒剧药管理办法,入缸瓮内密闭贮藏,置阴凉干燥处。防燃。

【注意事项】

1. 建昌帮药界以青松叶、豆腐浆煮制硫黄,辅料特殊,与其他制法有别。青松叶,又名松针、松叶、青松毛,为松科植物马尾松的新鲜叶,性味苦温,无毒,有祛风燥湿、杀虫止痒、解毒之功。常用于风湿痹痛,湿疮疥癣等。以青松叶作辅料有隔离铁器(硫黄忌铁)、分离杂质、解毒,协同增效之功,以松叶煮烂为度,便于观察掌握炮制程度。豆腐浆系制豆腐时,将黄豆浸胀磨出之汁,煮煎成浆,而尚未点化成腐者;性味甘、微咸,平,无毒;具有清咽祛腻、解盐卤毒、泻热下气、利便通肠、止淋浊之功。硫黄有毒,火热纯阳,号为火精。以豆腐浆为辅料制伏,可消其火毒,去除燥性及毒性,矫气味,增效。明代建昌府籍医家李梴有豆腐浆等物制煮硫黄法。

2. 近代亦有用豆腐煮制或入大肠内煮制硫黄等。

【文献摘粹】

《黎居士简易方论》:"硫黄(先飞,捡去砂石,研为细末,用瓷盒盛,以水和赤石脂封口,盐泥固济,曝干,地内先埋一小罐子,盛水令满,却安盒子在上,再用泥固济,干以慢火养七日七夜,候足,加顶火一通煅,候火尽灰冷却,取出,研为末)。"

《医学入门》:"硫黄……凡使,溶化入麻油中,或入童便中浸七日,细研水飞。入痼冷药,以雀脑髓拌之则不臭。一法:硫黄四两,用白矾半斤,入瓦罐内,以豆腐浆煮一日,去水慢火熬干,令结成一块。次日挖地坑埋一瓦罐,内贮米醋一碗,另用铁叶一片,钻十数孔于上,盖定罐口,却取前硫黄罐子覆铁叶上,两口相对,外以盐泥封固,候干,以炭火煅三炷香久,其白矾粘于上罐,硫黄溜于下罐醋内,候冷取出,水浸一宿,阴干,研用。"

《方论集腋》:"石硫黄一斤,猪大肠二斤。将硫黄为末,实猪肠中,烂煮三时,取出去皮,以解其毒。"

# 109. 滑石

【用名·应付】 滑石、泰石、飞滑石、滑石粉(以上均付飞滑石粉)。

【来源】 本品为单斜晶,系天然滑石的矿石。江北习用硬滑石,主含含水硅酸镁 $[Mg_3(Si_4O_{10})\cdot(OH)_2]$,当今《中华人民共和国药典》规定此种滑石为正品。江南习用软滑石,主含含水硅酸铝 $[Al_4(Si_4O_{10})\cdot(OH)_8]$,属于黏土矿石,可作为地区习惯用药。这种黏土滑石与硅酸盐类滑石的混用状况沿袭至今[①]。北滑石主产于山东(莱州、栖霞)等地。南滑石主产于江西(鹰潭)、广西(桂林)等地。采得后,去净泥土、杂石即得"块滑石"。或将滑石块刮净,用粉碎机粉碎。过细筛后即得滑石粉。药材以整洁、色青白、滑润、无杂石者为佳。

【制法实录】 飞滑石:①取块滑石,去除杂质,入碾槽或粉碎机内研细嫩粉末,置容器内。②加入清水,用洁净木棒不断搅动,药材沉淀后,捞去上浮的泡沫杂质,滗去上面清水。③再加清水搅拌,将混悬液倒入容器内。④下沉部分再按上法加清水搅拌数次,合并混悬液,静置。⑤轻轻滗去清水部分,取出混悬液中的沉淀物,薄层装入上面垫有吸水纸(草纸或毛边纸)的箩盖内晒干。⑥取出,再研细粉,过80~100目,即得。损耗20%~25%。

【成品性状】 飞滑石(滑石粉):为极细粉末,色白(图15-5),手捻有滑腻感,无臭,味淡。

【炮制机理】 水飞可纯洁药材,研粉方便煎出药味及制剂。

【性能剂量】 甘、淡,寒。入膀胱、肺、胃经。清暑解热,利尿渗湿。治暑热烦渴,小便不利,水泻热痢、淋病、黄疸水肿,衄血,脚气,皮肤湿烂;均用飞制品。内服:煎汤,10~15g,大剂可至 24~30g;入药宜包煎。外用适量,研末调敷。传统认为,孕妇慎用。

【贮藏】 放瓮内密闭,置通风干燥处。防潮、防尘。

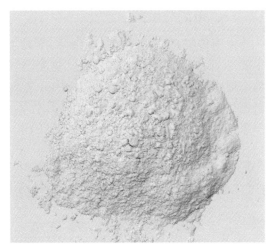

图 15-5 滑石粉

【注意事项】

1. 水飞滑石必须去除浮于上层的杂质和不易上浮而易于下沉的杂质。

2. 混悬液沉淀物静置后尚有清水渗出。应从上轻轻滗去。少量水分不易滗去者,可在缸内沉淀物上垫 2 张吸水纸,再将装有干燥柴灰的布袋轻轻平压于吸水纸上,慢慢吸去渗出的水液,使沉淀物稍转浓稠,方便箩盖摊晒,以缩短加工工时。

【文献摘粹】

《苏沈良方》:"滑石,水研如泔,扬去粗者,存细者,沥干更研,无声乃止。"

《瑞竹堂经验方》:"白滑石(烧)。""滑石(碾细,飞去灰石)"

《医学入门》:"滑石……白色者佳,余色有毒。研粉,或以牡丹水煮,飞过晒干。"

---

① 国家中医药管理局《中华本草》编委会 . 中华本草(1). 上海:上海科学技术出版社,1999:284.

# 传统中药铺、药柜与斗谱
## ——建昌帮药柜斗谱的风格与特点

梅开丰

传统中药铺与普通店铺除了形式上都有货柜与柜台之外,其实质内容大不相同,具有很多一般民众、甚至药行之外的人所不了解的特点。现代中药店与几十年前的传统中药铺也有很大变化。即便同样都是传统中药铺,不同地区的药铺也会有自己的特点。以下根据清末民初建昌帮传统药铺的遗物,并采访几十位老药工所得,就传统药铺的布局设置、药柜与斗谱,以及与之相关的问题作一探讨。

## 一、布局与设置

中国传统药铺的内部布局细节,罕见于现存古代文献。但北宋张择端《清明上河图》中的"赵太丞家"药铺,已露端倪。这家药铺的门面不大,一眼可知其规模很小。正面屋檐前有横匾额招牌"赵太丞家"(附图1),这是北宋药铺常见的命名方式。孟元老《东京梦华录》所载药铺名就有"柏郎中家""山水李家""杜金钩家""大鞋任家""下马刘家药铺"等以"家"为名的药铺。其中一些药铺的主人可能与"赵太丞家"一样,曾是官员或医官,例如有"两行金紫医官药铺""班防御""仇防御药铺"等。当然更多的药铺名是显示药铺经营的主要药物,如"李生菜小儿药铺""时楼大骨传药铺"等。

"赵太丞家"药铺大门口两边分别树有"市招",也就是当今的广告牌。市招上依稀可辨识的字有"治酒所伤真方集香丸"(左前市招)、"赵太丞家□□□□□"(左中市招)、"五劳七伤□□□"(门左联)、"大□□□医脾胃□"(右市招)。这些广告牌展示药店主人的身份与特长。药铺的堂屋左边有3人(2名妇人),坐着的妇人抱着孩子,似乎是来给孩子看病。右边一人拱着手,看不清手里捧着的物

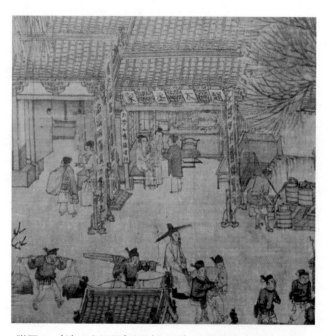

附图1 《清明上河图》(局部,天津:人民美术出版社,1996)

件,大约是在给病人药物。这说明此药铺可能有坐堂医师,也可能药铺主人医药兼通,否则病人不会带孩子来药铺购药。此药铺的内部,只能看到一个柜台,后面的药柜则过于模糊,难以看清细节。

《清明上河图》的摹本与伪造本甚多,但不管是哪种本子,传统药铺都是其中内容之一。例如,有一种清代的《清明上河图》伪造本绘出了另一种药铺(附图2)。此药铺无名,其匾额上书"本堂法制应症煎剂丸 散",右边有竖立的市招,上书"本堂发兑川广地道药材"。

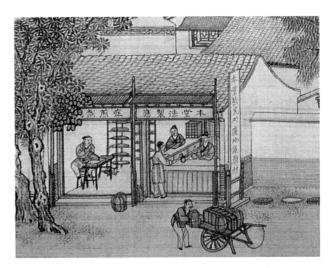

附图2　《清明上河图》(伪本,局部)药铺

这家药铺属于"右店左坊",与古今药业多见的"前店后坊"不同。一般药铺的"前店"是零售门市部,专门经销饮片。"后坊"是药物加工炮制场所。在都市或城镇的街区里,铺面是最宝贵的,所以一般都将经销的药品放在最显眼处,而不暴露供内部人员加工药材的场面。此图"右店左坊",有可能是画师有意为之,不如此则无法展示药工切药(从刀具的形状来看,属于北方帮所用切药刀)的场景。切药的刀案下还有一个铁碾船,也是粉碎药物的常用器具。此外,屋内还有木支架,架上分层放置竹匾,用于摊晾药物。该图中的"前店",柜台呈"L"形,但一侧的柜台几乎贴着了门槛,顾客几乎要站在门槛上买药了,这在真正的药铺中是不可能出现的事。此店的卖药师傅站在柜台里面,柜台上有捣碎药物用的杵钵1个。至于药柜,该图没有表现出来,只显示了柜台最里面一个小型的、只有20格的箱式物——可能是带

小抽屉的小药柜。从药铺店面及布局来看,此图所示远不如宋代《清明上河图》所绘"赵太丞家"真实可信。该药铺门前还绘有一工人从独轮车上卸货,似乎在为该药店送药材。

类似这样画有药铺的古旧图画虽然还可见到,但大都很难看清其中布局。我的亲戚饶平如所绘"20世纪40年代南城街景"图中有一家小药铺,铺名"怡顺牲"(附图3)。该药铺夹在"梅六俚米粉"店与"大昌布店"之间,有一块硕大的黑地招牌。铺子两侧挂着广告牌"丸散膏丹""地道药材"。药铺的大门很宽阔,一眼可看到整个铺子

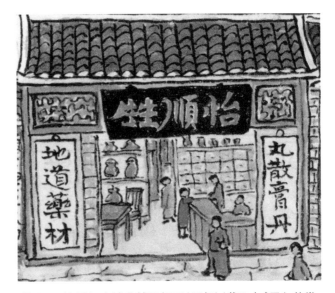

附图3　饶平如南城药铺回忆图(局部)(截取自《平如美棠:我俩的故事》)

的布局。该药铺右边有一"L"形曲柜,里面站着 2 名药工。正对面是药柜,药柜有许多抽屉(即"药斗",图中乃示意,故"药斗"夸大处理)。药柜上方放着装药的坛坛罐罐。药铺的左边有一小方桌、一把椅子,大概是供顾客等候休息所用。靠墙还有一排木架,上面也有药罐之类的物品。此示意图虽然简单,但已经大致显示了建昌药业中最为多见的小药铺规模与布局。

附图 3 未能画出的是:一般药铺后面还有一个场所,即加工中药的作坊。该"怡顺牲"药铺左边没有绘出坐堂医师,但在南城一般较大的药铺都会聘任坐堂医师,以方便顾客,又能增加药铺的营业额。

按南城药铺的一般格局,其门面之外,如同《清明上河图》中的药铺,多有广告牌或对联,上书"南北川广,道地药材""参茸桂麝,海马燕窝""生熟药材,膏丹丸散""只要世上人无病,何愁架上药生尘""但愿人皆健,何妨我独贫"之类的文字。药铺里面的标配,最重要的是药柜。药柜顶沿常设裙板雕饰、花额和匾额(类似横幅标语),上面写着"货真价实,童叟无欺""百年老店,古方真药""修合虽无人见,存心自有天知"等话。关于药柜的组成,下文专谈,此处不赘述。

其次是柜台,为抓药、包药的工作台面。其形状就像附图 3 所绘呈"L"形,故又称"曲柜"。"曲柜"一般有 1~2 个,视店铺大小而定,这是药柜前方最主要的接客配方工作柜台,多为硬质油漆台面。台面上放置的物品有算盘、戥子(药秤)、包药纸(讲究的店还印有药铺地址广告,招揽生意)、舂钵(临时打碎药材之用)。中间悬挂扎药包的纸绳葫芦,一拉绳索就会延长。有的台面一侧设有条状钱眼,收来的买药钱就顺着这个钱眼,掉进下方加锁的装钱的大抽斗式钱柜,只有结算时才能开启。

必须一提的是,过去南城大药店柜台一侧会放置一个叫"药兽"(俗称"药老虎")的吉祥木雕。传说该药兽为神农的爱兽、宠物,总伴随其身边。有说药兽的肚肠经络透明,也有说神农能洞察药兽脏腑,可以看见药物的归经,故神农尝百草,实则是药兽尝百草,云云。旧说平时人有疾病求治,神农一边抚摸药兽,一边对它耳语几句,药兽就会跑向野外,衔回一药草,于是神农将药草捣汁让病人喝下,病人就会痊愈。还有一个传说:一次药兽在外面误食了斑蝥虫,中毒身亡。为了纪念神农和药兽,后世就雕出一个药兽的立体形象,放在柜台的台面上,取其辟邪镇店,吉祥旺财。或曰寓意纪念神农、药店敬业。

以上是南城地方传说。但如果从文献记载来看,老虎与医药有极为密切的关系。"虎守杏林"的传说,见于东晋·葛洪《神仙传》。该传云三国董奉隐居庐山,为人治病不取钱物,惟求病家种杏为报。后杏林果熟,董奉卖杏得谷,旋以拯救贫乏。若有人偷杏,则群虎逐之。[①]流传最广的故事,是虎与药王。在民间,唐代名医孙思邈最晚在明代已被广泛作为药王的原形。民间药王菩萨的造型非常多,但这些菩萨的共同特点是"坐虎针龙"(附图 4,附图 5)。孙思邈与虎的关系,最早见于南宋《宝庆本草折衷》。该书载有病虎伛偻痿乏,蹲伏求孙思邈为之治疗。虎病愈后,就拥卫孙思邈,成为他的坐骑。[②]据传,孙思邈也曾用针刺疗法为病龙治病,故后世就塑造出了孙思邈药王"坐虎针龙"的形象。

---

① 转引自清·陈梦雷等编《古今图书集成医部全录》第十二册,人民卫生出版社 1962 年出版,104~105 页。

② 南宋·陈衍《宝庆本草折衷》卷 3 "孙真人传",见郑金生整理《南宋珍稀本草三种》,人民卫生出版社 2007 年出版,464 页。

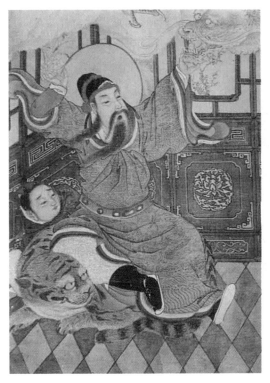

附图4　药王坐虎针龙年画（郑金生提供）

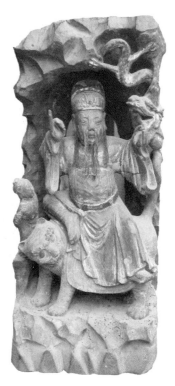

附图5　药王坐虎针龙木雕
（郑金生提供）

由此看来，建昌帮药铺柜台上的"药老虎"也可能与上述两个传说有关。"药老虎"在建昌帮药业中世代相传，直到20世纪50年代公私合营，以及后来的"文革"初期才被彻底毁灭，至今未能发现其原物与图片。旧时的建昌帮药柜，至今仍有少数遗存，以下专门讨论建昌帮的药柜特点。

## 二、药柜形制

建昌帮的药柜有大有小，其大小取决于药铺规模的大小。大药铺的药柜，可以存五六百种药物饮片。小型药柜一般也可装200种左右的饮片，足以供一般临床医师日常用药所需。为了直观展示其外形，今以早年拍摄的建昌帮一个中档药柜为例，对照解说（附图6）。

建昌帮药柜一般漆成紫红色，也有漆成黑色者。附图6所示药柜按竖排可分成3个药柜：中间的立柜比较狭窄，左右两侧对称的为大柜，才是盛放药物饮片的主体。大柜整体分上下两截，每截都是上为敞开空间，可放置药钵、药罐、药坛等加盖容器；下为可装饮片的药斗群。附图6中，大柜上半截的药斗有3层，每层有8格药斗。每格药斗就是一个长立方形抽屉，内有隔板，将抽屉分成前后两部分，可分别盛放两种不同的药物饮片。因此，在上半截的药斗就可以装48种药物饮片。下半截比上半截稍高，也是上为敞开空间，放置坛坛罐罐；下有5层药斗，其中上3层药斗与大柜上半截的药斗形制数量完全相同，但接近地面的2层药斗更扁而宽，每层4格，斗内空间可以随意隔断。因为贴近地面，取药不是很方便，也容易受潮，所以一般放置少用、体重、不易腐败受潮的外用药、毒性药（多要加锁）、矿物药等。这样可防

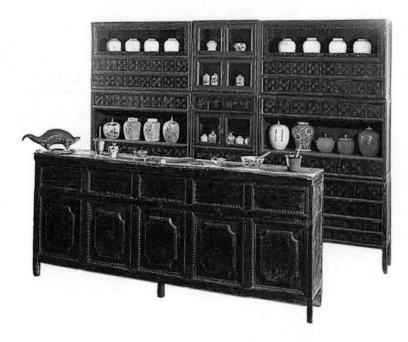

附图6　建昌帮传统药柜(后)及柜台(前)(郑金生提供)

止饮片窜斗窜味、污染内服药物。整个药柜都是高脚,故其柜底不与地面接触,不容易受潮。

中间药柜的药斗很少,多数为放置药瓶、药罐的空格,既方便使用,又起装饰作用。此柜也有药斗,但药斗比较大,且一个药斗只装一种药。例如,附图6中,上层有药斗2个,分别装"云神"(茯神)、"云苓"(茯苓);下层有药斗4个,分别装"煨附""贺神"等建昌帮特色炮制品。也有的药铺在中间药柜设置有门可上锁的柜中柜,用来放置细料药(贵重药)。再往下就是带柜门的大柜箱,放置杂物。顾客一般看不见此柜箱,无须做成药斗形状。

上述药柜所能盛装饮片的药斗共有118个。每斗装2种饮片,则理论上整个药柜可提供236种中药饮片,这已经足够日常用药所需了。综观建昌帮多见的中药柜,不仅足以敷用,而且造型美观,错落有致(附图7)。顾客虽然看不到药物饮片的形状,但却可以欣赏每个药斗上雕刻的药名(书法甚佳)与形形色色的药坛、药罐,古色古香,赏心悦目。

现代我国各地的中药店已经很少能找到类似本书所示的建昌帮这样别致小巧的药柜,但类似的药柜依然可见。例如,附图8为今陕西西安同仁堂的大药柜,其药柜贴近天花板的上沿有装饰图案及药物介绍,下一层为敞开的货架,内放带盖的青花药坛。正中有黑底金字匾额"药德为魂"。然后是长长一溜大药斗,斗面朱红为底,金字雕刻药名。每一药斗内分3格,故药斗正面呈"品"字形书写了3个饮片名,整个药柜显得非常壮观。这样的大药柜,其药斗数量有168个,理论上可容纳饮片504味,对于一个省会的大药店来说,足以满足医家需求。

一个药柜装载数百味药,要按处方要求,快速从不同的药斗里抓出所需要的饮片,这就需要合理安排药斗所装药品,使常用的药物能集中在最容易找到并快速取得(放置过高、过低、过远都会增加运动量)的位置。由此催生了"斗谱"的出现。

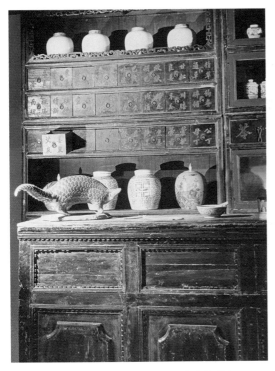

附图7　药柜局部摆设（郑金生提供）

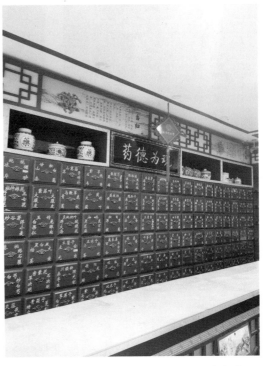

附图8　陕西西安同仁堂药铺的药柜与柜台
（王建华提供）

### 三、"斗谱"与"药对"

传统药斗的斗面都镌刻有两三个药名（附图9，附图10）。整个药柜所有药斗上的药名就形成了"斗谱"。编排"斗谱"首先需要考虑同一药斗的药物搭配，其次是要考虑每一药斗安放在药柜中的高低远近位置，这样才能方便取药。

1. 同一药斗的药物搭配　为了节省空间，一个长方形的药斗被隔成前后2格或3格，分别放2~3种饮片。药物装斗是为了药房药师的方便，有根据药性分类的，有根据药材部位分类的，有根据药材形态轻重分类的，更有依据处方药对（又称对药）或角药运用习惯来装斗的，可避免不必要的烦琐和错误。以下对照实际药斗上的名称予以解说。

（1）本属同根之药：附图9下面右边的药斗，分别为"藿梗"（右）、"藿香"（左）。这两味药都来自同一植物（唇形科植物广藿香），但中医认为藿香叶偏于解表，藿香梗偏于和中止呕，功效略有不同。若医师处方开"藿香叶"或"藿香梗"，按建昌帮药业的处方应付，应该分别付给叶或梗。但如果处方只写"藿香"，按规矩就要付给藿香全草。藿香入药只有梗与叶，此时就可以付给藿香叶、梗各半。所以临床3种处方应付，只需要2个药斗即可（"藿香"一格只需放入藿香叶）。这样的同一植物不同入药部位的情况，自然应该放在同一药斗最为合理方便。类似这样同一物、不同入药部位而被放进同一药斗的还有："合欢皮—合欢花""桑叶—桑椹""茯苓—茯神""苏叶—苏梗""槟榔—大腹皮""公丁—母丁"等。

附图9下面左边的药斗，分别为"焦姜"（右）、"泡姜"（左）。无论哪种姜，其来源都是姜科植物姜的根茎。所不同者，"焦姜"是将干姜锅内炒焦存性，"泡姜"则为干姜沸水闷

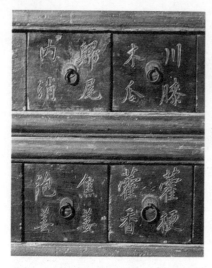

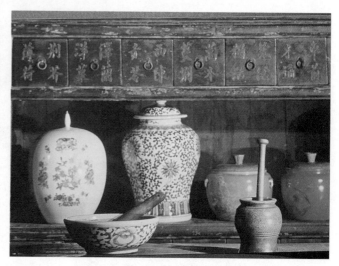

附图 9　药斗上的药名(一)(郑金生提供)　　　　附图 10　药斗上的药名(二)(郑金生提供)

泡过。两者性效略异,泡姜辛、热,守而不走,可温中祛寒,回阳通脉,燥湿消痰;焦姜(又名"炮姜炭")苦温,可温血分之寒而止血。这样的同源不同炮制法的不同饮片,自然是放在同一药斗,好记、好拿,又不会窜味。类似这样同一物,不同炮制法,放在同一药斗的情况,还有"阳附片—阴附片""炒白芍—生白芍""熟军—生军""焦白术—漂白术""法半夏—姜半夏""炒黄柏—生黄柏"等。

此外,有些同一植物、不同入药部位,制法又不同,也可放入同一药斗,如"车前草—炒车前子"。也有植物来源相近而不同种者,功效稍异,名称相近,也常置于同一药斗,如"制川乌—制草乌""北山楂—南山楂炭""小蓟—大蓟"等。

(2) 临床多配伍同用之药:药家为医家与病家服务。临床医师根据中医理论配伍用药,有一定的规律和套路。常用的有"药对"(两药配伍)、"角药"(三药配伍)。与此相适应的是一个药斗放 2 味药或 3 味药。

"药对"约在汉末被用作书名,主要内容是"论其佐使相须""相得共疗某病者"。此书名里的"对"字,意义为"主对"。故"药对"即药物配伍所主治的疾病。晚近盛行的"药对",其意义局限于成对(少数为 3 药)的药物配伍用于治疗。近代名医施今墨、章次公等的处方中均喜欢采用药对。以下所说均为后世意义的"药对"。

从历史渊源来说,这种"药对"多源于中医"七情",其中包括"相须"(互助)、"相使"(互补)等。秦伯未将根据中医理论及临床经验积累形成的常用对药分为 3 类,即相反相成、相辅而行、同效兼顾(后两类属于"相须""相使")[1]。"相反相成"即将两种相对的性质和不同气味、不同功能的药物结合起来运用。

所谓相反,是指"气—血""寒—热""补—泻""升—降"等相反的属性。这类药对往往是名方的主药。例如"桂枝—白芍"(桂枝汤主药,一气一血)、"黄连—吴茱萸"(左金丸主药,一寒一热)、"柴胡—前胡"(败毒散主药,一升一降)、"羌活—独活"(一上一下)等。

---

[1] 秦伯未. 谦斋医学讲稿. 上海:上海科学技术出版社,1964:198-201.

这类药对在斗谱中虽也可见,但不多见。

斗谱中最为多见的是相辅而行、同效兼顾的药对,也就是药效互补、兼顾的一类药物。这类药物配伍使用最有益于增强疗效。例如,附图9中上层右药斗的"川膝"与"木瓜",其中川牛膝活血引药下行,木瓜柔筋活络,此二药合用,是通络活血"相使"的妙对。附图9中上层左药斗的"归尾"与"内消",是很有建昌帮特色的药对。归尾就是当归尾,活血破血。这个"内消"就是"红内消"的简称,也是建昌府的特产药。南宋·陈自明《外科精要》记载红内消可作解毒的单方使用,且"药产建昌者良"①。陈自明原籍临川宝唐(今江西崇仁),与建昌府比邻,故知此药。明代南城人王文谟《济世碎金方》记载了"茜根(即红内消)"②。今南城医师称其为"小活血"。在明代南丰人李梴《医学入门》中治丹毒"毒气入里,腹胀欲死"的"红内消散"③,其主药就是红内消与当归。可见以"归尾"与"内消"配伍逐血解毒,是自古以来建昌医家常用的配伍。

如果再看建昌帮那个中档的药柜斗谱,此类相辅而行、同效兼顾的药对更多,例如"车前—木通""蒿[藁]本—蔓荆""西[茵]陈—赤苓""荆芥—薄荷""[谷]精草—通草""狗脊—碎补""甘松—良姜""[破]故纸—胡[芦]巴""巴戟—吐丝""寄生—加皮""杜仲—续断""地榆—槐花""[使]君子—[五]谷虫"等。

本文无法尽数罗列并解释这些"斗谱"中的"药对",但可以说,"斗谱"并不神秘,它来源于当地中医处方中的常用药物配伍。这些配伍有些是全国皆然的,例如处方常见的"谷麦芽"(谷芽—麦芽)、"青陈皮"(青皮—陈皮)、"天麦冬"(天冬—麦冬)、"砂蔻仁"(砂仁—蔻仁)、"煅龙牡"(煅龙骨—煅牡蛎)、"芦茅根"(芦根—茅根)等。运用药对和角药是临床医师的临床配伍经验和习惯,可以发挥各药对之所长。医家处方时方便出手,信手拈来。药家将这些药物同装在一个药斗,给患者抓药就可以节约大量的工夫。可以说"斗谱"就是医家、药家共同的智慧结晶。

2.　"斗谱"的排列　以上所言涉及每个药斗所载饮片的配合。当一个个药斗的饮片确立之后,这些药斗又如何排列,也有门道。

有人认为,药斗应依据五行排列,比如"中央为土",那么附子就应放在药柜中央。但是,笔者尚未听老药工介绍药斗的排列与五行有关,古代药书也并不强调每味中药的五行属性。笔者所见建昌帮药柜的中央有"煨附""贺神"(茯神)两味药,这是建昌帮炮制的代表药之一,由于使用较多,所以放在中央是顺理成章的。

还有一种说法,药柜左上角要有人参,右下角要有带"金"字的中药,最左侧一排中间要有"熟地",最右侧一排中间要有"白术",最上一排中间要有"升麻",最下一排中间要有"自然铜"。上述药斗排列的规矩尚不明出自哪一地区。就建昌帮药柜排列规矩来看,似乎并不讲究按"五行排布"。"自然铜"等矿物药一般都放在药柜的最下层,这是因为它用得少、质量重、不易受潮腐烂的缘故,未听说与其五行属性相关。

建昌帮与樟树帮(笔者也曾在樟树帮的黄庆仁栈见习过)的药斗排列,主要还是根据当地医师用药的频率,以及时令病用药的规律,来调整药斗摆放的位置。总的原则是越多用的

①　南宋·陈自明《外科精要》卷上"红内消",朝鲜古活字本。

②　明·王文谟《新锲王氏家传济世碎金方》卷2"吐血仙方",明万历二十二年(1594)陈氏积善堂刻本。

③　明·李梴原著,田代华等点校,《医学入门》卷5,天津科学技术出版社1999年出版,1020页。

药物,越是集中在药柜的中层以及离柜台最近的地方,减少弯腰、抬手、走路的工夫。所以药柜的药斗排列一般并不完全固定,尤其是常用药的药斗,可能会因时令用药不同而稍加调整。

以上是建昌帮"斗谱"的有关情况。这些过去的规矩虽然看似久远,但其中所含的道理却是源于中医理论与医药实践经验,有利于提高药物零售工作的效率。因此,即便在现代,关于药柜的设计、药斗的排列等,也未必没有现实意义。

### 附:斗谱中常见药对举隅

黄芪—党参(固皮表、利水—生津健脾)　　　　补中药对

酸枣仁—柏子仁(养血安神—养血通便)　　　　安神药对

当归—川芎(补血为主—活血化瘀)　　　　　　血分药对

丹皮—赤芍(凉血止血—活血散瘀)　　　　　　清热养血凉血药对

制乳香—制没药(乳香偏行气—没药偏行血)　　活血止痛药对

薏苡仁—芡实(健脾利湿抗癌—健脾涩敛)　　　健脾祛湿药对

荆芥—防风(祛风寒—祛风湿)　　　　　　　　辛温解表祛风药对

钩藤—蝉蜕(平肝降压—止痉抗过敏)　　　　　祛风药对

僵蚕—蝉蜕(祛风通络—抗过敏)　　　　　　　治肾衰药对

全蝎—蜈蚣(镇痉定搐治肾衰—止痛解毒)　　　止痉息风药对

桔梗—枳壳(升—降)　　　　　　　　　　　　表里理气药对

猪苓—茯苓　　　　　　　　　　　　　　　　利水渗湿药对

桃仁—红花(异物同功)　　　　　　　　　　　活血化瘀药对

青蒿—香薷(解暑热—祛暑湿,寒温搭配)　　　解暑药对

草果—草豆蔻(偏祛寒—偏温中调气)　　　　　芳香燥湿药对

藿香—佩兰　　　　　　　　　　　　　　　　芳香化湿清暑药对

威灵仙—南五加皮(同功相配)　　　　　　　　治痹药对

丹参—郁金(活血化瘀—理气解郁)　　　　　　活血调经药对

香附—乌药(理气解郁—顺气缩尿)　　　　　　理气药对

金银花—连翘(同效兼顾)　　　　　　　　　　清热解毒药对,银翘散主药

知母—百合(滋阴降火—清心安神)　　　　　　养阴清热药对

龟甲—鳖甲(入肾—入肝,均为介类)　　　　　滋阴软坚散结药对

生龙骨—生牡蛎　　　　　　　　　　　　　　益阴潜阳、软坚散结常用药对

三棱—莪术　　　　　　　　　　　　　　　　消癥破积、活血化瘀药对

续断—杜仲(异物同功)　　　　　　　　　　　补肝肾、续筋骨、安胎常用药对

珍珠母—石决明(养心安神—养肝潜降)　　　　平肝潜阳药对

槐花炭—地榆炭(同功异物)　　　　　　　　　痔血专药,止血药对

橘络—丝瓜络(理气化痰—祛风湿痛)　　　　　通经活络药对

佛手—香橼(理气解郁—调气化痰)　　　　　　理气药对

玄参—生地(解毒软坚—凉血清热)　　　　　　清热滋阴药对

白芷—辛夷(偏头痛、鼻渊—通鼻窍散寒)　　　鼻炎祛风药对

炒苍术—厚朴(运脾止泻—下气消胀,一升一降)　　　　燥湿药对

麻黄—细辛(发散风寒—温通经络)　　　　平喘药对

乌梢蛇—蕲蛇(治皮风癣癫—治中风惊痫)　　　　治一切风证药对

紫菀—款冬花(镇咳下气—温肺化痰)　　　　久咳剧咳药对

淫羊藿—仙茅(兼暖胃—兼壮阳祛风湿)　　　　温肾阳、治精液稀薄药对

天花粉—葛根(生津止渴—升阳益心脑)　　　　消渴降糖药对

海藻—昆布(同效互助)　　　　消瘿瘤瘰疬、祛痰散结药对

胖大海—木蝴蝶(热结便秘—疏肝和胃)　　　　咽喉失音药对

瓜蒌—薤白(通宣理肺—行气活血)　　　　胸痹药对

巴戟天—菟丝子(补肾阳—滋肾阴)　　　　补肾药对

黄连—黄芩(清心胃肝火—泻中焦、少阳火)　　　　清热解毒燥湿药对

海螵蛸—煅瓦楞(固涩收敛—祛瘀散结)　　　　制酸保黏膜药对

黄精—玉竹(益气滋阴、养髓充脑—治虚损头晕痛)　　　　补脑药对

白芥子—葶苈子(老人利气—泻肺利水)　　　　祛痰咳喘药对

浙贝母—川贝母(治热痰胶结—润肺少痰)　　　　止咳化痰药对

女贞子—旱莲草　　　　治失眠头晕乏力,补肝肾阴血、黑发药对

煨附片—干姜　　　　回阳救逆、温阳祛寒药对

龟甲胶—鹿角胶—阿胶　　　　生精止血、滋补阴阳药对

黑芝麻—胡桃仁　　　　膏方滋补常用药对

夏枯草—豨莶草　　　　清肝降压药对

制附片—细辛(温阳—通经络)　　　　通补兼施药对

郁李仁—火麻仁　　　　润肠通便药对

青果—胖大海　　　　利咽喉通便药对

制附片—红参　　　　升提阳气药对,回阳救逆

# 参 考 文 献

1. 熊梦.实用中药学[M].南昌:江西人民出版社,1958.

2. 江西省卫生厅药政管理局.江西中药炮制经验集[M].南昌:江西省卫生厅药政管理局,1964.

3. 江西药科学校革命委员会.中草药学(内部发行)[M].南昌:江西药科学校革命委员会,1971.

4. 中医研究院中药研究所.历代中药炮制资料辑要[M].北京:中医研究院中药研究所,1973.

5. 中医研究院中药研究所,北京药品生物制品检定所.中药炮制经验集成[M].2版.北京:人民卫生出版社,1974.

6. 天津市卫生局.中药饮片切制规范[M].天津:天津市卫生局,1975.

7. 江苏新医学院.中药大辞典[M].上海:上海人民出版社,1977.

8. 江西省药政管理局.江西中药炮制规范[M].南昌:江西省药政管理局,1979.

9. 上海市饮食服务公司.烹调技术[M].北京:中国财政经济出版社,1979.

10. 焦树德.用药心得十讲[M].北京:人民卫生出版社,1977.

11. 上海市卫生局.上海市中药饮片炮制规范1980[M].上海:上海科学技术出版社,1983.

12. 成都中医学院.中药炮制学[M].上海:上海科学技术出版社,1980.

13. 王孝涛.中药饮片炮制述要[M].上海:上海科学技术出版社,1981.

14. 福建省光泽县卫生局,福建省光泽县中医院.中药加工与炮制[M].福州:福建科学技术出版社,1981.

15. 徐国龙,陈维华,张明淮,等.常用中药名辨[M].合肥:安徽科学技术出版社,1982.

16. 潘纲.中药材商品知识[M].南京:江苏科学技术出版社,1982.

17. 福建省宁德地区卫生局,福建省医药公司宁德分公司.闽东中药加工炮制规范(内部资料)[M].宁德:福建省宁德地区卫生局,福建省医药公司宁德分公司,1984.

18. 四川省中药学校.药材学[M].乐山:四川省中药学校,1982.

19. 湖南省卫生厅.湖南省中药材炮制规范[M].长沙:湖南科学技术出版社,1983.

20. 陶文台.中国烹饪史略[M].南京:江苏科学技术出版社,1983.

21. 张紫洞.中药材保管技术[M].北京:人民卫生出版社,1983.

22. 邓富明,等.樟树中药传统炮制法[M].南昌:江西人民出版社,1983.

23. 马兴民.新编中药炮制法(增订本)[M].西安:陕西科学技术出版,1984.

24. 中国药材公司.中药保管技术[M].北京:中国商业出版社,1984.

25. 姚景南,肖鑫和.中药的炮制[M].广州:广东科技出版社,1984.

26. 郝近大.鲜品中药及其临床应用[M].上海:上海科学技术出版社,1996.

27. 吴以岭.络病学[M].北京:中国中医药出版社,2005.

28. 胡志方,黄文贤.盱江医学纵横[M].北京:人民卫生出版社,2012.

# 后　记

　　修订完《建昌帮中药传统炮制法》，如释重负。案头堆积着 1982 年以来的一本本笔录草稿，各种鉴定书、图片、课题报表，以及该书 1986 年刻印的油印本。这些材料如同不离不弃的故友，伴我走过了 30 多年。

　　我与建昌帮药业结缘，可以说是与生俱来。梅姓是古代建昌府府治南城县的一个老姓氏。梅氏家族中清代早期曾出过几位进士、翰林。但到清末民初，与南城县多数民众一样，梅氏后人也多有靠"吃药饭"为生者。家族中梅会垣、梅群英、梅光煌、梅光燕等前辈曾在广昌、江苏常州，以及福建南平、建瓯、建宁、泰宁等地经营药业，或坐堂行医。我外公包长清则是南城"同善堂"药店的老板，世代"吃药饭"。我大姨父王泰昌及其兄王从周，先习药，后习医，往来于福建顺昌、光泽等地看病卖药。故我从小耳濡目染，从梅氏族中长辈及母系亲属那里接触到许多建昌帮药业相关的事物，心向往之。1965 年，我如愿考上江西中医学院（现江西中医药大学），1970 年毕业后回到家乡南城县人民医院，做了一名中医师，得以寝馈于中医药之间。

　　1978 年科学的春天来临之后，春风也吹进了地处一隅的南城中医药界。江西的"建昌帮"与"樟树帮"是近三四百年间全国知名的传统中药业品牌。如何发掘整理"建昌帮"最具有特色的传统炮制技术，就成为南城县人民政府及有关机构最为关切的问题。1982 年 6 月，在南城县委、县政府以及相关机构的大力支持下，从县人民医院、医药公司等单位抽调人员，成立了建昌帮传统中药炮制科研领导小组。组长由当时的副县长兼任。也许是领导知道我的爱好，我被任命为副组长。组员有中药师老药工张祯祥、中药师上官贤、医师余波浪、中药师万满春等。那年我 36 岁（1946 年 2 月 19 日出生），血气方刚、满心欢喜地与课题组成员开始了紧张的抢救发掘、整理研究工作。

　　在科研小组中，我负责设计课题，制订科研计划，确定研究方法，记录采访老药工的经验、搜集阅读各种文献资料，并加以整理组织，执笔撰写《建昌帮中药传统炮制法》一书。张祯祥（1931 年 2 月 28 日出生）老师傅是课题组的技术把关人，13 岁入行，曾经"建康"大药栈 4 位柜员、4 把刀（"刀"代指炮制高手）的言传身教，精通药材鉴别、加工炮制、购销保管等一整套中药知识，是屈指可数的、得建昌帮真传的高人。与张老的精诚合作，是该课题能顺利进行的重要保证。

　　为了集思广益，我们在课题第一阶段，按计划走家串户，录音采访当时健在的 30 位建昌帮老药工。这些老药工多从福建等地药店退休回乡，或已因病卧床，他们都竭尽全力、毫无保留地口授毕生经验。我们还向各地建昌帮老药师发出了 110 多封征集资料的信函，获得

| 姓　名 | 年龄 | 性别 | 技术职称 | 工作单位 | 参加研究时间 | 对本项目做出创造性贡献的内容 |
|---|---|---|---|---|---|---|
| 梅开丰 | 41 | 男 | 中医师 | 南城县人民医院 | 1984.8.～<br>1986.12. | 执笔编著。设计课题计划、整理方法；运用中医药理论。采访老药工。参考国内文献。组织并主持编写全资料。 |
| 张祯祥 | 56 | 男 | 中药师<br>老药工 | 南城县医药公司<br>中药饮片厂 | 1984.8.～<br>1986.12. | 精确提供建帮炮制方法细节。负责试验生产饮片标本。参加编写工作中审定各个炮制细节。在技术上把关。 |
| 上官贤 | 41 | 男 | 中药师 | 南城县人民医院 | 1984.8.～<br>1985.9. | 参加采访工作。提供建帮炮制方法。参加个别特色饮片标本试验生产。参加编写讨论工作。 |
| 余波浪 | 41 | 男 | 医　师 | 南城县妇保所 |  | 在采访、讨论、整理的过程中做了一些有益工作。 |
| 万满春 | 41 | 男 | 中药师 | 南城县医药公司 |  | 绘制建制工具草图。 |

该项目主要研究人员基本情况表

注：主要人员按对本项目贡献大小顺序排列，不要按照职称、职务、工作单位顺序排列。申报的科学技术进步奖的项目只准填写五名主要人员。可少于上述数额。

建昌帮传统中药炮制科研领导小组组员基本情况

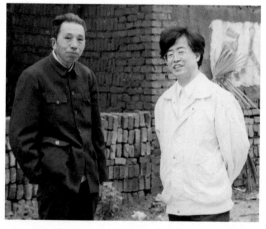

1983 年作者合影（左：张祯祥　右：梅开丰）
（梅开丰提供）

了很多有益的资料。此外，我们下车间观察实际加工炮制工序，特别是观察总结张祯祥师傅的具体实际操作，记录流程，反复核实，经多次讨论才最后定稿。经过半年多的奋战，就拿出了《建昌帮药业史》《建昌帮中药传统炮制法(30味)》专辑及建昌帮传统炮制工具图，以及饮片标本等成果，通过了省地科委组织的鉴定会。1984 年 8 月，此阶段成果获江西省政府颁发的优秀科学技术成果四等奖。

课题的第二阶段（1982 年底至 1985 年）虽没有后续经费，但县人民医院与医药公司仍然支持我们继续深入研究。为此我前后脱产 2 年半，把发掘整理的品种扩大至 102 味药，又在张祯祥师傅的帮助下制作出中药饮片标本 200 盒，总结出"建昌帮中药炮制十三法"，进一步完善了"建昌帮药业史"，初步总结了建昌帮的炮制风格与特色。在此基础上，1986 年 6 月，课题组将研究成果编为《建昌帮中药传统炮制法》一书，油印供内部交流。

1987 年 5 月 7 日，在省地县科委的努力下，邀请中国中医研究院中药研究所炮制研究室主任王孝涛研究员提供对本课题的书面鉴定，又邀请了南京中医药大学中药系炮制研究室主任叶定江教授主持召开了省级专家鉴定会。参与鉴定的还有江西中医学院张海峰、熊

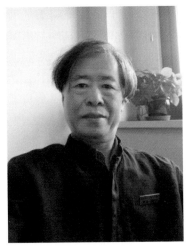

梅开丰近期照片

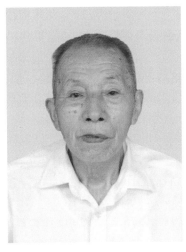

张祯祥近期照片

昌华、唐福圃、范崔生等老师,江西省药物研究所吴联奎及其他相关单位的老师或专家共 10 名。此次会议上,《建昌帮中药传统炮制法》一书顺利通过鉴定,鉴定组成员肯定了此书为国内第一部系统总结建昌帮炮制技术的专著,对中医药科研、教学、临床、生产均有较高的参考价值和使用价值。随后《赣东报》《江西日报》《中医报》《光明日报》等报刊,以及《中国新闻》《中医杂志》等杂志都曾予以报道。

鉴定会上,多名专家建议将此书出版,但我觉得作为正式出版物,该书还有继续充实完善与修改的空间。同时在 20 世纪 80 年代,要出版一部书也并非易事,因此就没有急着出版。然而在随后的 90 年代市场经济大潮的冲击下,国有的南城医药公司被兼并,南城县建昌帮中药饮片生产开始民营化。这样一来,原有的建昌帮传统炮制法跨行联合研究难以为继。我又因为在县人民医院任副院长,诊务繁忙,加之从 1988 年起又当选为省政协委员,1990 年当选为省人大代表、县人大副主任,终日忙忙叨叨,无法多分心修订《建昌帮中药传统炮制法》一书。

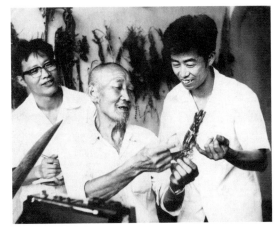

梅开丰(右)与余波浪(左)采访老药工(梅开丰提供)

时光荏苒,似乎在转眼之间我就到了退休年龄。此前小女梅娜在家学影响下,1996 年考取了北京中医药大学中药系,毕业以后在中国中医科学院望京医院药剂科工作,现为副主任中药师。我退休后意欲追求新见识,又受北京惠兰医院之聘,遂离开故里北上,在该院中医科任主任中医师,故最近的十几年都在北京度过。这段时间常与在京工作的大学同班学友郑金生、王立、汪惟刚、杨梅香等聚会,席间老同学们非常关心我的旧作进展,鼓励我抓紧修订炮制一书,寻找出版机会。受此鼓励,我更多地花时间来修订《建昌帮中药传统炮制法》。过去手写笔记方式已经过时,女儿梅娜成为我整理修订此书最得力的助手。我每年回南城探亲,一定会去采访相关人员,追忆建昌帮药业的点点滴滴。其间与南城县从事地方文史工作的周春林先生有过多次深谈。后来周先生撰写《建昌帮药业史话》,也汲取了我提供的部分素材。这些素材正是我修订《建昌帮中药传统炮制法》总论所增加的内容。

就在修订工作临近尾声时,突然得知早年曾参与编写《建昌帮中药传统炮制法》的第三作者上官贤于2013年单独主编出版了《建昌帮中药炮制全书》。上官贤在其书"第一章　建昌帮中药药业史"中提到了《建昌帮中药传统炮制法》(内部资料)编写的基本情况,却没有说他的书已使用了《建昌帮中药传统炮制法》(油印本)绝大部分内容(含全书框架结构)。上官贤的书与油印本最大的不同,是按油印本的体例,增补了206味药与若干幅彩色照片。

面对这一意外变故,《建昌帮中药传统炮制法》的修订工作何去何从?

在与老同学们商议之后,我的思路逐渐清晰:《建昌帮中药传统炮制法》(油印本)是我一手执笔撰写的。这些"炮制法"源于实际车间作坊调查,是该书最有价值的原创内容。一种炮制法可运用于炮制许多种药物。写好了每一种炮制法的操作工序与运用机理,就可以举一反三,以少驭多。因此,《建昌帮中药传统炮制法》的精髓是"炮制法",无须改变此主旨去追求药物名目的虚多。

但油印本问世毕竟已30多年,时代的发展,研究的深入,决定了其中有的内容不能全盘照搬。例如油印本中收载了"虎骨",并多次提到"犀角"。此类珍稀濒危的野生动物的经营与使用在近30年来已经受到严格的管制。本书以总结"炮制法"为主旨,所列药物应该具有示范意义,此类药品不应该再出现。

30多年前刚起步从事建昌帮炮制法研究,重点放在抢救发掘传统炮制法的操作技术与经验。但对这些炮制法在当地传承发展的历史底蕴研究则相对薄弱。药物与临床紧密相连,建昌帮的炮制法有多少源于古代建昌医家的使用经验?这是一个必须正视的问题。一个难得的机遇给这方面的研究带来新的突破。20世纪90年代以来,大批国内失传或极为珍稀的中医古籍从海外复制回归,其中就有多种由建昌府籍(主要是南城)医家编撰的医著,例如南宋黎民寿《黎居士简易方论》、明代李景芳《李氏婴儿得效方》、程式《程氏医彀》、王文谟《济世碎金方》、叶云龙《士林余业医学全书》、吴文炳《新刊军门秘传·太医院纂急救仙方》等书。如果再加上国内尚有流传的元代萨谦斋《瑞竹堂经验方》、危亦林《世医得效方》,明代南丰医家李梴《医学入门》等书,可供研究建昌帮炮制源流的古医籍已相当可观!

在研究中,最让我吃惊的是关于建昌帮颇具特色的"炆法",竟然在明代盱江医家王文谟《济世碎金方》(1594)中出现了30多次,而在其他古医籍的药物炮制中,"炆"法极为罕见。这说明建昌帮炮制的"炆法"最晚在400多年前的盱江已经广泛运用。受此启发,我在各药下的"文献摘粹"中,大量采用了古代建昌籍医家所撰、或产生于建昌及周边(主要是盱江流域)的古医籍中所载炮制资料,从而使本书更能显示建昌帮炮制法悠久的历史底蕴,更具有地方特色。

《建昌帮中药传统炮制法》油印本"第一章　建昌帮中药药业史"只有7 000多字,相当薄弱。在京十几年的修订过程中,我得以静心阅览更多历史资料,系统探讨了古代建昌的人文历史背景,尤其对古代建昌府医药发展致力尤多。此外,在建昌帮药业类型、炮制特色等方面也增补了大量采访资料,从而大大充实了这一章的内容,使其字数达3.4万余,且配有数十幅书影与实物图片。例如为说明"见刀认帮",本章配有明代北方切药刀、近现代京帮刀、樟帮刀、建帮刀7幅彩图,令人对各帮用刀一目了然。此外,对炮制法的某些具有地方特色的表述也进行了一些注释,使之能为全国读者所理解。在这方面,张祯祥老师傅的哲嗣张秋平先生(他深得其父传授,已是建昌帮炮制的高手)给予了具体帮助。

这里要特别感谢的是建昌帮药业有限公司的大力支持。公司董事长易斌先生是"建昌帮药业"非物质文化遗产代表性传承人,他对《建昌帮中药传统炮制法》的修订非常关注,多次请陈素梅主任安排座谈,及时帮助我解决各种修订出版中遇到的问题。该公司还提供了许多建昌帮药业在现代发展的素材,并请该公司乐海平先生负责拍摄建昌帮的炮制工具与炮制成品的图片(本书工具、饮片的图片后凡未署名者均为乐海平拍摄、崔家泉制作),从而使本书图文并茂,大大提高了本书的学术价值。有了易斌先生及其同事们的大力支持,《建昌帮中药传统炮制法》在保留其原创特色内容基础上,面貌焕然一新。

根据本书上述修订过程的实况,《建昌帮中药传统炮制法》油印本的编者署名应该有所改变。变更后的本书责任人为:主编梅开丰(南城县人民医院原副院长)、张祯祥(南城县医药公司中药饮片厂原厂长),副主编易斌(建昌帮药业有限公司董事长)、梅娜(中国中医科学院望京医院药剂科副主任中药师)、张秋平[荷兰麦德宝有限公司驻中国中草药(饮片)部执行董事],编委除主编、副主编外,还有余波浪(南城县妇幼保健所原所长)。至此,经过近40年的努力,建昌帮中药传统炮制法在走向全国、走向世界的道路上终于迈出了坚实的一步。

需要说明的是,我们这部书介绍的是建昌帮"中药传统炮制法",旨在原汁原味地和盘托出其原始面貌,以利于今后的继承发扬。在现代科技飞速发展的今天,其中有些传统炮制法看起来颇为"老气横秋",但作为地方传统炮制法的整理者,我们的责任是忠实完好地展现其传统原貌,请读者诸君鉴谅!

在此书杀青之时,我还要感谢许多给予过我帮助的友人,除本文前面已提到过的人名外,还有30多年前曾采访过的老药工、老中医,其中有邓南山、黄庭辉、徐谦福、易鸿林、王启勋、梅喜保、谢庄泉、黄幼峰、李秉耀、卢禧祖、罗志铭、黄伩仂、张菊生、张胜发、万鹏发、刘岁元、王更生、胡定元、萧赛明、谢扶良、章添元、吴侃等。以上人员中有不少已经辞世,谨此深表悼念之情。此外,也要感谢一直关心支持我们的南城县各级政府及有关部门的领导,其中原副县长杨梅桂、郑国秀,县科委原主任邓欣,原卫生局局长邹文锋,原医药公司经理黄国祥、万满春,县人民医院原院长曾灿荣、原书记过华清等给予的支持尤多。还要感谢曾经参与鉴定建昌帮中药传统炮制法课题的专家与老师们!感谢所有关心支持过我们的同道与友人(其中提供图片的友人均在图片后出示姓名)。最后还要感谢一直在默默支持、关心我的老妻王林仙,是她承担了一切家务,让我心无旁骛地投入研究工作!

梅开丰

2021-02-20

# 中药名索引

08